SpringerWienNewYork

Sabine Fisch

Medizinstudium –
Ius Practicandi – was nun?

Facharztausbildung in Österreich
- Anforderungen
- Karrieremöglichkeiten
- Ausbildungsplätze

SpringerWienNewYork

Sabine Fisch

ist Medizinjournalistin. Sie lebt in Wien. „Medizinstudium – Ius Practicandi – was nun?" ist ihr zweites Buch.

© 2008 Springer-Verlag/Wien • Printed in Austria

Springer-Verlag Wien New York ist ein Unternehmen von
Springer Science+Business Media
springer.at

Umschlagbild: GettyImages/Doctor holding stethoscope, mid section (focus on stethoscope)/Yasuhide Fumoto
Lay-out und Satz: Springer-Verlag, Wien
Druck: Holzhausen Druck & Medien Ges.m.b.H., 1140 Wien

Gedruckt auf säurefreiem, chlorfrei gebleichtem Papier – TCF
SPIN: 11952107

Bibliografische Information der Deutschen Nationalbibliothek
Die Deutsche Nationalbibliothek verzeichnet diese Publikation in der Deutschen Nationalbibliografie; detaillierte bibliografische Daten sind im Internet über http://dnb.d-nb.de abrufbar.

ISBN   978-3-211-69776-4 Springer-Verlag Wien New York

Widmung

Ich widme dieses Buch Herbert Hauser, dem ehemaligen Chefredakteur
der *Ärzte Woche*. Mit der Idee zur Serie „Fächerreigen der Medizin",
die von 2005 bis 2006 in der *Ärzte Woche* erschienen ist,
hat er dieses Buch letztlich erst möglich gemacht.

Vorwort

des österreichischen Ärztekammerpräsidenten

Früher gab es für Ärztinnen und Ärzte zwei klassische Betätigungsfelder, nämlich Spital oder Niederlassung. Seitdem ist viel Zeit vergangen, in der sich vieles verändert hat. Ich darf nur an Schlagworte wie Medizinerschwemme, Wartezeiten auf den Turnus und schwierige Voraussetzungen für den Erhalt eines Kassenvertrages erinnern.

Ärztinnen und Ärzte sind mehr denn je gefordert, neue berufliche Nischen zu suchen und auch zu finden. Denn ein Studium alleine ist heutzutage keinesfalls mehr ein Garant dafür, einen sicheren Job als Arzt zu bekommen. Umso mehr Gewicht erhält die ärztliche Spezialisierung, der im Zuge der Facharztausbildung auch der nötige Raum zugestanden wird.

Die Entscheidung, in welche Fachrichtung junge Mediziner ihre Karriere vorantreiben möchten, ist daher eine sehr bedeutsame. Denn die Wahl des medizinischen Faches bestimmt nicht nur die nächsten paar Jahre während der Ausbildung den Alltag des Arztes, sondern sie ist wie der rote Faden, der sich durch den Rest des ärztlichen Lebens zieht.

Es ist daher für angehende Fachärztinnen und -ärzte eine große Unterstützung, sich mittels eines Leitfadens, wie des hier vorliegenden, bereits während des Studiums über die einzelnen Fächer zu informieren. Schließlich gilt es herauszufinden, welche Anforderungen an die Mediziner gestellt werden und abzuklären, ob diese auch mit der eigenen Lebensplanung sowie mit der eigenen Vorstellung des ärztlichen Berufs übereinstimmen.

Erfahrungsberichte, Erklärungen und Fachbeschreibungen von erfahrenen Kolleginnen und Kollegen können zweifelsohne der jungen nachkommenden Ärztegeneration dabei helfen, ihre Entscheidung für oder gegen ein medizinisches Fach zu treffen.

Aus diesem Grund danke ich Sabine Fisch für ihre hervorragende Recherchearbeit – die Publikation ist ein wertvoller Beitrag zur Unterstützung der jungen Kolleginnen und Kollegen für ihre weitere ärztliche Karriereplanung.

Eines möchte ich den angehenden Fachärztinnen und -ärzten noch mit auf den Weg geben: Treffen Sie keine überstürzten Entscheidungen, sondern wägen Sie in Ruhe ab, welche Fachrichtung Ihren Fähigkeiten und Interessen entspricht. Engagement, Hartnäckigkeit und ein eiserner Wille werden notwendig sein, um einen Ausbildungsplatz zu ergattern, das muss Ihnen klar sein. Beginnen Sie daher früh genug mit Ihrer Karriereplanung, Sie werden davon profitieren!

Prim. MR Dr. Walter Dorner,
Präsident der Wiener und Österreichischen Ärztekammer

Vorwort

der Autorin

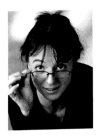

Sabine Fisch
Die Autorin arbeitet seit fünf Jahren als freie Medizinjournalistin, unter anderem für die *Ärzte Woche* & den Radiosender Ö1.
Sabine Fisch ist verheiratet & lebt mit ihrem Mann und ihrem Hund Emil in Wien.
Medizinstudium – was nun? ist ihr zweites Buch.

Der Arztberuf steht auf allen Beliebtheitslisten immer noch an erster Stelle. Ärztinnen und Ärzte genießen zumeist einen ausgezeichneten Ruf. Ihre Arbeit wird als wichtig und ist gesellschaftlich angesehen.

Die alltägliche Wirklichkeit sieht oft anders aus: Von Überarbeitung ist da die Rede, von schlechter Bezahlung und von zu viel Bürokratie. Trotzdem lassen sich MaturantInnen nicht von ihrem Traumstudium abhalten. Jahr für Jahr wollen tausende hoffnungsvolle AnfängerInnen in Österreich das Medizinstudium beginnen. Was sie sich vornehmen ist ambitioniert, denn mit sechs Jahren Studium ist es bei weitem nicht getan. Der Arztberuf gehört zu den ausbildungsintensivsten Berufen – nach erfolgter Absolvierung des Studiums stehen mindestens noch drei Jahre Turnusausbildung auf dem Plan, wird ein Facharztdiplom angestrebt, sind weitere sechs Ausbildungsjahre zu absolvieren.

Und auch nach dem Ende dieser neun- bis zwölfjährigen Ausbildung ist es mit dem Lernen noch lange nicht vorbei. Fort- und Weiterbildung gehören heute ursächlich zum Leben als Ärztin/Arzt. Wer sich wissenschaftlich betätigen will, muss neben seiner alltäglichen Arbeit noch Zeit für Forschungsarbeiten finden.

Dazu kommt, dass sowohl die Ausbildungs- als auch die Arbeitsplätze in der Medizin nicht gerade üppig dimensioniert sind. Wer also Ärztin/Arzt werden will, braucht vor allem eines: Durchhaltevermögen. Dazu muss die Liebe zum Beruf kommen, und das Interesse am ausgewählten Fach. Durchsetzungsvermögen und Beharrlichkeit sind ebenso wichtig wie ein weiter Blick auch auf Entwicklungen außerhalb des eigenen Faches. Ein gewisses Maß an Frustrationstoleranz schadet ebenso wenig wie die Fähigkeit, mit wenig Schlaf auszukommen und Stress gut auszuhalten. Teamfähigkeit,

Offenheit für neue Erkenntnisse und das ganzheitliche Interesse am Patienten/an der Patientin, stellen heute unabdingbare Bedingungen für den Arztberuf dar.

Wer diese Eigenschaften mitbringt, hat gute Chancen darauf, ein guter Arzt/eine gute Ärztin zu werden. Die Möglichkeiten, die das breite Spektrum an Facharztspezialitäten heute ermöglicht, macht es notwendig, sich über die insgesamt 45 in Österreich zugelassenen Sonderfächer im Vorfeld möglichst genau zu informieren. Denn, wer schon während des Studiums damit beginnt, in entsprechenden Krankenhausabteilungen, Instituten und/oder in wissenschaftlichen Forschungsgruppen mitzuarbeiten, erleichtert sich die Suche nach einer Ausbildungsstelle.

Das vorliegende Buch soll es Ihnen möglich machen, diese Informationen nachzulesen. Es stellt alle Sonderfächer vor und erläutert, welche Kenntnisse, Fähigkeiten und menschlichen Eigenschaften ein angehender Mediziner/eine angehende Medizinerin für das jeweilige Fach mitbringen sollte. Es informiert über Positives und Negatives und stellt nicht zuletzt herausragende Persönlichkeiten vor, die in ihrem Fach Großartiges geleistet haben und immer noch leisten. Ihnen, die mir ihre Zeit geopfert und mich bereitwillig mit allen Informationen versorgt haben, die auch abstruse Fragen ohne sichtbare Zeichen der Irritation beantwortet haben, ist dieses Buch zugeeignet.

Ich habe für jedes Kapitel mit einem prominenten Vertreter/einer prominenten Vertreterin des jeweiligen Faches ein ausführliches Interview geführt, das die Basis für das jeweilige Kapitel geboten hat. Im Anhang findet sich eine Liste mit allen meinen InterviewpartnerInnen sowie jeweils eine kurze Biographie.

Zuletzt noch eine Anmerkung in eigener Sache: Ich bin seit mehreren Jahren als Medizinjournalistin tätig. Je länger ich mich mit dem Thema Medizin befasse, desto faszinierendes wird es für mich. Ich wünsche Ihnen als angehende Ärztinnen und Ärzte, dass es für Sie Ihr ganzes berufliches Leben lang auch so bleibt, und dass Ihnen dieses Buch eine Entscheidungshilfe für Ihre berufliche Tätigkeit bieten kann.

Wien am 31. August 2007, Sabine Fisch

Inhalt

Kapitel 1: So läuft das Studium an den Medizin-Unis — 1

Back to School for six more years! — 1

Kapitel 2: Die Ausbildungsordnung für die Sonderfächer in Österreich — 6

... Und nach der Promotion? — 6

Kapitel 3: Anästhesiologie und Intensivmedizin — 11

Das operative Rückgrad des Krankenhauses — 11

Kapitel 4: Anatomie — 15

Der Anatom lehrt lebenslang — 15

Kapitel 5: Arbeitsmedizin — 19

Nicht reparieren, sondern vorsorgen und verhindern! — 19

Kapitel 6: Augenheilkunde und Optometrie — 23

Für (fast) jedes Problem eine Lösung — 23

Kapitel 7: Blutgruppenserologie und Transfusionsmedizin — 29

Wer keinen Teamgeist hat, ist verloren! — 29

Kapitel 8: Chirurgie — 33

Wenig Ausbildungstradition in Österreich — 33

Kapitel 9: Frauenheilkunde und Geburtshilfe — 38

Die Ausbildungsinhalte radikal ändern! — 38

Kapitel 10: Gerichtsmedizin — 42

Man muss die Toten mögen! — 42

Kapitel 11: Hals-, Nasen-, Ohrenheilkunde — 45

Einfache Mittel – große Wirkung — 45

Kapitel 12: Haut- und Geschlechtskrankheiten — 48

Viel mehr als „Salbenschmierer" — 48

Kapitel 13: Histologie und Embryologie — 53

Der Histologe macht kleine Dinge groß — 53

Kapitel 14: Hygiene und Mikrobiologie — 56

Im Dienste der Volksgesundheit — 56

Kapitel 15: Immunologie — 60

Ein guter Immunologe muss ein guter Forscher sein! — 60

Kapitel 16: Innere Medizin — 64

Der Internist ist Spezialist ... — 64

Kapitel 17: Kinderchirurgie — 68

„Ein Kinderchirurg muss sein wie ein Boxer!" — 68

Kapitel 18: Kinder- und Jugendheilkunde — 72

Die Liebe als conditio sine qua non — 72

Kapitel 19: Kinder- und Jugendneuropsychiatrie — 76

Ein Anwalt der Kinder sein! — 76

Kapitel 20: Lungenkrankheiten — 81

Ein ganz besonderes Organ! — 81

Kapitel 21: Medizinische Genetik — 86

Keine Arbeit im stillen Kämmerlein — 86

Kapitel 22: Medizinische Biophysik — 90

Der Stromkreis im Organismus — 90

Kapitel 23: Medizinische und Chemische Labordiagnostik — 93

Bedarf hoch, Chancen verbesserungswürdig — 93

Kapitel 24: Medizinische Leistungsphysiologie 97

Training wirkt bei jedem ... 97

Kapitel 25: Radiologie, vormals medizinische Radiologie-Diagnostik 102

In neue Dimensionen vorstoßen 102

Kapitel 26: Mund-, Kiefer- und Gesichtschirurgie 105

Ein akademischer Handwerksberuf 105

Kapitel 27: Neurobiologie 109

„Ein schöner Garten voller seltener Blumen" 109

Kapitel 28: Neurochirurgie 112

Nur für Menschen mit Berufung! 112

Kapitel 29: Neurologie 116

NeurologInnen sind Mangelware! 116

Kapitel 30: Neuropathologie 120

Nichtklinisch und doch klinisch! 120

Kapitel 31: Nuklearmedizin 124

Nuklearmedizin ist kein Bilder schauen! 124

Kapitel 32: Orthopädie und Orthopädische Chirurgie 130

Die mit den Händen heilen 130

Kapitel 33: Pathologie 134

Die Lotsen für die KlinikerInnen 134

Kapitel 34: Pharmakologie und Toxikologie 140

Wissensstillstand ist undenkbar! 140

Kapitel 35: Physikalische Medizin und Rehabilitation 144

Den Patienten gesamtheitlich betrachten 144

Kapitel 36: Physiologie 149

FachärztInnen für gesunde Menschen 149

Kapitel 37: Plastische, Ästhetische und Rekonstruktive Chirurgie 153

Die Kunst der Wiederherstellung 153

Kapitel 38: Psychiatrie 157

Ein hohes Maß an Common Sense 157

Kapitel 39: Sozialmedizin 161

Von Adipositas bis Vogelgrippe ... 161

Kapitel 40: Spezifische Prophylaxe und Tropenmedizin 164

SpezialistInnen für gesundes Reisen 164

Kapitel 41: Strahlentherapie-Radioonkologie 167

Von der Zehe bis zur Haarspitze 167

Kapitel 42: Unfallchirurgie 171

Lang ist der Weg und steinig ... 171

Kapitel 43: Urologie 175

Konservativ und operativ 175

Kapitel 44: Virologie 179

Virologie wird niemals unaktuell 179

Kapitel 45: Additivfächer 182

Additivfächer und Definition der Aufgabengebiete 182

Kapitel 46: Zahlen, Daten, Fakten rund um Studium und Facharztausbildung in Österreich 184

Anhang 1: Die GesprächspartnerInnen für dieses Buch 196

Anhang 2: Websites 203

Alles rund um die Facharztausbildung, Fachgesellschaften und Onlineinformationsmöglichkeiten 203

Back to School for six more years!

Erlaubte das Medizinstudium bis zum Jahr 2000 noch gewisse Freiheiten und eine eigene Einteilung, so ist dies mit der Umstellung des Curriculums vorbei. Studierende der Medizin sind heute in ein stark verschultes Konzept eingespannt, dass die tägliche Anwesenheit ebenso fordert, wie den praktischen Unterricht am Krankenbett ab dem 3. Semester. Das Vorbild für das neue österreichische Medizin-Curriculum war das amerikanische Modell der Medical School. Klar ist: Die neue Struktur erleichtert es, das Medizinstudium in sechs Jahren abzuschließen.

Medizin ist ein überaus beliebtes Studienfach. Allen negativen Medienberichten zum Trotz hat sich der Nimbus des Arztberufes als anerkannter und hoch geschätzter Beruf erhalten. Jedes Jahr stürmen tausende potenzielle MedizinerInnen die Unis – und werden seit 2005 gleich wieder eingebremst. Ein Testverfahren trennt bereits vor Studienbeginn die Spreu vom Weizen: Zu viele StudienanfängerInnen sowie das Erkenntnis des Europäischen Gerichtshofes, alle EU-BürgerInnen in Österreich zum Medizinstudium zuzulassen, brachten das Ausbildungssystem beinahe zum Kippen.

Alles begann mit einem Urteil des EuGH: Dieses Urteil vom 7. Juli 2005 verlangt, dass alle StudienbewerberInnen aus der EU für Studiengänge an allen EU-Universitäten gleich behandelt werden müssen. Dieses Urteil war durchaus erwartbar gewesen – gleiches Recht für alle, heißt eben gleiches Recht für alle! In Österreich war man allerdings – wie so oft – den klassischen „österreichischen" Weg gegangen und hatte erstmal nichts getan. Von dem Urteil war man dann sehr überrascht – und vor allem deutsche StudentInnen stürmten die österreichischen Medizinuniversitäten.

Quote und Test

Was tun?, sprachen Politik und Unis und führten zwei Dinge ein: Ein Quotensystem und einen Zulassungstest. Das heißt nein, eigentlich gibt es drei Zulassungsverfahren: Wien und Innsbruck haben sich auf ein einheitliches Zulassungsverfahren geeinigt. Salzburg geht ohnehin eigene Wege – immerhin handelt es sich bei der Paracelsus Medizinische Privatuniversität um eine private Einrichtung – und in Graz läuft wieder alles ganz anders. Hier also der Versuch einer „Entwirrung".

Das Quotensystem

In Österreich gibt es rund 1.300 Studienplätze für Humanmedizin und rund 150 Studienplätze für Zahnmedizin.

75 Prozent davon gehen an BewerberInnen aus

- Österreich
- Südtirol

- Liechtenstein und
- Luxemburg

20 Prozent der Plätze gehen an BewerberInnen aus der EU und

Fünf Prozent sind für BewerberInnen aus dem außereuropäischen Ausland „reserviert" – die müssen allerdings die doppelte Studiengebühr berappen, aber das ist eine andere Geschichte.

Die Testverfahren

Nach langem Hin und Her entschlossen sich die Wiener und die Innsbrucker Medizinuni, ein gemeinsames Testverfahren einzuführen, das jährlich etwa ein halbes Jahr vor Studienbeginn durchgeführt wird und insgesamt 1.020 Plätze für Humanmedizin und 120 Plätze für Zahnmedizin besetzt. Die BewerberInnen-Anzahl liegt jedes Jahr weit darüber. Für das Studienjahr 2007/2008 lag diese Zahl bei rund 7.000 Interessierten.

Wien und Innsbruck

Das 2005 eingeführte Testverfahren für die Studienplätze in Wien und Innsbruck heißt Eignungstest Medizin (EMS) – ein Testverfahren aus der Schweiz, das dort seit vielen Jahren erfolgreich eingesetzt wird. Er überprüft das medizinisch-naturwissenschaftliche Grundverständnis, stellt die potenziellen Studierenden vor quantitative und formale Probleme, schaut auf Textverständnis, Diagramme und Tabellen.

Graz

In Graz wird vor Beginn des Wintersemesters ein Aufnahmetest für die 144 Studienplätze Humanmedizin und die 16 Studienplätze Zahnmedizin abgehalten. Der Aufnahmetest wird von der Grazer Medizinuni selbst zusammen gestellt und ausgewertet. Es handelt sich um einen reinen Wissenstest, bei dem die Kenntnisse in den Grundlagenfächern Chemie, Physik, Biologie und Mathematik überprüft werden.

Salzburg

42 Studienplätze für Humanmedizin bietet die private Medizinuni in Salzburg. 8.800 Euro sind pro Studienjahr zu bezahlen, BewerberInnen dürfen nicht älter als 35 Jahre alt sein, und ein dreistufiges Aufnahmeverfahren ist zu bestehen, bevor das Studium in Salzburg angetreten werden kann. Die erste Stufe bildet die schriftliche Bewerbung, die zweite Stufe ist ein Test, in dem Intelligenz, Arbeitshaltung, Persönlichkeit und Lernfähigkeit abgefragt werden. Ein persönliches Gespräch mit dem Team der Universität rundet das Auswahlverfahren ab. Wer diesen Test besteht und über das nötige Kleingeld verfügt (Kreditmodelle und Stipendien sind möglich), ist dann bereits nach fünf Jahren mit seinem Studium fertig und darf sich Dr. med. univ. nennen.

Nach dem Test ...

Stellen Sie sich vor, Sie haben es geschafft. Sie haben tatsächlich einen der raren Studienplätze für Medizin an einer österreichischen Uni ergattert. Dann dürfen Sie sich freuen: Sie drängen sich mit hunderten anderen in einem Hörsaal und haben täglich Unterricht, meist etwa von 8 Uhr bis 17 Uhr. Wie die Studienbedingungen in Salzburg sind, lesen Sie weiter unten. Neben dem Studium einer Erwerbsarbeit nachzugehen, ist nur Menschen zu empfehlen, die ohne Schlaf auskommen. Für alle anderen gilt: Arbeiten in den Ferien, Stipendien organisieren und/oder auf finanzielle Hilfe der Familie hoffen.

Keine Diss erforderlich

12 Semester dauert das Medizinstudium an einer der drei öffentlichen Medizinuniversitäten in Österreich (Wien, Graz, Innsbruck). Das Gesamtstundenausmaß beträgt 277,7 Semesterwochenstunden, 262,7 Semesterstunden sind Pflichtveranstaltungen. 15 Semesterstunden sind freie Wahlfächer zu belegen, Famulaturen im Ausmaß von 18 Wochen sind ebenfalls zu absolvieren. Um den Abschluss des Studiums zu erlangen, ist zudem die Abfassung einer Diplomarbeit notwendig. Im Gegensatz zu Ländern wie Deutschland ist keine Dissertation für den universitären Grad Dr. med. univ. erforderlich.

Drei Studienabschnitte umfasst das Medizinstudium. Der erste Abschnitt dauert zwei Semester, der zweite sechs und der dritte vier Semester. Nach jedem Studienjahr ist eine umfangreiche Prüfung, die sogenannten SIP – Summativ integrative Prüfung – abzulegen, wer die nicht schafft, fliegt raus – oder muss eine Ehrenrunde drehen.

Im ersten und zweiten Studienabschnitt findet der Unterricht in zeitlich und inhaltlich strukturierten, aufeinander aufbauenden Themenblöcken statt. Diese theoretischen Themenblöcke werden von Lehrveranstaltungen begleitet, in denen das erworbene Wissen klinisch-praktisch umgesetzt wird. Dabei werden klinische Fertigkeiten trainiert, wie etwa eine physikalische Krankenuntersuchung oder die Blutabnahme. Dieser Unterricht erfolgt in kleinen Gruppen mit maximal 12 Personen.

Im dritten Studienabschnitt finden klinische Praktika an den Stationen und Ambulanzen der Universitätskliniken, an von der Universität anerkannten Lehrkrankenhäusern und approbierten Lehrpraxen statt. Dabei durchlaufen die Studierenden ein sogenanntes „Tertialmodell" – ein Semester ist in drei Tertiale zu je fünf Wochen gegliedert.

Das Studium wird mit der mündlich-kommissionellen Prüfung aus dem Fachgebiet, dem die Diplomarbeit zuzuordnen ist, und einer mündlich-kommissionellen Gesamtprüfung über die erlernten klinischen Fähigkeiten und Fertigkeiten abgeschlossen.

Privatuni Salzburg

Studierende der privaten Medizinuni in Salzburg müssen den Stoff des Medizinstudiums in fünf Jahren absolvieren. Dies klappt mit einem verlängerten Studienjahr, das bereits im August beginnt (andere Unis Oktober) und in den ersten drei Jahren ein Stundenausmaß von 40 Wochenstunden, im vierten und fünften Jahr von 48 Stunden erforderlich macht. Der Studienplan ist dabei ähnlich aufgebaut, wie an den öffentlichen Unis. Der Studienplan umfasst:

Theoretischer Unterricht

Erstes Jahr

Medizinische Ethik, Computer und medizinische Informatik, Biostatistik und Dokumentation, Muskuloskelettaler Präparierkurs, Vorlesung Systematische Anatomie, Seminar Neuroanatomie, Einführung in die Patientenbetreuung.

Zweites Jahr:

Einführung in die Patientenabklärung, Wachstum und Entwicklung, Organsysteme im Sinne einer klinischen Physiologie, Molekularbiologie und Genetik, Allergologie, Immunologie, topographischer Präparierkurs.

Drittes Jahr:

Sexualmedizin, Bioethik, Untersuchungstechniken, Allgemein- und Familienmedi-

zin, klinische Pathophysiologie der Organsysteme.

Viertes Jahr:

Forschungstrimester, Notfall-, Intensiv- und Transfusionsmedizin, klinische Epidemiologie, medizinische Ökonomie, Palliativmedizin, Ernährung, Aging und Geriatrie, klinische Genetik, Professionalität in der Medizin.

Fünftes Jahr:

Abschlussseminar mit Pharmakologie, Palliativmedizin, Bioethik mit besonderer Berücksichtigung der Reproduktionsmedizin und Transplantationsmedizin, First Love Ambulanz, Präventivmedizin, rechtliche Aspekte der Medizin und Public Health.

Das Studium ist nicht in einzelne Abschnitte unterteilt – die Lehrveranstaltungen sind aber blockweise gestaltet und bauen aufeinander auf.

Klinischer Unterricht

Der klinische Unterricht beginnt bereits am Ende des ersten Jahres mit den Lehrveranstaltungen „Einführung in die Patientenbetreuung" und „Erste Hilfe" und wird im zweiten Jahr mit dem Kurs „Einführung in die Patientenabklärung" fortgesetzt. In diesem Kurs werden die Studierenden mit den klinischen Untersuchungstechniken in den Fächern HNO, Augenheilkunde, Kardiologie, Gastroenterologie, Neurologie, Serologie, Pneumologie und Urologie sowie der Anamneseerhebung vertraut gemacht.

Im zweiten Jahr wird, gegliedert nach Organsystemen und unter Miteinbeziehung klinischer Lehrer, eine Physiologievorlesung gehalten.

Im dritten Jahr sind die Vormittage zum Großteil klinisch besetzt mit Chirurgie, Pädiatrie, Gynäkologie und Geburtshilfe, Dermatologie, Untersuchungstechniken, Rehabilitation und der großen Lehrveranstaltung über die Pathophysiologie der Organsysteme.

Diese Lehrveranstaltung hat die klinische Medizin zum Inhalt, und verbindet Aspekte der Pathologie, der Pathophysiologie und der inneren Medizin mit verwandten Subspezialitäten.

Im dritten Jahr werden nachmittags großteils weitere klinische Fächer angeboten, wie HNO, Ophthalmologie, Stomatologie, Unfallchirurgie und Orthopädie, Neurochirurgie, Anästhesiologie und Urologie.

Der klinische Part verdichtet sich im vierten Jahr noch mehr, bis hin zu den 37 Wochen klinischer Rotationen (= Famulatur) im fünften Jahr.

Das Forschungstrimester

Das Forschungstrimester im vierten Jahr ist verpflichtender Bestandteil des Curriculums. Es soll dem Studenten, der ein Basiswissen in theoretischen Teilgebieten der Medizin mitbringt, und eine gewisse Erfahrung mit klinischen Fragestellungen gesammelt hat, die Möglichkeit bieten, an einem theoretischen oder klinischen Forschungsprojekt, an den Kliniken und Instituten der Paracelsus Medizinischen Privatuniversität, oder an der Naturwissenschaftlichen Fakultät der Universität Salzburg, oder einer Partneruniversität/Lehrkrankenhaus mitzuarbeiten. Die im Forschungstrimester begonnene wissenschaftliche Arbeit soll als Peer-review-Publikation mit Ende des Studiums abgeschlossen werden.

Den Studienabschluss bildet eine Dissertation. Der Titel Dr. med. univ. wird verliehen und hat das gleiche Gewicht wie der Studienabschluss an einer öffentlichen Universität.

Dieser Teil des Kapitels wurde übernommen aus www.pmu.ac.at.

Kapitel 2
Die Ausbildungsordnung für die Sonderfächer in Österreich

... Und nach der Promotion?

45 Sonderfächer verzeichnet die Ausbildungsordnung zum Facharzt/zur Fachärztin in Österreich. Das Spektrum reicht von der Anästhesie und Intensivmedizin bis zur Virologie. Nicht als Sonderfächer geführt werden der Arzt für Allgemeinmedizin sowie der Facharzt für Zahnmedizin – er wurde mit der Einführung des neuen Curriculums zum eigenen Studienfach. Welche Voraussetzungen müssen Sie für die Sonderfächer mitbringen? Wie können Sie sich die Suche nach einer Ausbildungsstelle erleichtern – und für welche Fächer macht es Sinn, vorher den Turnus zu absolvieren?

Am 31. Juli 2006 war es endlich so weit: Die lange diskutierte Novellierung der Ausbildungsordnung wurde verabschiedet. Sie brachte nicht nur Änderungen der Ausbildungsordnung, sondern auch drei ganz neue Sonderfächer: Herzchirurgie, Pathophysiologie und Thoraxchirurgie wurden neu in den Fächerkanon aufgenommen. Sie finden in diesem Buch aus nachvollziehbaren Gründen noch keine detaillierte Beschreibung, wohl aber in diesem Kapitel einen Auszug aus den Ausbildungserfordernissen.

Der Facharzt für Allgemeinmedizin bleibt vorerst weiter ein Wunsch vieler MedizinerInnen – er wurde noch nicht in den Fächerkanon aufgenommen. Arzt für Allgemein-medizin darf sich nach wie vor der nennen, der den Turnus erfolgreich absolviert und das ius practicandi erhalten hat.

Lesen Sie nachstehend den Fächerkanon, der mit der neuen Ausbildungsordnung verabschiedet wurde, sowie die jeweils dazu möglichen Additivfächer.

Fächerkanon
1. Anästhesiologie und Intensivmedizin
2. Anatomie
3. Arbeitsmedizin
4. Augenheilkunde und Optometrie
5. Blutgruppenserologie und Transfusionsmedizin
6. Chirurgie und Additivfächer Gefäßchirurgie, Intensivmedizin, Sporttraumatologie, Viszeralchirurgie
7. Frauenheilkunde und Geburtshilfe und Additivfach Zytodiagnostik
8. Gerichtsmedizin
9. Hals-, Nasen- und Ohrenkrankheiten und Additivfach Phoniatrie
10. Haut- und Geschlechtskrankheiten und Additivfach Angiologie
11. Herzchirurgie und Additivfächer Gefäßchirurgie, Intensivmedizin
12. Histologie und Embryologie
13. Hygiene und Mikrobiologie und Additivfach Infektiologie und Tropenmedizin
14. Immunologie
15. Innere Medizin und Additivfächer An-

giologie, Endokrinologie und Stoffwechselerkrankungen, Gastroenterologie und Hepatologie, Hämatologie und Internistische Onkologie, Infektiologie und Tropenmedizin, Intensivmedizin, Internistische Sportheilkunde, Kardiologie, Klinische Pharmakologie, Nephrologie, Rheumatologie

16. Kinder- und Jugendchirurgie und Additivfach Pädiatrische Intensivmedizin

17. Kinder- und Jugendheilkunde und Additivfächer Neonatologie und Pädiatrische Intensivmedizin, Neuropädiatrie, Pädiatrische Endokrinologie und Diabetologie, Pädiatrische Hämatologie und Onkologie, Pädiatrische Kardiologie, Pädiatrische Pulmologie

18. Kinder- und Jugendpsychiatrie und Additivfach Neuropädiatrie

19. Lungenkrankheiten und Additivfächer Intensivmedizin und Zytodiagnostik

20. Medizinische Biophysik

21. Medizinische Genetik

22. Medizinische und Chemische Labordiagnostik und Additivfach Zytodiagnostik

23. Medizinische Leistungsphysiologie

24. Mund-, Kiefer- und Gesichtschirurgie

25. Neurobiologie

26. Neurochirurgie und Additivfach Intensivmedizin

27. Neurologie und Additivfächer Intensivmedizin, Neuropädiatrie

28. Neuropathologie

29. Nuklearmedizin

30. Orthopädie und Orthopädische Chirurgie und Additivfächer Rheumatologie, Sportorthopädie

31. Pathologie und Additivfach Zytodiagnostik

32. Pathophysiologie

33. Pharmakologie und Toxikologie

34. Physikalische Medizin und Allgemeine Rehabilitation und Additivfächer Physikalische Sportheilkunde, Rheumatologie

35. Physiologie

36. Plastische, Ästhetische und Rekonstruktive Chirurgie und Additivfach Intensivmedizin

37. Psychiatrie und Psychotherapeutische Medizin

38. Radiologie

39. Sozialmedizin

40. Spezifische Prophylaxe und Tropenmedizin und Additivfach Infektiologie

41. Strahlentherapie-Radioonkologie

42. Thoraxchirurgie und Additivfächer Gefäßchirurgie, Intensivmedizin

43. Unfallchirurgie und Additivfächer Intensivmedizin, Sporttraumatologie

44. Urologie

45. Virologie

Ausbildungsgrundlagen

Laut Ausbildungsordnung vom Juli 2006

ist das Ziel der fachärztlichen Ausbildung „die Befähigung zur selbstständigen Ausübung der Medizin im Bereich eines Sonderfaches gemäß § 10 durch den geregelten Erwerb und Nachweis von für die gewissenhafte fachärztliche Betreuung von PatientInnen notwendigen fachspezifischen Kenntnissen, Erfahrungen und Fertigkeiten, insbesondere auf dem Gebiet der

1. fachspezifischen Diagnostik und Krankenbehandlung
2. Vorsorge- und Nachsorgemedizin
3. Psychosomatik
4. umwelt- und arbeitsbedingten Erkrankungen
5. Information und Kommunikation mit PatientInnen über Vorbereitung, Indikation, Durchführung und Risken von Untersuchungen und Behandlungen
6. fachspezifischen Geriatrie
7. fachspezifischen Schmerztherapie
8. fachspezifischen medizinischen Betreuung behinderter Menschen sowie
9. Palliativmedizin"

Wer sein Universitätsstudium mit der Promotion erfolgreich abgeschlossen hat, ist zu einer Tätigkeit als Turnusarzt/-ärztin berechtigt und kann eine Ausbildung in einem Sonderfach der Medizin beginnen.

Diese Ausbildung dauert in der Regel sechs Jahre, wobei üblicherweise vier Jahre im Fach selbst zu absolvieren sind, zwei Jahre sind als Gegenfächer zu absolvieren, die entweder vorgeschrieben sind (Pflichtfächer) oder frei gewählt werden können (Wahlfächer). Jedes Gegenfach muss in einem Ausmaß von mindestens drei Monaten absolviert werden.

Rasterzeugnis

Die Ausbildung wird mittels Rasterzeugnissen dokumentiert. Diese Rasterzeugnisse haben

1. „den Inhalt (die vermittelten Kenntnisse, Erfahrungen und Fertigkeiten in den jeweiligen Segmenten der Ausbildungsfächer) sowie
2. die Dauer der jeweiligen Ausbildungsfächer

anzugeben, sowie die Feststellung zu enthalten, ob die Ausbildung mit Erfolg oder ohne Erfolg zurückgelegt worden ist." (Zitat aus der Ausbildungsordnung 2006).

Abgeschlossen wird die Facharztausbildung nach sechs Jahren mit einer Facharztprüfung.

Additivfächer

Wer zusätzlich zur Facharztausbildung eine Ausbildung in einem Additivfach anstrebt, muss noch einmal drei Jahre investieren. Ein Additivfach ermöglicht die Spezialisierung und Vertiefung auf ein bestimmtes Teilgebiet eines Sonderfaches, zum Beispiel Rheumatologie im Rahmen des Sonderfaches Innere Medizin. Wenn während der fachärztlichen Ausbildung Tätigkeiten absolviert werden, die für das Additivfach relevant sind, so können diese auf das Additivfach angerechnet werden, allerdings nur in begrenztem Ausmaß: Maximal ein Jahr kann auf die Ausbildung in einem Additivfach angerechnet werden.

Ausbildungsplätze

Ein leidiges Thema! Nach 43 Interviews mit Klinikvorständen, PräsidentInnen von Gesellschaften und OberärztInnen in Krankenhäusern war eines klar: Es gibt zu wenig Ausbildungsplätze, um all die AbsolventInnen der Unis, die ein Facharztdiplom anstreben, auszubilden. Manche Fächer, etwa die medizinische Biophysik, scheinen derzeit überhaupt nur auf dem Papier zu existieren – laut Auskunft der Ärztekammer Österreich, die die zur Ausbildung berechtigten Stellen führt (www.aerztekammer.at), sind hier derzeit überhaupt keine Ausbildungsplätze vorhanden.

Wer die Wartezeit auf einen Ausbildungsplatz mit dem Turnus überbrücken will, hat – zumindest in den Ballungszentren – ebenfalls Pech: Die Wartezeit auf einen Turnusplatz beträgt in Wien derzeit rund drei Jahre. Es macht also Sinn, schon vor dem Ende des Studiums zu überlegen, welchen Weg Sie gehen wollen. Studierende, die sich als ÄrztInnen für Allgemeinmedizin niederlas-

sen wollen, sei geraten, eine Turnusausbildung außerhalb der großen Ballungsräume anzustreben – vielfach ist dort die Wartezeit deutlich kürzer als in den Universitätsstädten.

Wer seinen beruflichen Mittelpunkt im Forschungsbereich sieht, kommt um eine Ausbildungsstelle an einer Universitätsklinik nicht herum und sollte bereits während des Studiums die – unentgeltliche (sic!) – Mitarbeit an Forschungsprojekten anstreben. Wer bereits vor der Promotion wissenschaftliche Publikationen vorlegen kann, wer sich ins Team integriert und den potenziellen ArbeitergeberInnen damit gut und umfassend vorstellt, erleichtert sich die Suche nach einem Ausbildungsplatz.

Das gilt aber nicht nur für potenzielle NobelpreisträgerInnen – jeder Studierende, der eine Facharztausbildung an einem Krankenhaus anstrebt, tut gut daran, Famulaturen und Praktika am Krankenhaus seiner Wahl zu absolvieren. MitarbeiterInnen, die im Krankenhaus als engagiert und teamfähig erkannt werden, werden sicherlich eher auf eine Ausbildungsstelle nominiert als völlig Unbekannte, auch wenn deren Publikationsliste ellenlang ist.

Turnus Ja oder Nein?

Eine Ableistung der Turnuszeit vor der fachärztlichen Ausbildung ist übrigens gesetzlich nicht vorgeschrieben. Viele Klinikvorstände verlangen ihn allerdings – es ist daher sinnvoll, sich diesbezüglich vor der Bewerbung zu erkundigen. Sie finden Informationen dazu auch in den einzelnen Kapiteln dieses Buches. Sinnvoll und gewünscht ist es, die Gegenfächer vor der eigentlichen Ausbildung zu absolvieren, um danach als „fixe Größe" in den Dienstplan der jeweiligen Abteilung integriert werden zu können.

Wie entscheiden?

Gut zwei Drittel der ÄrztInnen, mit denen ich die Interviews für dieses Buch geführt haben, haben mir auf die Frage, wie sie denn zu ihrem Sonderfach gekommen seien, geantwortet: Durch Zufall, eigentlich wollte ich ChirurgIn werden. Tatsächlich existieren Sonderfächer, die offensichtlich ein besonderer Nimbus umgibt. Dazu gehört eben die Chirurgie. Es gibt natürlich auch Studierende, die schon im Kindergarten gewusst haben, dass Sie FachärztIn für Augenheilkunde, Unfallchirurgin oder Innere Medizin werden wollten. Gestatten Sie mir zum Ende dieses Kapitel einen gut gemeinten Rat:

Überlegen Sie sich genau, wie Sie Ihr Leben als Medizinerin/Mediziner gestalten wollen:

Forschung? Intensive Krankenhausdienste? Enger Kontakt mit PatientInnen? Was ist für Sie das Wichtigste am MedizinerInnen-Beruf? Erst dann sollten Sie entscheiden, wohin die Reise gehen soll – spannend sind die Sonderfächer alle, ohne Ausnahme. Es wäre schön, wenn dieses Buch Sie bei der Wahl für *Ihr* Fach unterstützen würde.

Das operative Rückgrad des Krankenhauses

Die Anästhesie und Intensivmedizin bietet ein breites Wirkungsspektrum – und sie umfasst heute weit mehr als die reine Tätigkeit als Narkosearzt. Neben der Arbeit im Operationssaal stellt vor allem die Intensivmedizin, aber auch die Schmerztherapie die MedizinerInnen heute vor eine Fülle neuer und spannender Herausforderungen.

Für den Mediziner, der sich für eine Ausbildung zum Facharzt für Anästhesie und Intensivmedizin entscheidet, muss klar sein, dass man selten der erste Mann oder die erste Frau für die PatientInnen ist. Dafür bietet dieses Sonderfach der Medizin eine der wenigen Spezialitäten, in der der Patient tatsächlich noch ganzheitlich gesehen wird und zwar vom Kind bis zum Greis. Das stellt Sie vor eine spannende Herausforderung.

Rascher, präziser, zielorientierter

Dazu kommt, dass sich das Spektrum des Faches in den vergangenen 20 Jahren enorm erweitert hat: Der Anästhesist und Intensivmediziner ist heute nicht mehr nur Narkosearzt. Seine Tätigkeit umfasst von der Anästhesie über die Schmerzmedizin und die Versorgung von Intensivpatienten ein breites Spektrum. Und ein Ende neuer Herausforderungen in der Anästhesie und Intensivmedizin ist noch lange nicht

gekommen: Schon in naher Zukunft wird der Beginn bestimmter Krankheiten und werden die Krankheitsverläufe viel exakter bestimmt werden können, was den Behandlungsbeginn noch am Unfallort oder unmittelbar nach der Einlieferung ins Krankenhaus ermöglichen wird. Derzeit ist es oft noch so, dass die Intensivmedizin den Krankheitsverlauf „nachbehandeln" muss. Dies ist etwa bei einer Sepsis der Fall, die noch immer zu einem hohen Prozentsatz tödlich verläuft. Rascher, präziser und zielorientierter werden IntensivmedizinerInnen in Zukunft arbeiten.

Ein Vagabund im Operationssaal

Für SelbstdarstellerInnen ist im Fach allerdings kein Platz. Die Patienten kommen schließlich nicht ins Krankenhaus, weil sie eine Narkose wollen, sondern weil sie Beschwerden haben, die mit einer Operation gelindert werden sollen. Für die Intensivmedizin ist es unabdingbar, als angehender Facharzt/angehende Fachärztin ein Teamplayer zu sein, der mit seiner Rolle in der zweiten Reihe zurechtkommt. Intensivmedizin als ein Teil des Faches ermöglicht die „Verortung" des Facharztes/der Fachärztin. Die Intensivstation ist die Heimatstation des Anästhesisten und Intensivmediziners, während sie/er in den einzelnen Operationssälen „vagabundiert". Auf der Intensivstation bietet sich die Möglichkeit, die PatientInnen von A bis Z zu behandeln. Wichtig ist auch, die Behandlungsdurchgängigkeit zu betonen – ein Team betreut üblicherweise den Patienten/die Patientin sowohl im OP als auch auf der Intensivstation.

Gesunde Distanz ist notwendig

Als AnästhesistIn und IntensivmedizinerIn gehören dramatische und manchmal auch tragische Krankheitsverläufe zum täglichen Brot. Der Umgang mit schwer kranken PatientInnen bringt nicht nur erfreuliche Momente mit sich, wenn eine Behandlung anschlägt, eine Operation gelungen ist. Dramatik und Tragik gehören zum Alltag und belasten den Arzt/die Ärztin. Um den Beruf viele Jahre lang erfolgreich ausüben zu können, ist eine gewisse Distanz jedenfalls notwendig. Der Intensivmediziner muss sich ja nicht nur mit den PatientInnen, sondern auch mit den Angehörigen auseinandersetzen, da kann es schon mal Tage oder gar Wochen dauern, bis bestimmte Geschehnisse verarbeitet sind. Eine Rückzugsmöglichkeit hilft dem Arzt/der Ärztin, auch mit belastenden Situationen fertig zu werden.

Rückgrat des Krankenhauses

Wer Facharzt für Anästhesiologie und Intensivmedizin werden will, sollte Interesse an der ganzheitlichen Betrachtung der PatientInnen haben und in hohem Maße stresstolerant sein. Die Anästhesie und Intensivmedizin ist das Rückgrat des Krankenhausbetriebs, auch wenn das nicht

immer nach außen durchdringt. Auch die gewünschte Anerkennung und Wertschätzung fällt manchmal aus, und auch das gehört zu den Herausforderungen des Berufes. Ein guter Facharzt für Anästhesiologie und Intensivmedizin ist ein Teamplayer mit einer hohen sozialen Intelligenz, der sich gern ganzheitlich mit der Medizin auseinandersetzt und gerne im gesamten Medizinbereich tätig ist, so können die Anforderungen an angehende FachärztInnen für Anästhesiologie und Intensivmedizin zusammengefasst werden.

Geduld und Ausdauer

Insgesamt sechs Jahre lang dauert die Ausbildung zum Facharzt für Anästhesiologie und Intensivmedizin. Der Turnus ist nicht vorgeschrieben. Vier Jahre der Ausbildung werden im Fach absolviert. Verpflichtende Gegenfächer sind Chirurgie und Innere Medizin in einem Ausmaß von jeweils mindestens einem halben Jahr. Ein weiteres Jahr können die Gegenfächer frei gewählt werden.

Wer einen Ausbildungsplatz an einem renommierten Krankenhaus anstrebt, sollte es sich schon während seines Studiums angelegen sein lassen, im Spital seiner Wahl tätig zu werden. Es bieten sich Famulaturen ebenso an wie die wissenschaftliche Mitarbeit an einer Universitätsklinik, für diejenigen, die an einer solchen Wirkungsstätte tätig werden wollen. Leicht ist es sicherlich nicht, einen Ausbildungsplatz zu finden für: Im Jahr 2007 gab die Ärztekammer Österreich offiziell zwar 278 Ausbildungsplätze bekannt. Viele davon sind allerdings derzeit bereits von Ausbildungskandidaten besetzt. Geduld und Durchsetzungsvermögen sind also gefragt.

Chancen sind gut

Trotzdem: Die beruflichen Chancen gut ausgebildeter FachärztInnen für Anästhesiologie und Intensivmedizin sind derzeit gar nicht schlecht: Mit der Einführung des neuen Arbeitszeitgesetzes werden viele Spitäler neue Ärzte anstellen müssen.

DIE AUSBILDUNGSSTÄTTEN ZUM FACHARZT FÜR ANATOMIE IN ÖSTERREICH

Dienstgeber	Straße	PLZ	Ort	Abteilung	Voll	Teil
KH der barmherzigen Brüder Eisenstadt	Esterhazystr. 26	7000	Eisenstadt	Inst. f. Anästh. f. allg. Intensivmed.	2	2
LKH Klagenfurt	St. Veiterstr. 47	9026	Klagenfurt	Abt.f.Anästh. u. allg. Intensivmed.	20	
Landeskl.St.Pölten-Lilienfeld, Standort St.Pölten	Propst-Führer-Str. 4	3100	St. Pölten	Abt. f. Anästhesie und Intensivbeh.	12	
Allgem.KH d. Stadt Linz GmbH	Krankenhausstr. 9	4020	Linz	Abt.f. Anästhesiologie	20	
LKA SALZBURG – St. Johanns Spital	Müllner Hauptstr. 48	5020	Salzburg	Abt. f. Anästhesiologie und Intensivpfl.	25	
LKH GRAZ	Auenbrugger-platz 1	8036	Graz	Inst.f. Anästhesiologie	25	
Univ. Klinik f. ANÄSTHESIOLOGIE U. INTENSIVMED	Anichstr. 35	6020	Innsbruck	456		
Univ. Klinik f. ANÄSTHESIE, Allg.INTENSIVMED. u.SCHMERZTH.	Währinger Gürtel 18–20	1090	Wien	Klin.Abt.f.allg. Anästh. u. Intensivmed		

Quelle: Österreichische Ärztekammer Stand Juli/August 2007. (auszugsweise: Alle Ausbildungsstellen unter www.aerztekammer.at)

Mangel im Ausland

Wer sich vorstellen kann, nicht nur in Österreich, sondern auch im Ausland zu arbeiten, dem bieten sich im europäischen Ausland derzeit eine ganze Reihe von Möglichkeiten, als AnästhesistIn und IntensivmedizinerIn tätig zu werden: So fehlen in einigen Gebieten Deutschlands, vor allem Ostdeutschlands, heute schon eine große Anzahl von FachärztInnen.

Aber auch Schweden, Finnland und Norwegen sind immer wieder auf der Suche nach gut ausgebildeten AnästhesiologInnen und IntensivmedizinerInnen.

Der Anatom lehrt lebenslang

Geduld ist, wie in allen anderen Sonderfächern der Medizin, auch in der Anatomie gefragt, denn Ausbildungsplätze sind ausgesprochen rar. Offiziell gibt es laut Ärztekammer aktuell keinen einzigen freien Ausbildungsplatz.

Das Fach Anatomie ist immer noch von einem Nimbus des Geheimnisvollen umgeben. Es ist kein klinisches Fach, die untersuchten und beforschten PatientInnen sind, wenn Sie, wie man in Wien sagt, „in der Anatomie landen", schon eine ganze Weile nicht mehr am Leben.

Wer AnatomIn sein will, muss sich für die Struktur, den Aufbau und die Organisation des menschlichen Körpers bis in die kleinsten Zellen interessieren. Mortui vivos docent – die Toten lehren die Lebenden, ist das Motto der Anatomie. An Leichen, die der Anatomie zur Verfügung gestellt werden, kann der Aufbau und die Struktur des menschlichen Körpers gelernt und dreidimensional nachvollzogen werden. Theoretische Erkenntnisse können hier praktisch umgesetzt werden.

Schlussendlich entscheiden sich aber nur wenige MedizinstudentInnen dafür. Zumal mit dem neuen Medizincurriculum auch der „Sezierkurs" gefallen ist. Seziert werden nur noch bestimmte Organe und einzelne Körperteile, dann nämlich, wenn diese in der Theorie behandelt werden. Auch sonst hat

sich in der Anatomie in den vergangenen 30 Jahren viel verändert.

Fragliche Sinnhaftigkeit

Formale Änderungen brachte etwa der „Facharzt für Anatomie". Noch bis in die 90er Jahre des 20. Jahrhunderts begann der Anatom nach Abschluss seiner Ausbildung als Assistent an der Anatomie der jeweiligen Universität. Und blieb dies bis zur Habilitation, mit der auch der Titel Facharzt für Anatomie einherging.

Seit der Reform der Ausbildungsordnung Ende der 90er Jahre des 20. Jahrhunderts ist auch in der Anatomie eine sechsjährige Ausbildungszeit vorgesehen, die mit der Facharztprüfung und dem Facharzttitel endet. Die Sinnhaftigkeit dieser Veränderung in einem nicht-klinischen Fach ist zumindest zweifelhaft, schließlich kann ein Facharzt für Anatomie keine Ordination eröffnen. Er ist per definitionem Lehrer und Forscher am jeweiligen Universitätsinstitut und damit auch für sein ganzes berufliches Leben an eine Universität gebunden.

Fast alle heute in Österreich tätigen AnatomInnen sind über den Weg als DemonstratorIn während der Studienzeit zum Fach gekommen. Dieser Weg steht, wie bereits erwähnt, heutigen MedizinstudentInnen nicht mehr offen.

Sammeln Sie Impactpunkte!

Die makroskopische Anatomie bildet heute

nur noch einen verschwindend kleinen Teil der Arbeit eines Anatomen. Sie gilt in der Fachsprache als „ausgebrannt". Da ist alles erforscht, kein Neuland mehr zu finden. Vielmehr verlegt sich auch die Anatomie immer stärker auf immer kleinere Bausteine des menschlichen Lebens – vom Organ zum Molekül quasi. Es fand eine Annäherung statt, Physiologie, Anatomie, medizinische Chemie, Pharmakologie – diese Fächer sind in den vergangenen Jahrzehnten immer näher zusammengerückt:

Eine Spezialisierung ist für den angehenden Anatomen daher unumgänglich, auch, weil die Publikation in hochwertigen Fachmagazinen heute für die Karriereplanung eine immer wichtigere Rolle spielt: Monographien über ein bestimmtes anatomisches Gebiet zu publizieren, bringt heute keine Impactpunkte mehr. Und die sind notwendig: Je hochwertiger das Magazin, in dem publiziert wird, je häufiger die Arbeit zitiert wird, desto mehr Impactpunkte gibt es dafür – für die Karriere an der Universität ist das heute einer der wichtigsten Aspekte.

Ohne Anatomie geht es nicht

Allen Veränderungen zum Trotz gilt die Anatomie heute noch als ebenso wichtiges Fach wie vor 100 Jahren. Wenn auch seit Andreas Vesalius viele Geheimnisse des menschlichen Körpers und seiner Funktionen erforscht wurden: Zum einen gehört die Anatomie nach wie vor zu den Grundlagenfächern des Medizinstudiums, was übrigens auch bedeutet, das ein Facharzt für Anatomie auch gerne lehren sollte!

Zum anderen führen gerade neue Operationsmethoden und bildgebende Verfahren dazu, dass FachärztInnen anderer Richtungen, wie etwa ChirurgInnen und InternistInnen, verstärkt auch berufsbezogen neue anatomische Blickwinkel erlernen müssen. Folgerichtig veranstaltet etwa das Wiener Institut für Anatomie heute mindestens ebenso viele postpromotionelle Workshops wie studentischen Unterricht.

Kopfüber in die Ausbildung

Die Laufbahn eines Anatomen beginnt sofort nach Abschluss eines Medizinstudiums: Fünf Jahre dauert die Ausbildung im Fach, ein Jahr müssen klinische Gegenfächer absolviert werden.

Welche Gegenfächer gewählt werden, steht dem künftigen Facharzt für Anatomie dabei völlig frei. Sinnvoll sind sicherlich Chirurgie, innere Medizin und Radiologie. Ein Turnus ist nicht erforderlich und wird auch nicht verlangt. Die Ausbildung dauert sechs Jahre und schließt mit einer Facharztprüfung ab.

Schon gerne Lehrer sein

Versponnene EinzelgängerInnen, die sich ausschließlich dem Gegenstand ihres Faches widmen, sind heute auch in der Anatomie nicht mehr gefragt. Menschliche Kompetenz und die Fähigkeit ein guter Lehrer zu sein, gehören sicherlich zu den wichtigsten Faktoren, die einen guten Facharzt für Anatomie ausmachen.

Wer wissen will, wie spannend, informativ und interaktiv Vorlesungen über Anatomie sein können, dem seien die Vorträge des Leiters des Instituts für Anatomie I am Zentrum für Anatomie und Zellbiologie, Prof. Dr. Wilhelm Firbas, ans Herz gelegt. Er zählt, aufgrund seiner spannenden, interessanten und interaktiven Vorlesungen, zu den beliebtesten Vortragenden der medizinischen Universität Wien.

Das Interesse am Fach ist unabdingbar. Niemand sollte sich für Anatomie entscheiden, weil gerade eine Stelle frei ist, was allerdings ohnehin eher selten der Fall ist. Wer davor zurückscheut, Hindernisse auf dem Weg zu einem gesicherten Ausbildungsplatz zu überwinden, sollte sich vielleicht ebenfalls für ein anderes Sonderfach der Medizin entscheiden, denn die Suche nach einem Ausbildungsplatz gestaltet sich schwierig und erfordert durchaus Kreativität von den StudentInnen. Es existieren österreichweit nur vier Institute, die FachärztInnen für Anatomie ausbilden.

Geduld und Kreativität

Abzuraten ist potenziellen AnatomInnen der Zukunft trotzdem keineswegs: Wer Geduld hat, vielleicht auch Drittmittel aufstellen kann und sich bereits während des Studiums an der Arbeit wissenschaft-

DIE AUSBILDUNGSSTÄTTEN ZUM FACHARZT FÜR ANATOMIE IN ÖSTERREICH

Dienstgeber	Straße	PLZ	Ort	Abteilung	Voll	Teil
Institut f. ANATOMIE	Harrachgasse 21	8010	Graz			
Dept. f. Anatomie, Histologie und Embryologie	Müllerstr. 59	6020	Innsbruck	Sekt. f. Klinisch-Funkt.Anatomie		
Institut f. ANATOMIE, Zentr.f. Anatomie u.Zellbiologie	Währingerstr. 13	1090	Wien	Abt. f. angewandte Anatomie		
Institut f. ANATOMIE, Zentr.f. Anatomie u.Zellbiologie	Währingerstr. 13	1090	Wien	Abt. f. systematische Anatomie		

Quelle: Österreichische Ärztekammer Stand Juli/August 2007. (auszugsweise: Alle Ausbildungsstellen unter www.aerztekammer.at)

licher Gruppen am Institut beteiligt, erhöht seine Chancen für einen Ausbildungsplatz. Wer das geschafft hat, und engagiert mitarbeitet, hat in der Anatomie mit hoher Wahrscheinlichkeit einen lebenslangen Arbeitsplatz.

Nicht reparieren, sondern vorsorgen und verhindern!

Bereits im 17. Jahrhundert wurde mit Bernardo Ramazinis Standardwerk zu den Ursachen für Berufskrankheiten der Grundstein zum Sonderfach Arbeitsmedizin gelegt. Aber erst in den 80er Jahren des 20. Jahrhunderts kam es in Österreich zur ersten 12-wöchigen Ausbildung zum Arbeits- und Betriebsmediziner. Die neue Ärzteausbildungsordnung, die im Juli 2006 veröffentlicht wurde, sieht nun erstmals eine sechsjährige Ausbildung zum Facharzt für Arbeitsmedizin vor.

Mit der Arbeits- und Betriebsmedizin ist das in Österreich so eine Sache: Lange Zeit gab es zwar den Facharzt für Arbeits- und Betriebsmedizin. Eine sechsjährige Ausbildung, wie dies in allen anderen Sonderfächern üblich ist, existierte allerdings nicht. Neben einer dreijährigen Turnusausbildung musste von den angehenden ArbeitsmedizinerInnen ein zwölfwöchiger Kurs absolviert werden. Seit 1996 war zusätzlich eine Facharztprüfung notwendig, um als ArbeitsmedizinerIn tätig werden zu können. Erst mit der neuen Ausbildungsordnung, die im Juli 2006 verabschiedet wurde, gilt für die Arbeits- und Betriebsmedizin nunmehr, was für alle anderen medizinischen Sonderfächer bereits seit langer Zeit Standard ist: Eine sechsjährige Ausbildung muss absolviert und mit einer Facharztprüfung abge-

schlossen werden. Der Begriff „Betriebsmedizin" wurde dabei aus der fachärztlichen Bezeichnung gestrichen. Der neue Facharzt trägt demnach den Titel „Facharzt für Arbeitsmedizin".

Enge Zusammenarbeit

Im Mittelpunkt der Tätigkeit als ArbeitsmedizinerIn stehen – wie es der Name sagt – arbeitsbedingte Erkrankungen. Waren das noch vor gar nicht langer Zeit vor allem Erkrankungen, die aus dem Umgang mit gesundheitsschädlichen Stoffen resultierten, hat sich das Gewicht immer stärker in Richtung psychische Belastungen sowie Erkrankungen des Stütz- und Bewegungsapparates verschoben. Aber auch der Prävention kommt eine immer wichtigere Rolle zu. Im Vergleich zu anderen medizinischen Disziplinen hat der Arbeits- und Betriebsmediziner aber vor allem beratende und präventive Aufgaben: Im Mittelpunkt der Bemühungen von ArbeitsmedizinerInnen steht die Entwicklung von Gesundheit im Betrieb. Das umfasst die Einzelberatung von ArbeitnehmerInnen ebenso wie die Umsetzung gesundheitsfördernder Maßnahmen für ganze Unternehmen. Auch die enge Zusammenarbeit mit dem Management der jeweiligen Firma ist sehr wichtig. Es ist ganz wesentlich für eine moderne Betriebsführung, dass nur gesunde Mitarbeiterinnen und Mitarbeiter auch imstande sind, die ihnen gestellten Aufgaben adäquat zu erfüllen.

Kommunikativ, belastbar und mobil

Wer Facharzt für Arbeitsmedizin werden will, braucht nicht nur viel Geduld bei der Suche nach einem Ausbildungsplatz (Infos unter www.aerztekammer.at), sondern sollte ein Kommunikationstalent sein und umfangreiche EDV-Kenntnisse besitzen. ArbeitsmedizinerInnen sitzen schließlich nicht in ihren Ordinationen und warten auf ihre PatientInnen. Sie gehen vielmehr auf die MitarbeiterInnen der jeweiligen Firma direkt zu. Schüchternheit oder gar Arroganz sind da fehl am Platze.

EDV-Kenntnisse gehören heute zur „Grundausstattung" für ArbeitsmedizinerInnen, ebenso wie ein Verständnis für technische Zusammenhänge, Kenntnisse in Ergonomie, Arbeitspsychologie und Projektmanagement. Ein hohes Maß an Flexibilität ist ebenfalls notwendig.

Die österreichische Firmenlandschaft ist kleinteilig. Kaum ein Unternehmen kann es sich leisten, einen Arbeitsmediziner/eine Arbeitsmedizinerin in einem Vollzeitarbeitsverhältnis zu beschäftigen. Das bedeutet meist ein Engagement in mehreren kleineren Firmen, die der Arbeitsmediziner/die Arbeitsmedizinerin wöchentlich aufsuchen muss. Die rasche Umstellung auf verschiedene Situationen und die Notwendigkeit, sich auf immer andere Gegebenheiten einzustellen, gehört also ebenfalls zum Alltag eines Arbeitsmediziners/einer Arbeitsmedizinerin.

Wer als ArbeitsmedizinerIn Erfolg haben möchte, sollte jedenfalls auch über ein hohes Maß an Belastbarkeit verfügen. Der Arbeitsmediziner/die Arbeitsmedizinerin steht nicht selten im Spannungsfeld zwischen MitarbeiterInnen und Management. Derartigen Konfliktsituationen muss ein Arbeitsmediziner/eine Arbeitsmedizinerin begegnen und diese auch entsprechend moderieren können.

Übrigens: Auch für den Arbeitsmediziner gilt absolute ärztliche Schweigepflicht. So darf sie oder er dem Firmenchef keine Auskunft über den Gesundheitszustand einzelner MitarbeiterInnen erteilen, außer diese stimmen der Auskunft ausdrücklich zu.

Von der Staublunge zum Bandscheibenvorfall

Auch die Krankheitsbilder von berufstätigen Menschen unterliegen einem Wandel. Noch vor 15 Jahren lag der Schwerpunkt der arbeitsmedizinischen Tätigkeit vor allem auf der Versorgung von ArbeitnehmerInnen, die in ihrer Tätigkeit mit chemischen Stoffen, Blei oder Lösungsmitteln hantieren mussten. Auch hohe Staubbelastungen waren häufig. ArbeiterInnen, die sich giftigen Stoffen aussetzen müssen oder in Bergwerken tätig sind, gibt es heute – zumindest in Österreich – kaum mehr. Dafür treten Probleme mit der Wirbelsäule vom vielen Sitzen, von Überernährung und

Übergewicht sowie psychische Probleme von ArbeitnehmerInnen immer weiter in den Vordergrund. Dazu gehört etwa auch das Mobbing, gezielte Angriffe auf bestimmte ArbeitnehmerInnen, um sie beispielsweise zur Kündigung zu bewegen. Sehr häufig kommt es bei den Betroffenen zu psychischen Problemen, für die der Arbeitsmediziner die erste Ansprechstelle sein kann.

Insgesamt ist die Prävention viel stärker in den Focus der arbeitsmedizinischen Tätigkeit gerückt: Wie können Büroräume so gestaltet werden, dass ein gesundes Sitzen und Arbeiten möglich ist? Welche Mahlzeiten bietet die Werkskantine und wie wird den MitarbeiterInnen optimale Zusammenarbeit ermöglicht? Das sind Fragen, die ArbeitsmedizinerInnen heute beschäftigen.

Genügend Herausforderungen

Wer sich für die Ausbildung zum Arbeitsmediziner entscheidet, kann sich – seit der Novelle der Ausbildungsordnung – theoretisch zwischen elf Ausbildungsstätten entscheiden (siehe Kasten). Allerdings sind insgesamt nur neun Vollzeit- und vier Teilzeit-Ausbildungsplätze geschaffen worden. Die Platzwahl ist also extrem eingeschränkt. Die Ausbildung zum Facharzt für Arbeitsmedizin kann an einem Arbeits- und Sozialmedizinischen Zentrum ebenso absolviert werden, wie bei bestimmten Einrichtungen der Allgemeinen Unfallversicherungsanstalt

und in der Rehabiliationsklinik Tobelbach. Die Chancen für angehende ArbeitsmedizinerInnen stehen dennoch nicht (ganz) schlecht, zum einen, weil es in den kommenden Jahren zu einem Generationenwechsel kommen wird, da viele ArbeitsmedizinerInnen in Pension gehen werden. Zum anderen bestehen neben einer betriebsärztlichen Tätigkeit auch noch eine Reihe von anderen Möglichkeiten, als ArbeitsmedizinerIn tätig zu werden, etwa in der Unfallversicherung oder in den Arbeitsinspektoraten.

Wer sich auch ein Leben auf dem Lande vorstellen kann, findet dort in den kommenden Jahren sicherlich ein reiches Betätigungsfeld vor. Dort herrscht nämlich derzeit noch ein Mangel an gut ausgebildeten FachärztInnen für Arbeitsmedizin.

Routine? Welche Routine?

Abwechslungsreich und interessant kann sich die Arbeit als ArbeitsmedizinerIn gestalten, schon weil der Routinefaktor als äußerst gering zu bezeichnen ist. Die Arbeitsmedizin bietet von der Konzeption von Gesundheitsförderungsprogrammen über die Zusammenarbeit mit anderen Fachdisziplinen bis hin zur Beratung einzelner Mitarbeiter praktisch täglich neue Herausforderungen.

Das bedeutet das Einbringen vieler verschiedener Wissenskomponenten und die Definition neuer Inhalte in die tägliche Arbeit.

DIE AUSBILDUNGSSTÄTTEN ZUM FACHARZT FÜR ARBEITS- UND BETRIEBSMEDIZIN IN ÖSTERREICH

Dienstgeber	Straße	PLZ	Ort	Abteilung	Voll	Teil
Arbeits- u. sozialmed. Zentrum Mödling Gesellschaft m.b.H	Rathausplatz 3	2351	Graz	Wiener Neudorf		
Arbeitsmedizinischer Dienst Linz	Kaplanhofstr. 1	4020	Linz		1	
Betriebsmed. Zentrum VOEST-ALPINE	Voest- Alpine-Str. 3	4030	Linz		2	
Arbeitsmed. Zentrum Perg	Bahnhofstr. 5	4320	Perg		1	
AUVA Graz	Göstingerstr. 26	8010	Graz	Ausb.Org.Einh.Rehab.Kl.-Tobelbad		2
Arbeitsmed.Zentrum Graz	Alte Poststr. 152	8020	Graz		1	
Arbeitsmed.Zentrum Donawitz	Kerpelystr. 199	8704	Leoben-Donawitz		1	
Rehab.- Klinik Tobelbad		8144	Tobelbad	Ausb.Org.Einh. AUVA Graz		2
Arbeitsmed.Zentrum Hall i. Tirol	Milserstr. 21 A	6060	Hall in Tirol		2	
Arbeitsmed.Zentrum Vorarlberg	Rheinstr. 61	6900	Bregenz		1	
Univ. Klinik f. INNERE MEDIZIN IV	Währinger Gürtel 18-20	1090	Wien	Kl. Abt. f. Arbeitsmed.		

Quelle: Österreichische Ärztekammer Stand Juli/August 2007. (auszugsweise: Alle Ausbildungsstellen unter www.aerztekammer.at)

Kapitel 6
Augenheilkunde und Optometrie

Für (fast) jedes Problem eine Lösung

Die Augenheilkunde hat in der Medizin eine sehr lange Tradition. Schon zu Zeiten Hammurabis wurden erste Kataraktoperationen durchgeführt. Und im Mittelalter reisten die fahrenden Okulisten, die Starstecher, von Dorf zu Dorf, um Staroperationen durchzuführen – mit durchwegs nur sehr mäßigem Erfolg. Heute bietet die Augenheilkunde sowohl auf dem konservativen als auch auf dem operativen Gebiet interessante Aufgaben und oft sehr rasche Fortschritte.

Eine Linsentrübung führt dazu, dass die Betroffenen funktionell blind sind. Einfachste Aufgaben wie Essen und Anziehen werden dann zum Problem.

Schon seit dem Mittelalter galt das Entfernen der getrübten Linse als probates Mittel gegen den Star. Lange Zeit allerdings führte die Entfernung der Linse in rascher Folge zu einer Sekundärtrübung und völligen Erblindung der PatientInnen. Noch im 20. Jahrhundert wurden Linse und Linsenkapsel komplett aus dem erkrankten Auge entfernt. Die Erkrankten mussten nach der Operation eine Starbrille tragen – extrem dicke Augengläser für 13 bis 15 Dioptrien. Das ist heute Vergangenheit. Modernste Operationsmethoden haben es ermöglicht, die Linsenkapsel im Auge zu belassen und eine Kunstlinse einzusetzen. Das ermöglicht

den Erkrankten nach der erfolgten Operation eine fast normale Sehschärfe.

Ein weites Feld

Nicht nur die Staroperationen gelten heute als erfolgreiches Therapiekonzept. Auch auf vielen anderen Gebieten der Augenheilkunde schreitet die wissenschaftliche Forschung rasch und erfolgreich fort. Ein weites Feld für potenzielle OphthalmologInnen, denn geholfen werden kann fast jedem – vom Kind bis zum Greis. AugenärztInnen können sowohl konservativ als auch operativ tätig sein. Das reicht von Schiel- und Staroperationen über die Anpassung von Augengläsern und Kontaktlinsen bis hin zur Therapie von Augenerkrankungen wie Aderhauttumoren oder Melanomen, die auch im Auge auftreten können. Gefragt ist natürlich Interesse am Organ und – eine ruhige Hand, um die bei Augenoperationen verwendeten winzigen Instrumente sicher führen zu können.

Viele Flaschenhälse

Der Weg zum niedergelassenen Facharzt für Augenheilkunde oder zum wissenschaftlich tätigen Kliniker ist allerdings heute ein extrem steiniger. Ausbildungsplätze sind rar (siehe Kasten) und der Markt für niedergelassene AugenärztInnen mit Kassenvertrag derzeit gesättigt. Abzuraten ist dennoch nicht vom Fach. Aber gut überlegt werden sollte die Wahl schon. Denn nicht wenige

MedizinerInnen arbeiten nach der Promotion aufgrund der wenigen Ausbildungsstellen letztendlich in ganz anderen Berufen. Dafür sind 13 Jahre Ausbildung wohl etwas zu lang.

Habilitation oder Ordination?

Glückliche frisch promovierte MedizinerInnen, die eine Ausbildungsstelle ergattert haben, erwartet eine fünfjährige Ausbildung im Fach. Die Gegenfächer sind Chirurgie und innere Medizin, jeweils für ein halbes Jahr. Der Abschluss erfolgt, wie in jedem anderen Sonderfach auch, mit einer Facharztprüfung. Wer an einer Universitätsklinik ausgebildet wurde und seine Stelle behalten möchte, steht dann vor seiner Habilitation. Wer sich niederlassen will, muss sich auf eine längere Wartezeit einstellen, um eine Kassenstelle zu erhalten. Auch eine Niederlassung als Wahlarzt oder –ärztin ist möglich. Mit Reichtümern ist in einer Wahlarztpraxis allerdings nicht zu rechnen. Da in Österreich fast 100 Prozent der Bevölkerung sozialversichert sind, wird der Gang zum Wahlarzt wohl überlegt und gegebenenfalls lieber eine lange Wartezeit auf einen Termin beim Kassenarzt in Kauf genommen.

Spezialisierung bis ins Detail

Wer sich von der schwierigen Ausbildungssituation nicht abschrecken lässt, den erwartet ein spannendes und – trotz der Einschränkung auf ein Organ – erstaun-lich vielfältiges Aufgabengebiet. Spezialisierungen gehören auch in der Augenheilkunde zur Tagesordnung: Die Entscheidung fällt zum einen zwischen operativer oder konservativer Tätigkeit. Aber auch innerhalb dieser Gebiete sind weitere Spezialisierungen möglich. So entscheiden sich viele AugenärztInnen für die Behandlung von Schielkindern, andere werden zu SpezialistInnen für die Kontaktlinsenanpassung oder behandeln hauptsächlich geriatrische Augenerkrankungen, wie etwa die Makuladegeneration.

Ganz kleine Schnitte

Zudem ist die Augenheilkunde ein forschungsintensives Fach, in dem es rasch zu Weiterentwicklungen kommt, sei es nun in der Staroperation oder in der Behandlung von Makuladegenerationen. In den vergangenen 30 Jahren haben sich die Operationstechniken in der Augenchirurgie vollkommen verändert. Die größten Veränderungen brachte die Entwicklung des Operationsmikroskops und die Miniaturisierung der Instrumente. Sie ermöglichen heute Eingriffe, die noch vor wenigen Jahren undenkbar erschienen. So ist für eine Staroperation heute nur noch ein Schnitt von drei Millimetern notwendig, um die erkrankte Linse zu entfernen und die Kunststofflinse einzusetzen. Auch der Einsatz von Laseroperationen zur Korrektur von Fehlsichtigkeit hat stark zugenommen. Ein interessanter Teil der

Ophthalmologie ist auch die Kontaktologie, also das Anpassen von Kontaktlinsen. Verglichen mit anderen Ländern ist die Sättigung mit Kontaktlinsen in Österreich nämlich noch sehr dünn. Dieser Markt kann für einen Augenarzt/eine Augenärztin interessante (auch finanziell interessante) Perspektiven bieten. Schließlich müssen auch „Götter in Weiß" Geld verdienen, um ihr Leben zu finanzieren.

Ungelöste Probleme

Auch an Forschung interessierte KollegInnen finden eine ganze Reihe noch nicht zufrieden stellend behandelbarer Erkrankungen vor. An vorderster Stelle ist hier die Makuladegeneration zu sehen, für die noch keine wirklich befriedigenden Behandlungsansätze existieren. Die feuchte Makuladegeneration ist inzwischen zwar ganz gut behandelbar. Sie lässt sich mittels photodynamischer Therapie in eine trockene, langsamer fortschreitende Form der Erkrankung überführen. Heilbar ist allerdings auch diese Form der Erkrankung nicht. Es sind zwar Medikamente auf dem Markt, die das Fortschreiten der trockenen Makuladegeneration verlangsamen sollen, letzten Endes handelt es sich bei dieser Erkrankung allerdings um eine degenerative Alterser-

scheinung, so der Stand der Forschung. Und Alter ist nun einmal nicht rückgängig zu machen. Ausgeschlossen ist eine Heilung dieser schweren Erkrankung allerdings in Zukunft keineswegs. Schließlich hatte man lange Zeit auch gedacht, dass das Einsetzen von Kunstlinsen zur Therapie der Katarakt niemals möglich sein werde...

Gangbarer Weg Ausland?

Interessante Herausforderungen bietet die Augenheilkunde also genug. Was sie allerdings nicht in ausreichendem Ausmaß bietet, sind Kassenstellen, zumindest in Österreich. Von einem Gang ins europäische Ausland, um sich – etwa in Deutschland – niederzulassen, ist allerdings derzeit eher abzuraten. Es fehlen zwar in Deutschland, in Skandinavien oder Großbritannien tausende von Ärzten. Die fehlen aber aus gutem Grund: Die Bezahlung ist schlecht, die Rahmenbedingungen hart, wer sich den Gang ins europäische Ausland überlegt, sollte auch die Tatsache, dass etwa ein Arzt in Ausbildung in Deutschland rund 1.000 Euro im Monat verdient, in seine Überlegungen mit einbeziehen. Facharzt für Augenheilkunde zu werden ist trotzdem lohnenswert. Allerdings ist der Weg dorthin ein dorniger, und es wird in Zukunft nicht leichter werden.

AUSBILDUNGSSTÄTTENVERZEICHNIS DER ÖÄK (AUSZUG)

Dienstgeber	Straße	PLZ	Ort	Abteilung	Voll	Teil
LKH KLAGENFURT	St. Veiterstr. 47	9026	Klagenfurt	Augenabteilung	10	
Landeskl.Horn-Eggenb.-Allentst.,Standort Horn	Spitalg. 10	3580	Horn	Augenabteilung	3	
Landesklinikum Weinviertel Mistelbach	Liechtensteinstr. 67	2130	Mistelbach	Abt. f. Augen-krankheiten	2	
Landeskl.St.Pölten-Lilienfeld, Standort St.Pölten	Propst-Führer-Str. 4	3100	St. Pölten	Abt. f. Augenheil-kunde	7	
Landeskl.St.Pölten-Lilienfeld, Standort St.Pölten	Propst-Führer-Str. 4	3100	St. Pölten	Abt.f.Schielen, Schwachsichtig. u.Beweg.		2
KH WR. NEUSTADT	Corvinusring 3-5	2700	Wr. Neu-stadt	Augenabt.	5	
A.ö. Krankenhaus St. Josef Braunau	Ringstr. 60	5280	Braunau	Augenabt.	2	
Allgem.KH d. Stadt Linz GmbH.	Krankenhausstr. 9	4020	Linz	Augenabt.	3	
KH der Barmherzigen Brüder Linz	Seilerstätte 2	4020	Linz	Augenabt.	3	
KH der Barmherzigen Brüder Linz	Seilerstätte 2	4020	Linz	Inst.f.Pleoptik u.Orthoptik		3
KH d. Barmh.Schwestern BetriebsgesmbH.Linz	Seilerstätte 4	4020	Linz	Augenabt.	2	
Aö. KH der Barmher-zigen Schwestern Ried Betriebsges.m.H.	Schlossberg 1	4910	Ried im Innkreis	Abt. f.Augenheilkunde	1	
LKH STEYR	Sierninger Str. 170	4400	Steyr	Augenabt.	2	
LKH VÖCKLABRUCK	Hatschekstr. 24	4840	Vöckla-bruck	Abt. f. Augenhk. m. Sehschule	3	

AUSBILDUNGSSTÄTTENVERZEICHNIS DER ÖÄK (AUSZUG)

Dienstgeber	Straße	PLZ	Ort	Abteilung	Voll	Teil
Klinikum Kreuzschwestern Wels	Grieskirchnerstr. 42	4600	Wels	Augenabt.	4	
LKA SALZBURG - St. Johanns Spital	Müllner Hauptstr. 48	5020	Salzburg	Stat. f. Orthoptik, Pleoptik u.M.St.d. Auges	1	
LKA SALZBURG - St. Johanns Spital	Müllner Hauptstr. 48	5020	Salzburg	Univ. Kl.f.Augenheilk. u.Optometrie	11	
KH ZELL / SEE	Paracelsusstr. 8	5700	Zell am See	Augenabt.	2	
LKH BRUCK / MUR	Tragösser Strasse 1	8600	Bruck a.d. Mur	Abt. f. AHK u.Optometrie	5	
Univ. Klinik f. AUGEN-HEILKUNDE	Auenbrugger-platz 4	8036	Graz			
Univ. Klinik f. AUGEN-HEILKUNDE	Anichstr. 35	6020	Innsbruck			
Bez.KH KUFSTEIN	Endach 27	6330	Kufstein	Augenabt.	2	
LKH FELDKIRCH	Carinag. 47-49	6807	Feldkirch - Tisis	Abt. f. Augenheil-kunde	4	
Amb.f.Augenerkrank. u.Kontaktlinsenanp.	Krugerstr. 6/2	1010	Wien		1	
KH der Barmherzigen Brüder	Gr. Mohreng. 9	1021	Wien	Augenabt.	4	
KA Rudolfstiftung	Juchg. 25	1030	Wien	Augenabteilung	7	
Univ. Klinik f. AHK u. OPTOMETRIE	Währinger Gürtel 18-20	1090	Wien			
KH Hietzing/Neurol. Zentr.Rosenh.-vorm. KH Lainz	Wolkersbergen-str. 1	1130	Wien	Augenabteilung	7	

AUSBILDUNGSSTÄTTENVERZEICHNIS DER ÖÄK (AUSZUG)

Dienstgeber	Straße	PLZ	Ort	Abteilung	Voll	Teil
HANUSCH - KH	Heinrich Collin-Str. 30	1140	Wien	Augenabt.	4	
Heeresspital STAMMERS-DORF	Brünnerstr. 238	1210	Wien	Augenabteilung/Ambulanz		1
SMZ - Ost Donauspital	Langobardenstr. 122	1220	Wien	Augenabteilung	7	

Quelle: Österreichische Ärztekammer Stand Juli/August 2007. (auszugsweise: Alle Ausbildungsstellen unter www.aerztekammer.at)

Kapitel 7

Blutgruppenserologie und Transfusionsmedizin

Wer keinen Teamgeist hat, ist verloren!

Facharzt für Blutgruppenserologie und Transfusionsmedizin: Das klingt erstmal deutlich weniger spannend als Internist oder Chirurg. Hinter dem sperrigen Titel verbirgt sich allerdings ein spannendes, herausforderndes und vor allem ständigen Veränderungen unterliegendes Fachgebiet, das sowohl für den Wissenschafter als auch für den praktisch veranlagten Mediziner ein spannendes Tätigkeitsfeld bietet. Oberstes Ziel der Transfusionsmedizin sind Bluttransfusionen mit Null-Risiko.

Noch vor rund 40 Jahren galt die Blutgruppenserologie und Transfusionsmedizin als weitgehend unbearbeitetes Feld, sieht man von der Entdeckung der meisten Blutgruppenfaktoren und Gewebetypen in den 40er und 50er Jahren ab. Blutbanken galten als reine Blutbeschaffungseinrichtungen. Wer sich damals für eine Ausbildung entschied, fand neben Routinearbeit eine beachtliche Zahl von Forschungsmöglichkeiten vor. Die aus dem Vollblut gewonnenen Blutprodukte mussten qualitativ optimiert und möglichst virussicher gemacht werden. Die Fortschritte der Chirurgie sowie der steigende Einsatz der Chemotherapie erhöhten den Bedarf an Blutkonserven. Die Gefahr, Infektionskrankheiten durch Blut zu übertragen, glaubte man im Griff zu haben. Dann kam HIV.

Sichere Transfusionen

Es war Anfang der 80er Jahre als mit dem HI-Virus erstmals in vollem Umfang die Gefahr, die von Blutprodukten ausgehen kann, der Allgemeinheit klar wurde. Die zweite große Gefahr, die von Bluttransfusionen ausging und der sich die SerologInnen stellen mussten, war die Hepatitis. Diese Herausforderungen führten zur Erarbeitung von Testverfahren, die Blutprodukte – dies gilt zumindest in der westlichen Welt – extrem sicher gemacht haben.

Bei HIV gehen die Schätzungen von einer unentdeckten HIV-Infektion auf drei bis fünf Millionen Spender aus, bei Hepatitis ist das Risiko etwas größer: Je nach Studie liegt hier das Verhältnis zwischen eins zu 100.000 und eins zu 300.000.

Sicherer Lebenssaft

Die Klassifizierung von Blutprodukten als Arzneimittel brachte ebenfalls eine Reihe von Fortschritten. Ein ganzer Wissenschaftszweig zur Entwicklung und Herstellung neuer Blutprodukte hat sich aus dieser Klassifizierung entwickelt.

Seit 1999 ist in Österreich das Blutsicherheitsgesetz in Kraft. Es regelt die Gewinnung von Blut und Blutbestandteilen von Menschen. In unmittelbarem Zusammenhang mit der Entdeckung der Blutgruppenfaktoren steht die Entschlüsselung der hämolytischen Neugeborenenerkrankung. Durch die 1968 eingeführte Rhesusprophylaxe sind heute nur noch selten Neugeborene von dieser Erkrankung betroffen.

1976 wurden erstmals monoklonale Antikörper beschrieben, und gegen Ende der 80er Jahre ist mit dem Geltest ein neues System zur Bestimmung der Blutgruppen eingeführt worden. Damit arbeiten heute mehr als 80 Prozent aller transfusionsmedizinischen Einrichtungen in der industrialisierten Welt.

Nullrisiko auf dem Wunschzettel

Die Herausforderungen für FachärztInnen für Blutgruppenserologie und Transfusionsmedizin sind aber damit keineswegs am Ende angelangt. Im Bereich der Infektionsübertragung wünschen sich die TransfusionsmedizinerInnen, ein Null-Risiko zu erreichen.

Es wird allerdings wohl vorläufig beim Wunsch bleiben, denn es wird wohl auch in Zukunft immer neue Viren und neue Infektionen geben.

Ein österreichweit etabliertes Testsystem, das Blut mittels eines unspezifischen Infektionsparameters auf frische Infektionen testen kann, ist allerdings mittlerweile gesetzlich vorgeschrieben und bildet einen wichtigen Schritt in Richtung „Null-Risiko". In das Transfusionswesen eingeführt wurde der unspezifische Infektionsmarker Neopterin am Zentralinstitut für Bluttransfusionen und der immunologischen Abteilung der medizinischen Universität Innsbruck.

Die Liebe zum Labor

Die Liebe zur Laborarbeit und Interesse an Serologie, Molekulargenetik und -biologie sollten angehende FachärztInnen für Blutgruppenserologie und Transfusionsmedizin mitbringen. Aber auch Team- und Kommunikationsfähigkeit sind unabdingbare Voraussetzungen. Denn der Serologe steht keineswegs nur im Labor: Zur Ausbildung gehört auch die Auseinandersetzung mit BlutspenderInnen, da ist Kontaktfreudigkeit wichtig. Im Labor gehört die Teamfähigkeit heute zum Um und Auf. Einzelakteure sind nicht mehr gefragt. Es ist immer eine größere, meist auch interdisziplinäre Gruppe, die im Laboratorium zusammenarbeitet – wer keinen Teamgeist hat, ist da rettungslos verloren.

Ausbildung schwierig

Die Ausbildungssituation ist – wie in fast jedem Fach der Medizin – nicht berauschend. Per 31. Mai 2007 gibt die Ärztekammer Österreich 11 offene Ausbildungsstellen an. Viele der Stellen sind allerdings von bereits fertig ausgebildeten FachärztInnen besetzt – sie dienen als SystemerhalterInnen, ohne die der Betrieb an den Instituten nicht möglich wäre. Die besten Chancen auf eine Ausbildungsstelle bieten die großen Institute an den Universitäten in Wien, Graz und Innsbruck. Die beste Ausbildung bekommt, wer die gesamte Transfusionskette erlernen kann. Das ist in jenen Instituten der Fall, wo die Blutspendeeinrichtung mit einer klinischen Abteilung verknüpft ist, also in Innsbruck, Graz und Wien.

Zwei Ausbildungen

Zum Crack wird, wer sich zwei Ausbildungen „antut" – jene zum Facharzt für Blutgruppenserologie und Transfusionsmedizin und jene zum Facharzt für medizinisch-chemische Labordiagnostik. Immerhin existieren in Österreich mittlerweile bereits 183 Blutdepots, die mit adäquaten Fachleuten zu besetzen wären. Zum anderen könnten damit die Labors in den Krankenhäusern optimal besetzt werden.

Derzeit ist es nämlich häufig noch so, dass in diesen Häusern das Labor von ÄrztInnen anderer Fachrichtungen „mitbetreut" wird. Dieser Zustand ist nicht zufrieden stellend – doppelt ausgebildete FachärztInnen wären ideale Kandidaten für diese Tätigkeiten. Eine solche Ausbildung benötigt allerdings einen langen Atem, denn für den Doppelfacharzt sind neun Ausbildungsjahre notwendig.

Insgesamt ist die Situation nach der Ausbildung aber auch für „einfache" FachärztInnen für Blutgruppenserologie und Transfusionsmedizin nicht schlecht – wer fertig ist, findet meist auch eine Stelle.

DIE AUSBILDUNGSSTÄTTEN ZUM FACHARZT FÜR BLUTGRUPPEN-SEROLOGIE UND TRANSFUSIONSMEDIZIN IN ÖSTERREICH

Dienstgeber	Straße	PLZ	Ort	Abteilung	Voll	Teil
Blutspendezentrale des Österr. RK f. Kärnten	Grete Bittner Str. 7	9020	Klagenfurt	Wiener Neudorf	2	
Landeskl.St.Pölten-Lilienfeld, Standort St.Pölten	Propst-Führer-Str. 4	3100	St. Pölten	Blutbank d. Abt.f.Anästh. u.Intensivmed.	1	
Blutspendezentrale des Österr. RK f. OÖ.	Krankenhausstr. 9	4020	Linz		2	
LKH STEYR	Sierninger Str. 170	4400	Steyr	Blutdepot	0	2
Klinikum Kreuz-schwestern Wels	Grieskirchnerstr. 42	4600	Wels	Inst.Labor II-Blutbank	1	
LKA SALZBURG - St. Johanns Spital	Müllner Hauptstr. 48	5020	Salzburg	Blutzentrale	2	
Univ. Klinik f. Blutgruppenserologie u. Transfusionsmedizin	Auenbruggerplatz 3	8036	Graz			
Univ. Klinik f. CHIRURGIE, 1.chir. Abt.	Auenbruggerplatz 15	8036	Graz	Dep. f. Trans-fusionsmed. u. Immunhämatolog		
Zentralinstitut f.Bluttransfusion u. immunolog. Abteilung	Anichstr. 35	6020	Innsbruck			
LKH FELDKIRCH	Carinag. 47-49	6807	Feldkirch - Tisis			
Blutspendezentrale des Österr. RK f. Wien, NÖ, Bgld	Wiedner Hauptstr. 32	1040	Wien			

Quelle: Österreichische Ärztekammer Stand Juli/August 2007. (auszugsweise: Alle Ausbildungsstellen unter www.aerztekammer.at)

Wenig Ausbildungstradition in Österreich

Die Chirurgie gilt vielen JungmedizinerInnen immer noch als „Königsdisziplin" unter den Sonderfächern der Medizin. Fakt ist allerdings: Der Markt für ChirurgInnen ist derzeit gesättigt. Vor allem die Allgemeinchirurgie ist ein „Auslaufmodell". Immer spezialisierter werden die Anforderungen – vom Herz-Thoraxchirurgen über den plastischen bis hin zum onkologischen Chirurgen.

Dazu kommen Entscheidungsfreude, Krisenfestigkeit und nicht zuletzt eine ausgeprägte handwerkliche Begabung, die ein potenzieller Chirurg/eine potenzielle Chirurgin für dieses Fach unbedingt mitbringen müssen. Entscheidungsfähigkeit spielt im Operationssaal eine wesentliche Rolle – oft muss während einer Operation improvisiert werden, weil unvorhergesehene Ereignisse auftreten. Das gleiche gilt für das Thema Krisenfestigkeit: In Panik zu geraten empfiehlt sich nicht, wenn etwa ein Patient mit offenem Brustkorb vor einem liegt. Die handwerkliche Begabung schließlich hilft, die vielen verschiedenen Techniken zu beherrschen, die ein Chirurg heute lernen muss.

Ausdauer ist gefragt

Eine Ausbildungsstelle zu erhalten, ist in der Chirurgie ähnlich schwierig, wie in allen anderen Sonderfächern der Medizin.

Allerdings kommt in diesem Fach erschwerend hinzu, dass nach der Ausbildung zu wenig Stellen vorhanden sind. Noch vor relativ kurzer Zeit hatte sich die Situation ein wenig entspannt: Aufgrund der neuen Arbeitszeitgesetze mussten viele Stellen neu besetzt werden. Diese Zeit ist leider bereits wieder vorbei: Nicht selten verlieren fertig ausgebildete Chirurgen ihre Stelle und müssen sich völlig neu positionieren. Da braucht es Durchhaltevermögen, Geduld und Ausdauer, um in diesem Fach Karriere zu machen.

Auch die lange Ausbildungsdauer wird von vielen ChirurgInnen beklagt: Viele Ausbildungsstellen fordern den abgeleisteten Turnus vor Beginn der Facharztausbildung. Die dauert dann weitere sechs Jahre – ein Chirurg am Ende seiner Ausbildung ist nicht selten bereits 40 Jahre alt, ein verhältnismäßig „hohes" Alter, um seine Karriere zu starten.

In den USA ist dies ganz anders gelöst: Dort dauert die sogenannte Residency, bei der ein promovierter Mediziner praktisch Tag und Nacht im Krankenhaus arbeitet, drei Jahre. Nach dieser Zeit darf er sich „surgeon" nennen – also Chirurg. Insgesamt ist die Ausbildung nach Meinung österreichischer ChirurgInnen in den USA deutlich strukturierter, die „Lehrlinge" haben viel mehr zu tun und dürfen selbstständiger arbeiten, als AbsolventInnen einer Facharztausbildung in Österreich.

PatientInnen erziehen

Allerdings ist auch die Haltung US-amerikanischer PatientInnen eine andere: Es ist dort durchaus üblich, der Durchführung einer Operation durch den Assistenten (natürlich unter Anleitung) zuzustimmen. In Österreich, so berichten ChirurgInnen, sei man dagegen häufig mit Sätzen wie: „Aber Herr Professor – sie operieren mich schon selbst!" konfrontiert. Dass der Herr Professor nicht selten aufgrund der administrativen Aufgaben, die die Leitung einer Station erfordert, selbst nur noch selten operiert, sei hier nur am Rande erwähnt.

Wenig Struktur

Tradition und Struktur fehlen in der Ausbildung zum Chirurgen in Österreich, wie in Gesprächen mit Chirurgen zu hören ist. Ein fixer Ausbildungskatalog sollte zusätzlich genau festlegen, wann was in welcher Form absolviert werden muss. Nicht zuletzt wünschen sich immer mehr Chirurgen fixe Audits der Ausbildungsstätten, mit durchaus strengen Konsequenzen: Werden die Ausbildungskriterien nicht mehr erfüllt, sollte dem ausbildenden Krankenhaus die Berechtigung zur Facharztausbildung entzogen werden.

Die Österreichische Gesellschaft für Chirurgie arbeitet seit einiger Zeit an einem Konzept, das festlegen soll, wie viele Ausbildungsstellen für Chirurgie in Österreich notwendig sind. Dies soll eine Einschätzung ermöglichen, wie viele Chirurgen in Österreich überhaupt benötigt werden.

Krisenfeste ÄrztInne

Bei jenen ChirurgInnen, die es schaffen, eine Ausbildungsstelle zu erhalten, ist, wie bereits erwähnt, Entscheidungsfreude und die Fähigkeit zum Krisenmanagement vorauszusetzen. Häufig wird aus Notsituationen heraus gehandelt, nicht selten kommt es auch bei geplanten Eingriffen zu Komplikationen, bei denen Ruhe und Besonnenheit am OP-Tisch besonders wichtig sind. Faszinierend ist allerdings sicherlich, durch die intensive Arbeit innerhalb einiger Stunden die Voraussetzung zur Gesundung eines Menschen schaffen zu können.

Gerade auch die laparoskopische Chirurgie hat dafür viel getan. Wurden durch sie doch auch Eingriffe bei Menschen möglich, die bereits durch andere Erkrankungen schwer belastet waren oder für die ein höheres Narkoserisiko bestanden hat. In den kommenden Jahren werden Techniken und Spezialisierungen gerade auch in der laparoskopischen Chirurgie weiter verfeinert werden. Lern- und Weiterbildungsbereitschaft gehören deshalb ebenfalls zu den für einen Chirurgen gewünschten Eigenschaften.

Verteilungskämpfe ante portas

Schwierig werden könnte es für potenzielle ChirurgInnen in den kommenden Jahren vor allem im strukturellen Bereich:

Es wird zunehmend gefordert, eine bestimmte Mindestanzahl operativer Eingriffe nachzuweisen. Dies gilt besonders für komplizierte Operationen. Die Konzentration auf Zentren ist ein Trend, der in Zukunft sicherlich eher zu- als abnehmen wird. Dies friedlich und vernünftig zu managen, ist eine der kommenden Herausforderungen für die Chirurgie.

Abwandern sinnvoll

Jenen JungärztInnen, die trotz aller derzeit im Fach vorherrschenden Probleme eine Ausbildung zum Chirurgen absolvieren wollen, ist zu raten, ins Ausland zu gehen. Mobilität und Flexibilität erleichtern die Suche nach einer Ausbildungsstelle.

In Deutschland fehlen – schon aufgrund des Numerus clausus – JungärztInnen, die eine Ausbildung zum Chirurgen absolvieren wollen. Allerdings, die Arbeit ist extrem anstrengend und die Bezahlung noch schlechter als in Österreich. Dies gilt aber wohl mittlerweile quer durch alle Fächer und europäischen Länder. Ein starker Wille, Geduld, Ausdauer und Zähigkeit helfen, die schwierige Ausbildungszeit so gut wie möglich zu nutzen. Denn Chirurgie ist und bleibt ein spannendes Fach. Die Möglichkeiten zur Spezialisierung sind vielfältig und ein Patient, der nach einer gelungenen Operation sagt: „Danke Doktor – das haben Sie toll gemacht!", motiviert sicherlich dazu, seinen Beruf so engagiert wie möglich auszuüben.

DIE AUSBILDUNGSSTÄTTEN ZUM FACHARZT FÜR CHIRURGIE IN ÖSTERREICH

Dienstgeber	Straße	PLZ	Ort	Abteilung	Voll	Teil
Allgem.KH d. Stadt Linz GmbH.	Krankenhausstr. 9	4020	Linz	II.Chir. Abt.	2	
LKA SALZBURG - St. Johanns Spital	Müllner Hauptstr. 48	5020	Salzburg	Abt. f. Gefäß- chirurgie		1
LKA SALZBURG - St. Johanns Spital	Müllner Hauptstr. 48	5020	Salzburg	Herzchirurgische Abteilung		1
LKA SALZBURG - St. Johanns Spital	Müllner Hauptstr. 48	5020	Salzburg	I. Chir. Abt.	5	
LKA SALZBURG - St. Johanns Spital	Müllner Hauptstr. 48	5020	Salzburg	II. Chir. Abt.	3	
LKA SALZBURG - St. Johanns Spital	Müllner Hauptstr. 48	5020	Salzburg	Kinderchirur- gische Abteilung		1
LKH Graz West	Göstingerstr. 22	8020	Graz	Abt. f. Chirurgie		
LKH GRAZ	Auenbruggerplatz 1	8036	Graz	Chir.orthop. Kinderabt.		1
LKH GRAZ	Auenbruggerplatz 1	8036	Graz	II.Chir. Abt.	3	
Univ. Klinik f. CHIRURGIE, 1.chir. Abt.	Auenbruggerplatz 15	8036	Graz			
Univ. Klinik f. KINDER- CHIRURGIE	Auenbruggerplatz 34	8036	Graz	Kl.Abt.f.allg. Kinderchirurgie		
Univ. Klinik f. CHIRURGIE	Anichstr. 35	6020	Innsbruck			
Univ. Klinik f. PLAST. CHIRURGIE	Anichstr. 35	6020	Innsbruck			
LKH BREGENZ	Karl-Pedenz-Str. 2	6900	Bregenz	Chir. Abt.	2	
Univ. Klinik f. CHIRURGIE	Währinger Gürtel 18-20	1090	Wien			

DIE AUSBILDUNGSSTÄTTEN ZUM FACHARZT FÜR CHIRURGIE IN ÖSTERREICH

Dienstgeber	Straße	PLZ	Ort	Abteilung	Voll	Teil
KH der Barmherzigen Brüder Eisenstadt	Esterhazystr. 26	7000	Eisenstadt	Chir. Abt.	3	
LKH KLAGENFURT	St. Veiterstr. 47	9026	Klagenfurt	Abt. f. Herz- u. Thoraxchirurgie		2
LKH KLAGENFURT	St. Veiterstr. 47	9026	Klagenfurt	Chir. Abteilung	4	
LKH KLAGENFURT	St. Veiterstr. 47	9026	Klagenfurt	Kinderchir.Abt.		1
Landeskl.St.Pölten-Lilienfeld, Standort St.Pölten	Propst-Führer-Str. 4	3100	St. Pölten	Abt. f. Herz-chirurgie		2
Landeskl.St.Pölten-Lilienfeld, Standort St.Pölten	Propst-Führer-Str. 4	3100	St. Pölten	Chir. Abt.	4	
Allgem.KH d. Stadt Linz GmbH.	Krankenhausstr. 9	4020	Linz	I. Chir. Abt.	3	

Quelle: Österreichische Ärztekammer Stand Juli/August 2007. (auszugsweise: Alle Ausbildungsstellen unter www.aerztekammer.at)

Kapitel 9
Frauenheilkunde und Geburtshilfe

Die Ausbildungsinhalte radikal ändern!

Die Gynäkologie ist längst nicht mehr darauf beschränkt, Kinder zur Welt und Frauenkrankheiten zur Heilung zu bringen. Der „Hausarzt der Frau" begleitet Frauen nicht selten von der Menarche bis ins hohe Alter. Immer exaktere diagnostische Verfahren und Behandlungsmethoden benötigen aber neben dem Allgemeingynäkologen, der als Gate-Keeper fungiert, zunehmend den Spezialisten, egal ob es z. B. um Kinderwunsch, Endokrinologie, Urogynäkologie, Onkologie oder um spezielle geburtshilfliche Fragestellungen geht.

Eine mechanistische Denkweise hat in der Gynäkologie nichts verloren. Vielmehr begleiten FrauenärztInnen ihre PatientInnen oft das ganze Leben lang. Seit den 70er Jahren des 20. Jahrhunderts hat das Fach zudem eine grundlegende Wandlung durchgemacht. Das betrifft zwei Ebenen: Zum einen nimmt der Frauenanteil in der Gynäkologie exponentiell zu, was nicht zuletzt auch seinen Ausdruck darin findet, dass aktuell in Wien zwei Primariate mit Gynäkologinnen besetzt wurden. Zum anderen ist eine Spezialisierung für den angehenden Gynäkologen/die angehende Gynäkologin heute (fast) unumgänglich. Der niedergelassene Allgemeingynäkologe wird allerdings auch weiterhin ein wichtiger Ansprechpartner für Frauen sein. Spezialgebiete wie Onkologie, Endokrinologie oder Kinderwunschbehandlung können heute dagegen nur mehr bis zu einem gewissen Maß abgedeckt werden.

Lebenslange Begleitung

Neben der Triage, die der niedergelassene Allgemeingynäkologe durchführt, kommt der präventiven und prophylaktischen Medizin in der Frauengesundheit ein immer wichtigerer Stellenwert zu. Von der Krebsvorsorge über Verhütungsfragen und Schwangerenbetreuung bis hin zu Lifestyleberatung und Hilfe zur Bewältigung der Wechseljahre reicht das Spektrum für niedergelassene GynäkologInnen. Wer seine Tätigkeit allerdings lieber innerhalb eines Krankenhauses ausüben möchte, sieht sich nicht mehr vor die Frage: „Spezialisierung – ja oder nein?" gestellt. Die Frage lautet vielmehr: „Welche Spezialisierung?" Denn ein Arzt/eine Ärztin kann heute nicht mehr alle Spezialfragen in der Gynäkologie abdecken. Die Subspezialitäten reichen von der Endokrinologie und der Reproduktionsmedizin, über die Urogynäkologie und die Onkologie bis hin zur Chirurgie und den bildgebenden Verfahren.

Ausbildung anpassen

Die neue Ausbildungsordnung trägt diesem Spezialisierungsgedanken nur eingeschränkt Rechnung: Immer noch muss ein angehender Gynäkologe z. B. chirurgische Bereiche des Fachs absolvieren, auch dann, wenn schon vorweg klar ist, dass sich seine Berufsausübung in eine andere Richtung bewegen soll. So sind etwa nach wie vor 45 Hysterektomien während der Ausbildung und Weiterbildung vorgeschrieben, jemand der in die Praxis gehen will, bräuchte allerdings andere Schwerpunkte. Bei Operationen zu assistieren, um zu wissen, wie die Problemstellungen gestaltet sind, ist aber sicherlich notwendig. Eine umfassende operative Ausbildung sollte hingegen jenen vorbehalten bleiben, die sich auf gynäkologische Chirurgie spezialisieren wollen. Noch immer zu wenig berücksichtigt wird in der Ausbildung der Themenkreis Vorsorgemedizin. International werden in der Ausbildung bereits seit Jahren drei Schwerpunkte gesetzt: Operative Gynäkologie und gynäkologische Onkologie, Geburtshilfe und Perinatalmedizin sowie Endokrinologie und Sterilitätsbehandlung. Sicherlich wird diese Schwerpunktsetzung eines Tages auch in Österreich Eingang finden. Vorerst wird allerdings noch immer versucht, in der Ausbildung alle Aspekte in extenso abzudecken.

Unentgeltlich mitarbeiten

Die Ausbildungssituation ist – wen überrascht es – auch im Sonderfach Gynäkologie sehr schwierig. Die wenigen offenen Stellen sind heiß umkämpft. Bessere Chancen hat, wer bereits während des Studiums an der Ausbildungsstelle seiner Wahl famuliert, an wissenschaftlichen Studien mitarbeitet und sich in die Stationsarbeit einbringt. Unentgeltlich – versteht sich. Eine solche Mitarbeit erleichtert es dem Team festzustellen, ob und wie ein angehender Facharzt für Gynäkologie ins Team passt und verbessert damit die Chancen auf einen Ausbildungsplatz.

Die Frau als Partnerin

Viel Empathie sollten angehende GynäkologInnen mitbringen und begreifen, dass das Schlagwort von der „mündigen Patientin" in der Frauenheilkunde längst zur Realität geworden ist: Frauen sind heute informiert, wollen ausführliche Beratung und wissen schon wenn sie in die Ordination kommen oft recht genau, was sie wollen – und was nicht. Bevormundende Patriarchen haben ausgedient in der Gynäkologie. Vielmehr wird der Gynäkologe heute als Begleiter durch das Leben der Frau gesehen. Spezielle handwerkliche Fähigkeiten sollten jene mitbringen, die operativ tätig sein wollen. Und die Notfallmedizin sollte jedenfalls auf dem Ausbildungszettel stehen: Nicht selten ist beispielsweise in der Geburtshilfe der Akutfall da – dann muss der angehende Facharzt für Gynäkologie auch um drei Uhr morgens kompetent sein.

Kein Turnus nötig

Sechs Jahre dauert die Ausbildung im Fach. Vier davon sind in der Gynäkologie/ Geburtshilfe zu absolvieren. Ein Jahr erfolgt die Ausbildung auf einer Chirurgischen Abteilung, sechs Monate auf einer Abteilung für Innere Medizin und drei Monate sind auf einer Abteilung für Kinder- und Jugendheilkunde zu absolvieren. Drei Monate stehen für Wahlfächer zur Verfügung. Ein Turnus wird nicht verlangt, kann aber Sinn machen, um im Vorfeld einen Gesamtüberblick über die Medizin zu erhalten. Teile der Turnusausbildung können für die Facharztausbildung angerechnet werden.

Anstrengender Beruf

GynäkologInnen, vor allem GeburtshelferInnen sollten sich auf einen anstrengenden Berufsweg einstellen. Geburtshilfe ist unberechenbar und kann zu jeder Tages- und Nachtzeit schnelles Engagement erfordern, egal ob Wochenende oder Feiertag. Niedergelassene GynäkologInnen sollten sich zudem zusätzlich auf die Bereiche Vorsorge und Prophylaxe konzentrieren, die in Zukunft einen immer wichtigeren Stellenwert einnehmen werden.

Modelle zur Evaluierung des individuellen Risikos der jeweilgen Patientin werden GynäkologInnen vor ganz neue Herausforderungen stellen und die Rolle als „HausarztIn der Frau" noch stärken.

DIE AUSBILDUNGSSTÄTTEN ZUM FACHARZT FÜR FRAUENHEILKUNDE UND GEBURTSHILFE IN ÖSTERREICH

Dienstgeber	Straße	PLZ	Ort	Abteilung	Voll	Teil
KH der Barmherzigen Brüder Eisenstadt	Esterhazystr. 26	7000	Eisenstadt	Abt. f. Geburtshilfe und Gynäkologie	3	
LKH KLAGENFURT	St. Veiterstr. 47	9026	Klagenfurt	Geburtsh.-Gyn. Abt.	6	
Landeskl.St.Pölten-Lilienfeld, Standort St.Pölten	Propst-Führer-Str. 4	3100	St. Pölten	Abt.f. Frauenheilkunde und Geburtshilfe	4	
Allgem.KH d. Stadt Linz GmbH.	Krankenhausstr. 9	4020	Linz	Gyn.Abt.	3	
Landes-Frauen-und Kinderklinik LINZ	Krankenhausstr. 26	4020	Linz	Abt. f.Frauenheilk. u.Geburtshilfe	6	
LKA SALZBURG - St. Johanns Spital	Müllner Hauptstr. 48	5020	Salzburg	Gyn.-u. geburtsh.Abt.	6	
LKA SALZBURG - St. Johanns Spital	Müllner Hauptstr. 48	5020	Salzburg	Landeskl. f.Spez. Gynäkologie u.Brustamb.		2
Univ. Klinik f. GYNÄKOLOGIE u. GEBURTSHILFE	Auenbruggerplatz 14	8036	Graz			
Univ. Klinik f. GYNÄKOLOGIE u. GEBURTSHILFE	Anichstr. 35	6020	Innsbruck			
LKH BREGENZ	Karl Pedenz-Str. 2	6900	Bregenz	Gyn.-geburtsh. Abt.	3	
Univ. Klinik f. GYNÄKOLOGIE u. GEBURTSHILFE	Währinger Gürtel 18-20	1090	Wien			

Quelle: Österreichische Ärztekammer Stand Juni/Juli 2007. (auszugsweise: Alle Ausbildungsstellen unter www.aerztekammer.at)

Kapitel 10
Gerichtsmedizin

Man muss die Toten mögen!

Wer GerichtsmedizinerIn werden will, braucht Geduld und Neugier. Neben den universitären Lehr- und Forschungsaufgaben liegen die wichtigsten Arbeitsgebiete der Gerichtsmedizin in der Untersuchung von natürlichen und gewaltsamen Todesfällen sowie der Beurteilung von Körperverletzungen bzw. Misshandlungsfolgen Lebender. – Das Fach Gerichtsmedizin ist breit und bietet viele interessante Spezialisierungsmöglichkeiten.

Das österreichische Gerichtsmedizinische Institut in Wien zählt zu den ältesten diesbezüglichen Einrichtungen weltweit. Es wurde 1804 von Kaiser Franz I. – der auch das Allgemeine Krankenhaus initiierte – eingerichtet. Mit Vertretern wie Carl von Rokitansky und Eduard von Hofmann stellte das Gerichtsmedizinische Institut einen wichtigen Bestandteil der berühmten Wiener Medizinischen Schule dar.

Mehr als Leichenöffnung

Auch heute noch bilden Obduktionen, wie zu Zeiten von Rokitansky, einen wesentlichen Bestandteil der Arbeit eines Facharztes für Gerichtsmedizin. Allerdings hat sich die Tätigkeit des Gerichtsmediziners/der Gerichtsmedizinerin doch deutlich erweitert. Um den wachsenden Anforderungen der öffentlichen Gesundheits- und Ermittlungsbehörden gerecht zu werden, haben sich außer

der DNA-Typisierung in den letzten Jahren neue Fachbereiche wie Biomechanik und Forensische Gerontologie etabliert.

Obduktion ist Vorschrift

Gerichtsmedizin ist ein Faszinosum. Das zeigen schon die vielen laufenden Fernsehserien, die GerichtsmedizinerInnen in den Mittelpunkt stellen. Mit der Realität haben diese Serien allerdings nur beschränkt zu tun. Viel weniger glamourös ist die Arbeit eines Gerichtsmediziners/einer Gerichtsmedizinerin. Und häufig auch deutlich belastender: verweste Leichen, Opfer von Tötungsdelikten oder Unfällen bieten keinen schönen Anblick. Außer den gewaltsam zu Tode Gekommenen werden in Österreich viele plötzliche, natürliche Todesfälle, die sich außerhalb des Krankenhauses ereignen, obduziert, wenn die Todesursache im Rahmen der Leichenbeschau nicht festgestellt werden kann. Allein in Wien werden jährlich zwischen 2.000 und 2.600 Leichen obduziert.

Nicht nur sezieren

Neben der Tätigkeit am Seziertisch gehören spurenkundliche Untersuchungen, DNA-Analysen und die Erstattung von mündlichen Gutachten bei Gerichtsverhandlungen zum Alltag eines Gerichtsmediziners. Auch die Untersuchung von Körperverletzungen an Lebenden, die Beurteilung von Arbeits-, Verhandlungs- und Haftfähigkeiten sind Teil der Aufgabe eines

Gerichtsmediziners/einer Gerichtsmedizinerin. Dazu kommt der Unterricht, sowohl für Medizin- JusstudentInnen als auch für PolizistInnen und Pflegepersonal.

Kein Zufallsfach

Wer GerichtsmedizinerIn werden will, muss sich bewusst dafür entscheiden. Wer keine Toten mag oder mit dem Tod nicht umgehen kann, wird ziemlich rasch scheitern. Klar muss auch sein, dass ein Gerichtsmediziner/eine Gerichtsmedizinerin damit leben muss, keinerlei Feedback von den „PatientInnen" zu erhalten. Psychische Stabilität ist ebenfalls notwendig. Nicht selten müssen GerichtsmedizinerInnen auch Gespräche mit Angehörigen führen. Das kann – besonders bei verstorbenen Kindern und Jugendlichen – schwer sein.

TüftlerInnen gefragt

Jemand der gerne Rätsel löst, der geduldig ist und sich viele Stunden einem bestimmten Problem widmen kann, bringt einige der Eigenschaften mit, die ein guter Gerichtsmediziner/eine gute Gerichtsmedizinerin braucht. So kann es etwa für die Lösung eines Mordfalles essenziell sein, festzustellen, welcher der Messerstiche als erstes und welcher als letztes beigebracht wurde. Auch die Suche nach DNA-Spuren kann langwierig und aufwändig sein und doch maßgeblich zur Aufklärung eines Tötungsdeliktes beitragen. Die Arbeit eines Gerichtsmediziners/einer Gerichtsmedizinerin besteht jedenfalls nur selten darin, mit Blaulicht an einen Tatort zu fahren, vielmehr steht er oder sie viele Stunden im Seziersaal, um „die Toten zum Reden zu bringen", wie es der berühmte Pathologe Hans Bankl einmal formuliert hat.

Eigentlich unmöglich

Die Ausbildung zum Facharzt/ zur Fachärztin für Gerichtsmedizin dauert sechs Jahre. Vier bis fünf Jahre davon verbringt ein angehender Facharzt/eine angehende Fachärztin im Institut für Gerichtsmedizin, ein Jahr sind klinische Fächer zu absolvieren. Empfohlen werden Notfallmedizin, Herz-Thoraxchirurgie und Psychiatrie, ebenso wie innere Medizin, Radiologie und Chirurgie. Die Auswahl ist frei.

Die Ausbildungsstellen in Österreich sind extrem dünn gesät. Es existieren vier Departments für Gerichtsmedizin, eines in Wien, eines in Graz, eines in Salzburg und eines in Innsbruck. Offene Stellen sind derzeit keine ausgeschrieben. Wer sich für eine Ausbildungsstelle zum Facharzt/ zur Fachärztin für Gerichtsmedizin interessiert, sollte versuchen, schon während seines Studiums via Famulaturen oder der Mitarbeit an Forschungsprojekten „einen Fuß in die Tür zu bekommen". Das erleichtert den MitarbeiterInnen im Institut auch die Einschätzung über die Eignung potenzieller Kandidaten.

Auch Zusatzausbildungen, wie etwa die Jurisprudenz und hier besonders Strafrecht erweisen sich für die Arbeit als Gerichtsmedizinerln als günstig. Ein Auslandsaufenthalt wird ebenso empfohlen.

Eiserner Wille nötig

Ist die Hürde „Ausbildungsstelle" geschafft, bietet die Gerichtsmedizin eine große Auswahl an Spezialisierungsmöglichkeiten, wie etwa forensische Gerontologie, Altersbestimmungen von Leichen, Todeszeitfeststellung oder die Beschäftigung mit Unfallrekonstruktionen. Dies bedeutet natürlich auch, das Stellen für GerichtsmedizinerInnen an der Universität ebenso rar sind wie Ausbildungsplätze.

Eiserner Wille ist jedenfalls gefragt, auf dem Weg zum/zur SpezialistIn, die die „Toten zum Reden bringt".

DIE AUSBILDUNGSSTÄTTEN ZUM FACHARZT FÜR GERICHTSMEDIZIN IN ÖSTERREICH

Dienstgeber	Straße	PLZ	Ort	Abteilung	Voll	Teil
Institut f. gerichtliche MEDIZIN	Ignaz Harrer-Str. 79	5020	Salzburg	Abt. f. Geburtshilfe und Gynäkologie	3	
Institut f. gerichtliche MEDIZIN	Universitätsplatz 4/11	8010	Graz			2
Institut f. gerichtliche MEDIZIN	Müllerstr. 44	6020	Innsbruck	Inst. f. gerichtliche Medizin		
Department für Gerichtliche Medizin	Senseng. 2	1090	Wien	Abt. f. Forensische Med.		2

Quelle: Österreichische Ärztekammer Stand Juli/August 2007. (auszugsweise: Alle Ausbildungsstellen unter www.aerztekammer.at)

Kapitel 11

Einfache Mittel – große Wirkung

Vom Entfernen eines Fremdkörpers aus einer Kindernase, über das Einsetzen eines Cochlea-Implantats bis hin zur Krebstherapie reicht das Spektrum des Facharztes für Hals-, Nasen- und Ohrenheilkunde. Gefragt sind Hausverstand, Lernbereitschaft und Flexibilität.

Wer dauernd auf die Uhr sieht, um seine Arbeitszeiten ja ganz genau einzuhalten, hat in diesem Fach wenig Chancen. Belastbarkeit und Flexibilität fordert die Hals-, Nasen-, Ohrenmedizin von ihren potenziellen FachärztInnen. Es macht zudem Sinn, einen Teil der Ausbildung in einem anderen als dem primären Lehrkrankenhaus zu absolvieren. Soweit die Anforderungen. Die „Belohnung" dafür: Manchmal ist es möglich, PatientInnen mit sehr einfachen Mitteln sehr effizient zu helfen, etwa wenn es um die Entfernung eines Fremdkörpers aus Nase oder Luftröhre geht und die PatientInnen danach wieder „durchschnaufen" können.

Herausforderung Onkologie

Weniger einfach, dafür umso herausfordernder ist die HNO-Onkologie. Diese Spezialisierung hat in den vergangenen Jahren immer weiter zugenommen. Eines der Zentren für HNO-Onkologie bildet heute das Krankenhaus der Barmherzigen Schwestern in Linz. In dieser HNO-Abteilung sind rund 64 Prozent aller PatientInnen an einem HNO-Tumor erkrankt. Herausfordernd ist dies nicht zuletzt, weil suffiziente Therapien vielfach nicht vorhanden sind. Früherkennung ist bei HNO-Tumoren kaum möglich, oft treten Beschwerden erst auf, wenn der Tumor sehr weit fortgeschritten ist. Dabei sind HNO-Tumoren stark im Vormarsch. Sie nehmen bei Männern bereits die vierte Stelle in der Krebsstatistik ein. Da ist auf jeden Fall Lern- und Weiterbildungsbereitschaft gefragt, um diesen PatientInnen die neuesten Therapiemöglichkeiten anbieten zu können. Denn trotz Laser-, Radio- und Chemotherapie hat sich die Fünfjahresüberlebensrate bei HNO-Tumoren in den vergangenen 20 Jahren nur um rund fünf Prozent verbessert. Hier ist noch viel Forschungsarbeit erforderlich.

Aber es gibt nicht nur schlechte Nachrichtungen aus der HNO-Onkologie: Die operative Behandlung des Kehlkopfkrebses hat sich etwa bis heute so stark verbessert, dass Verstümmelungen kaum noch notwendig sind. In vielen Fällen und mit Hilfe der induktiven Chemotherapie kann der Kehlkopf nun erhalten bleiben.

Erfolg Cochlea-Implantat

Deutlich verbessert hat sich auch die Situation im Bereich der gehörlosen Patienten aufgrund der Möglichkeit eines Cochlea-Implantats. Weltweit wurde das Cochlea-Implantat bereits 70.000 Mal eingesetzt. Die Implantate werden heute bereits zweijährigen Kindern eingesetzt, weil die Ergebnisse umso besser sind, je früher die Implantation erfolgt. Kinder, bei denen der Eingriff so früh erfolgt, lernen problemlos sprechen und können fast immer eine Regelschule besuchen. Die Nachsorge bei den Patienten mit Cochlea-Implantat gehört zu einem besonders interessanten Bereich in der Hals-, Nasen-, Ohrenheilkunde. In diesem Bereich ist viel Potenzial für Nachwuchskräfte vorhanden.

Ab auf die Chirurgie!

Die Ausbildung zum Hals-, Nasen-, Ohrenarzt dauert sechs Jahre, wobei vier Jahre im Fach und zwei Jahre Gegenfächer zu absolvieren sind. Einziges Pflichtfach ist die Chirurgie. Innerhalb dieses Fachs besteht die Möglichkeit Neuro-, plastische, Unfall- oder Kieferchirurgie zu absolvieren.

Um die Wartezeit auf einen Ausbildungsplatz zu verkürzen, sind Famulaturen auf chirurgischen Stationen zu absolvieren. Die Nachwuchskräfte sollten auch die Arbeit auf Stationen für innere Medizin kennen lernen., der Schwerpunkt sollte aber auf die Chirurgie gelegt werden. Nicht nur das Wissen über jede Nebenwirkung aller Medikamente zählt in der HNO – auch handwerkliche Fähigkeiten sind gefragt. Ein offener,

freundlicher, Angst nehmender Umgang mit den PatientInnen zählt ebenfalls zu den wichtigen Voraussetzungen für einen erfolgreichen HNO-Arzt, zumal viele PatientInnen Kinder sind.

Gute Ausbildungssituation

Im Gegensatz zu den meisten anderen Sonderfächern ist die Suche nach einer Ausbildungsstelle für HNO-Heilkunde nicht von vornherein zum Scheitern verurteilt. Es gibt genügend Ausbildungsstellen. Allerdings sollten sich potenzielle HNO-ÄrztInnen überlegen, was sie nach der Ausbildung weitermachen wollen. Denn die Kassenstellen sind rar und die finanziellen Möglichkeiten, die als Wahlarzt geboten werden, nicht gerade ein Ansporn. Wer von einer Karriere im Krankenhaus träumt, muss eine Neigung zur Spezialisierung aufweisen. Eine sinnvolle Vorgehensweise ist die Spezialisierung allemal, damit ist ein Nachwuchs-HNO-Arzt unentbehrlich an der Station und sichert sich damit seine Stelle für die Zukunft.

Mit dem Herzen dabei sein, sich leidenschaftlich für sein Fach engagieren und Erfüllung im Beruf finden – wer das schafft, weist sicherlich die besten Voraussetzungen dafür auf, ein ausgezeichneter Facharzt für Hals-, Nasen-, Ohrenheilkunde zu werden.

DIE AUSBILDUNGSSTÄTTEN ZUM FACHARZT FÜR HALS-, NASEN- UND OHRENHEILKUNDE IN ÖSTERREICH

Dienstgeber	Straße	PLZ	Ort	Abteilung	Voll	Teil
KH der Barmherzigen Brüder Eisenstadt	Esterhazystr. 26	7000	Eisenstadt	HNO Abt.	3	
LKH KLAGENFURT	St. Veiterstr. 47	9026	Klagenfurt	HNO-Abt.	4	
Allgem.KH d. Stadt Linz GmbH.	Krankenhausstr. 9	4020	Linz	HNO-Abt.	3	
LKA SALZBURG - St. Johanns Spital	Müllner Hauptstr. 48	5020	Salzburg	HNO-Abt.	4	
Univ. Klinik f. HALS-,NASEN- U.OHRENKRANKHEITEN	Auenbruggerplatz 2	8036	Graz			
Univ. Klinik f. HNO	Anichstr. 35	6020	Innsbruck			
Univ. Klinik f. HNO	Währinger Gürtel 18-20	1090	Wien			

Quelle: Österreichische Ärztekammer Stand Juni/Juli 2007. (auszugsweise: Alle Ausbildungsstellen unter www.aerztekammer.at)

Kapitel 12
Haut- und Geschlechtskrankheiten

Viel mehr als „Salbenschmierer"

Als solche waren die FachärztInnen der Dermatologie lange Zeit zu Unrecht „verrufen". Dabei wurde – gerade in jüngster Zeit – auf dem Gebiet der kausalen Therapie viel erreicht. Für PatientInnen mit Hauterkrankungen, wie etwa Psoriasis oder Neurodermitis, konnte mit neuen Medikamenten zumindest dauerhaft Linderung erreicht werden. Und das schwarze Melanom, lange Zeit eine der am meisten gefürchteten Krebserkrankungen, verlor dank früherer Diagnose und suffizienter Therapie viel von seinem Schrecken.

Können Sie gut netzwerken? Sind Sie teamfähig, kreativ und arbeiten Sie gerne mit KollegInnen aus den anderen Fächern zusammen? Beherrschen Sie Zehnfingertechnik auf der Tastatur und Ihrem PC? Und natürlich: Sprechen Sie „Medizin-Englisch"? Dann bringen Sie gute Voraussetzungen für die Ausbildung zum Facharzt für Haut- und Geschlechtskrankheiten mit.

Haut als Spiegel

Viele Hautkrankheiten haben ihre Ursache nicht „auf der Haut", sondern in einer organischen Erkrankung. Beispiele dafür sind etwa Diabetes mellitus oder Schilddrüsenerkrankungen. Ältere Menschen müssen oft sehr viele Medikamente einnehmen – die Auswirkungen dieser Arzneien zeigen sich nicht selten auf der Haut. Gynäkologische

Kenntnisse sind nicht zuletzt deshalb wichtig, weil der Dermatologe ja auch Facharzt für Geschlechtskrankheiten ist. Eine gute Kommunikationsfähigkeit und die Bereitschaft mit KollegInnen aus anderen Fächern zusammenzuarbeiten, sind für die erfolgreiche Arbeit in der Dermatologie daher von immenser Bedeutung.

Ein gutes Auge

Eine ausgeprägte Beobachtungsgabe und Akribie zählen ebenfalls zu den geforderten Eigenschaften, die einen guten Facharzt für Haut- und Geschlechtskrankheiten ausmachen. Schließlich ist der Verlauf verschiedener Erkrankungen sehr gut an der Haut zu beobachten.

Ein gutes Beispiel dafür ist der Lupus erythematosus, der primär über die Haut diagnostiziert wird und bei dem oft erst im Verlauf der Erkrankung festgestellt wird, dass auch innere Organe, wie etwa die Nieren, betroffen sind.

Spätfolgen an der Haut zeitigt auch Diabetes mellitus. Pastöse Veränderungen der Haut finden sich bei Erkrankungen der Schilddrüse. Hier ist also immer die Zusammenarbeit mit KollegInnen aus anderen Fächern angezeigt.

Turnus? Ja bitte!

Um sich schon im Vorfeld einen guten Überblick über die gesamte Medizin zu verschaffen, ist es sinnvoll, vor der Ausbildung zum Facharzt für Haut- und Geschlechtskrankheiten den Turnus zu absolvieren. Zähigkeit und Durchhaltevermögen sind also auch gefragt. Ebenso wie die Beherrschung des Computers, denn die Dokumentationspflicht in der Dermatologie hat in den vergangenen Jahren extrem zugenommen. Alle Befunde müssen selbst geschrieben werden. Wer die gängigen PC-Programme nicht beherrscht, kämpft da schnell auf verlorenem Posten.

Nicht zuletzt ist eine Zusatzausbildung in Histopathologie sehr sinnvoll, dies erleichtert die Befundung einer Hautkrankheit.

Jung und schön

Neben einer ganzen Reihe von neuen Medikamenten für chronische Hautkrankheiten, wie Neurodermitis und Psoriasis, die sehr teuer sind und deren Verordnung gut dokumentiert werden muss, steht die Dermatologie aber noch vor ganz anderen Herausforderungen.

Jugendliches Aussehen ist gefragt. Nein, nicht unbedingt jenes des Dermatologen! Es sind vielmehr die PatientInnen, die fordern, jung und energiegeladen auszusehen – hier reicht die Palette von der Faltenkorrektur bis hin zu reiner, zarter, gepflegter Haut auch in höherem Lebensalter.

Dem Dermatologen kommt die Rolle zu, mit dem Patienten zu besprechen, was möglich und sinnvoll und was nur sehr teuer und wirkungslos ist.

Schach dem Hautkrebs

Der Tumordiagnostik und Behandlung wird in den kommenden Jahren sicherlich auch ein wichtiger Stellenwert zu kommen. Umfassende Aufklärungskampagnen, etwa über die Schädlichkeit zu langer Sonnenlichtbestrahlung, haben dazu geführt, dass potenzielle PatientInnen früher und besser informiert zum Dermatologen kommen, um ein eventuelles Hautkrebsrisiko abzuklären. Das hilft, nicht nur in der Diagnostik, sondern auch in der Behandlung dann, wenn diese früher begonnen und mit besseren Heilungserfolgen durchgeführt werden kann.

Sprechen Sie Englisch?

Die Facharztausbildung dauert sechs Jahre. Vier davon sind im Fach zu absolvieren, notwendig sind zudem 12 Monate Innere Medizin, neun Monate Chirurgie und drei Monate Wahlnebenfächer, hier empfiehlt sich sicherlich die Gynäkologie. Die Ausbildungssituation ist – wie in den meisten anderen Fächern – nicht gerade berauschend. Aber auch hier gilt: Wer sich schon vor der Ausbildung an der Station engagiert, sich ins Team integriert und mitarbeitet (unentgeltlich, das muss wohl gar nicht mehr gesagt werden, oder?) verbessert seine Chancen, weil sie oder er dem Team damit die Möglichkeit gibt, im Vorfeld festzustellen, ob sie oder er in dieses Team passt. Publizieren ist natürlich auch wichtig – deshalb die Notwendigkeit, Medical English zu beherrschen, aber publizieren allein sichert noch keinen Ausbildungsplatz.

Durchhalten ist alles!

Viele Kassenstellen existieren nicht für FachärztInnen für Haut- und Geschlechtskrankheiten. Allerdings kann, wer sich spezialisiert und sich als WahlärztIn niederlässt, meist gut von seiner Tätigkeit leben. Vor allem dann, wenn sie oder er „ein Händchen" für seine PatientInnen hat, ihnen zuhört und Leistungen anbietet, die Betroffene anderswo nicht erhalten. Das Spektrum reicht hier von der Diagnose und Behandlung chronischer Hauterkrankungen über die Tumordiagnostik bis hin zur „Schönheitsbehandlung". Spannend wird das Fach auch in den nächsten Jahren bleiben, denn das Verständnis, wie Hautkrankheiten entstehen und wie sie bekämpft werden können, erweitert sich zur Zeit fast „explosionsartig". Langer Atem, Beharrungs- und Durchhaltevermögen helfen auf dem Weg zum Facharzt für Haut- und Geschlechtskrankheiten. Und natürlich – die Beherrschung der jeweils aktuellen Computertechnologie.

DIE AUSBILDUNGSSTÄTTEN ZUM FACHARZT FÜR HAUT- UND GESCHLECHTSKRANKHEITEN IN ÖSTERREICH

Dienstgeber	Straße	PLZ	Ort	Abteilung	Voll	Teil
LKH KLAGENFURT	St. Veiterstr. 47	9026	Klagenfurt	Abt.f. Dermatologie und Venerologie	5	
Landeskl.St.Pölten-Lilienfeld, Standort St.Pölten	Propst-Führer-Str. 4	3100	St. Pölten	Abt. f. Haut-u. Geschlechtskrankheiten	6	
KH der Elisabethinen Linz	Fadingerstr. 1	4010	Linz	Dermatolog. Abt.	3	
Allgem.KH d. Stadt Linz GmbH.	Krankenhausstr. 9	4020	Linz	Dermatolog. Abt.	4	
Klinikum Kreuzschwestern Wels	Grieskirchnerstr. 42	4600	Wels	Abt. f. Haut-u. Geschlechtskrankheiten	3	
Sanatorium EMCO	Dr. Martin Hell-Str. 7-9	5422	Bad Dürrnberg	Abt.f. Haut- u. Geschlechtskrankheiten		1
LKA SALZBURG - St. Johanns Spital	Müllner Hauptstr. 48	5020	Salzburg	Dermatolog. Abt.	6	
Univ. Klinik f. DERMATOLOGIE	Auenbruggerplatz 8	8036	Graz			
Univ. Klinik f. DERMATOLOGIE	Anichstr. 35	6020	Innsbruck			
LKH FELDKIRCH	Carinag. 47-49	6807	Feldkirch - Tisis	Abt. f. Haut- u. Geschlechtskrankheiten	2	
Amb. f. Diagn.u. Behandlung sexuell übertragb. Erkrankungen	Neutorg. 20	1010	Wien			1

DIE AUSBILDUNGSSTÄTTEN ZUM FACHARZT FÜR HAUT- UND GESCHLECHTSKRANKHEITEN IN ÖSTERREICH

Dienstgeber	Straße	PLZ	Ort	Abteilung	Voll	Teil
KA Rudolfstiftung	Juchg. 25	1030	Wien	Dermatologische Abt.	7	
Univ. Klinik f. DERMATOLOGIE	Währinger Gürtel 18-20	1090	Wien			
Univ. Klinik f. DERMATOLOGIE	Währinger Gürtel 18-20	1090	Wien	Klin.Abt. f.Immunderm. u.Inf.Hautkrankh.		
Univ. Klinik f. DERMATOLOGIE	Währinger Gürtel 18-20	1090	Wien	Klin.Abt.f.Spez. Dermatologie		
KH Hietzing/Neurol. Zentr.Rosenh.-vorm. KH Lainz	Wolkersbergenstr. 1	1130	Wien	Abt. f. Haut- u. Geschlechtskrankheiten	6	
Privatklinik Dr. H.Kiprov	Maxingstr. 44	1130	Wien			1
Wilhelminenspital der Stadt Wien	Montleartstr. 37	1160	Wien	Dermatolog. Abt.	6	
Heeresspital STAMMERSDORF	Brünnerstr. 238	1210	Wien	Dermatolog. Abt.		1
SMZ-Ost Donauspital	Langobardenstr. 122	1220	Wien	Dermatolog. Abt.	4	

Quelle: Österreichische Ärztekammer Stand Juli/August 2007. (auszugsweise: Alle Ausbildungsstellen unter www.aerztekammer.at)

Der Histologe macht kleine Dinge groß

Die Histologie zählt zu jenen vorklinischen Fächern, ohne die die Diagnostik in der Medizin heute undenkbar wäre. Neue Mikroskope und die interdisziplinäre Zusammenarbeit sowohl mit nichtklinischen als auch mit klinischen Fächern machen die Histologie und Embryologie immer noch zu einem wichtigen Partner in der Erforschung von Krankheitsursachen und deren Therapie.

Tüftler haben es gut – zumindest wenn sie sich für das Fach Histologie und Embryologie entscheiden. Denn HistologInnen können „Bilder zum Sprechen bringen". Dazu ist aber viel Geduld, ein gutes Auge und Interesse an der Technik mit der die Bilder zum Sprechen gebracht werden notwendig. Ein Histologe erzeugt Bilder vom Gewebe, von den Zellen, vom Leben in den Zellen und von Krankheiten. Unter den vorklinischen Fächern gelten Histologie und Embryologie als „Königsdisziplin". Ohne Histologie keine Physiologie, ähnliches gilt heute für die Anatomie.

Erfolg durch Neugier

Dabei ist die klassische Histologie schon lange nicht mehr relevant. Niemand muss sich heute mehr, wie der Nobelpreisträger Karl Landsteiner, die Mühe machen, Blutgruppen zu analysieren. Bessere Geräte, bessere Optik und bessere Auflösung erzeugen Bilder, die beispielsweise Aufschluss über ein neues Molekül geben. Dazu benötigt der angehende Histologe und Embryologe vor allem eine gute zellbiologische Ausbildung. Und eine unstillbare Neugier, denn ein Histologe, der nicht von Neugier getrieben ist, wird in seinem Fach wahrscheinlich niemals große Erfolge feiern. Auch ein gewisses Gefühl fürs Gewebe ist wichtig und ein gutes optisches und graphisches Gedächtnis, um Proben vergleichen und analysieren zu können.

Mit Liebe zum Detail ...

Ein guter Histologe ist ein bisschen detailverliebt und sorgt dafür, dass kleine Dinge ganz groß herauskommen. Gearbeitet wird in der Histologie sowohl mit normalen Lichtmikroskopen als auch mit Laser- und Fluoreszenzverfahren. Technisches Verständnis und die Freude an Computertechnologie sind also ebenfalls von Vorteil. Teamfähigkeit ist ebenso nötig wie interdisziplinäre Zusammenarbeit. Der Histologe ist kein einsam im Labor vor sich hin forschender Mensch. Er muss mit MolekularbiologInnen, BiochemikerInnen und anderen Disziplinen gut zusammenarbeiten können.

... und Lust am Experiment

Histologie und Embryologie wird es auch in Zukunft geben müssen. Allerdings ist das „reine" Fach im Prinzip schon ausgereizt.

Tüftler haben es gut – zumindest wenn sie sich für das Fach Histologie und Embryologie entscheiden. Denn HistologInnen können „Bilder zum Sprechen bringen". Dazu benötigt es aber viel Geduld, ein gutes Auge und Interesse an der Technik mit der die Bilder zum Sprechen gebracht werden.

Ein Histologe erzeugt Bilder vom Gewebe, von den Zellen, vom Leben in den Zellen und von Krankheiten. Unter den vorklinischen Fächern gelten Histologie und Embryologie als „Königsdisziplin". Ohne Histologie keine Physiologie, ähnliches gilt heute für die Anatomie.

Die Herausforderungen heißen Zusammenarbeit mit anderen Forschungsgebieten und Biomedizin. Wo Gewebeanalyse unter experimentellen Bedingungen stattfindet, haben HistologInnen auch in Zukunft ihren Platz.

Kampf um die Stelle

HistologInnen sind an Universitäten gebunden. Und die Ausbildungssituation ist in Österreich sehr schlecht. Nicht zuletzt die Reform der medizinischen Ausbildung hat zu dieser Verschlechterung beigetragen. DemonstratorInnen, das sind ältere Studenten die sich ins Fach vertiefen, indem sie jüngere unterrichten, gibt es nicht mehr – früher ein guter Einstieg für die Ausbildung zum Histologen und Embryologen. Wer eine Ausbildungsstelle zum Facharzt für Histologie und Embryologie erlangen will, muss kämpfen – und sich möglichst schon während des Studiums in einem histologischen Institut engagieren. Derzeit ist, laut Website der Ärztekammer Österreich, keine einzige Ausbildungsstelle frei.

Klar muss auch sein, dass der allergrößte Teil der Arbeit eines Histologen im Labor stattfindet – nichts für MedizinerInnen, die Medizin studieren, weil sie unmittelbar am Menschen arbeiten wollen.

Wichtige SpezialistInnen

Auch später, nach dem Ende der Ausbildung zum Facharzt für Histologie und Embryologie wird die Situation nicht einfacher: Es gibt nur sehr wenige Institute, die wenigen Stellen für HistologInnen sind zumeist mit pragmatisierten FachärztInnen besetzt. Wer sich trotzdem durchbeißt, ist allerdings in jedem Forschungsteam willkommener und wichtiger Spezialist.

DIE AUSBILDUNGSSTÄTTEN ZUM FACHARZT FÜR HISTOLOGIE UND EMBRYOLOGIE IN ÖSTERREICH

Dienstgeber	Straße	PLZ	Ort	Abteilung	Voll	Teil
Institut f. histologische EMBRYOLOGIE	Harrachgasse 21	8010	Graz			
Dept. f. Anatomie, Histologie und Embryologie	Müllerstr. 59	6020	Innsbruck	Sekt.f. Histologie u.Embryologie		
Zentr.f. Anatomie u.Zellbiol., Inst. f. Histologie	Schwarzspanierstr. 17	1090	Wien	Inst. f. Histologie		

Quelle: Österreichische Ärztekammer Stand Juli/August 2007. (auszugsweise: Alle Ausbildungsstellen unter www.aerztekammer.at)

Kapitel 14

Hygiene und Mikrobiologie

Im Dienste der Volksgesundheit

War bis jetzt im Studium viel Geduld von Ihnen gefordert, so ändert sich das, wenn Sie sich für eine Ausbildung zum Facharzt für Hygiene und Mikrobiologie entscheidend. Denn zu viel Geduld kann hier ein Hemmschuh sein. MikrobiologInnen fahnden nach Viren und entwickeln neue Therapiestrategien gegen Infektionskrankheiten. Sie arbeiten für Gesundheitsministerien und schreiben an Pandemieplänen mit. Um die Ausbreitung von Infektionskrankheiten zu verhindern, entwickeln sie Impfungen, beforschen Krankheitserreger und entwickeln prophylaktische Maßnahmen.

Seit Robert Koch 1882 den Auslöser der Tuberkulose identifiziert hat, arbeiten Fachärzte für Hygiene und Mikrobiologie intensiv an der Entdeckung neuer Krankheitserreger und Strategien zur Bekämpfung derselben. Für angehende FachärztInnen für Hygiene und Mikrobiologie gilt: Lebenslange Neugier, Kommunikations- und Teamfähigkeit sind unabdingbare Voraussetzungen für Erfolg in diesem Fach.

Fahnder mit dem Mikroskop

Das Fach Hygiene und Mikrobiologie beschäftigt sich vor allem mit vorbeugender Medizin. Ein wichtiges Thema ist die Verhinderung der Verbreitung von Infektionen. Ein Beispiel sind etwa Impfungen: Es werden neue Impfstoffe entwickelt und angewendet.

Eine weitere Aufgabe ist die Identifizierung von Krankheitserregern und die Erarbeitung von Therapievorschlägen.

Forschung und Praxis

Reizvoll ist die interessante Mischung aus wissenschaftlicher Arbeit und der Umsetzung dieser Arbeit in die Praxis. Am Innsbrucker Institut für Hygiene und Mikrobiologie wird beispielsweise intensiv der Bereich HIV erforscht, der die ForscherInnen sicherlich auch in den kommenden Jahren noch herausfordern wird. Pilze sind ebenfalls ein wichtiges Forschungsgebiet der FachärztInnen für Hygiene und Mikrobiologie. Diese Problematik betrifft insbesondere immungeschwächte und immunsupprimierte Menschen. Aber auch die Bekämpfung von Epidemien gehört zu den Aufgaben eines Facharztes für Hygiene und Mikrobiologie. Er oder sie wirkt hier bei der Prophylaxe mit, hilft bei der Aufklärung der Bevölkerung und sorgt dafür, dass die Problematik mit Gelassenheit und guter Kenntnis bewältigt werden kann.

Vorbild Robert Koch

Grundsätzlich hat sich an der Arbeit eines Facharztes für Hygiene und Mikrobiologie seit Robert Koch gar nicht so viel verändert: Es werden Erreger für spezifische Krankheiten und deren Therapiemöglichkeiten beforscht. Verändert haben sich die Arbeitsfelder. Heute trägt das Verständnis molekularer und molekular-genetischer Prozesse viel zu neuen therapeutischen Möglichkeiten bei. Inzwischen ist bei vielen Erkrankungen klar, was die krankmachenden Faktoren von Krankheitserregern sind. Die Kenntnis über die Virulenzfaktoren ermöglichte es, diese Faktoren direkt zu bekämpfen. Ein ganz aktuelles Beispiel dafür ist das Aidsvirus. Inzwischen ist klar, dass sich das Aidsvirus besonders gut unter der Einwirkung des sogenannten TAT-Proteins vermehrt. Dieses Protein wird vom Virus selbst induziert. Man versucht nun, gezielt einen Impfstoff gegen dieses Protein zu erzeugen, um das Virus seiner Selbsthilfe zu „berauben".

Laborarbeit und öffentliche Hand

Der Arbeitstag beginnt typischerweise um acht Uhr morgens mit der Analyse von Patientenproben, also etwa Blut-, Stuhl- oder Urinproben auf Krankheitserreger. Liegt das Ergebnis vor, erarbeitet der Facharzt für Hygiene und Mikrobiologie einen Therapievorschlag für den Arzt, der die Probe eingesendet hat. Ein weiterer Arbeitsbereich ist es, öffentliche Stellen bei der Erarbeitung von Gesetzen zu unterstützen. Generell ist die Beziehung zur öffentlichen Hand sehr facettenreich. So haben beispielsweise auch mehrere Fachärzte für Hygiene und Mikrobiologie an der Erstellung des Grippe-Pandemieplans mitgearbeitet. Als Universitätsinstitut ist ein weiterer wichtiger Arbeitsbereich die Lehre. Unterrichtet werden MedizinstudentInnen ebenso wie medizinisch-technische Analy-

tikerInnen. Auch die Ausbildung von MedizinerInnen zu AmtsärztInnen liegt in der Hand der FachärztInnen für Hygiene und Mikrobiologie.

Neben der Tätigkeit an einem universitären Institut gibt es vereinzelt auch niedergelassene Fachärzte für Hygiene und Mikrobiologie. Arbeitsmöglichkeiten finden sich auch an größeren Krankenhäusern oder im Bereich des öffentlichen Dienstes, wie etwa in Ministerien und Landessanitätsdirektionen.

Neugier und Genauigkeit

Die fachliche Ausbildung umfasst sechs Jahre, davon viereinhalb Jahre im Fach. Eineinhalb Jahre müssen Gegenfächer absolviert werden. Vorgeschrieben ist ein halbes Jahr auf einer Station für Innere Medizin. Zu den notwendigen menschlichen Qualitäten gehört Kommunikations- und Teamfähigkeit, die Fähigkeit zuhören zu können und eine unstillbare Neugierde. Auch Genauigkeit ist unverzichtbar. Geduld ist sicher hilfreich, allerdings ist gerade in diesem Fach Ungeduld kein Nachteil, weil sie einen Facharzt für Hygiene und Mikrobiologie vorantreibt. Wer allerdings viel mit PatientInnen arbeiten will, sollte sich für ein anderes Fach entscheiden, denn dieser spielt eher eine untergeordnete Rolle im Berufsleben.

Gute Ausbildungssituation

Im Gegensatz zu vielen anderen Fächern ist die Ausbildungssituation im Bereich

Hygiene und Mikrobiologie nicht schlecht. Etwa drei bis fünf Aussbildungsstellen stehen an den vier Universitätsstandorten zur Verfügung. Vereinzelt finden sich weitere Stellen an Landesspitälern. Interessanterweise interessieren sich immer mehr Frauen für das Fach – mittlerweile werden an den Instituten mehr Fachärztinnen ausgebildet als Fachärzte. Wer universitäre Ambitionen hat, hat auch ausgezeichnete Chancen, im deutschen Sprachraum einen Lehrstuhl zu „ergattern". In den nächsten fünf bis zehn Jahren wird es in vielen Instituten einen Generationswechsel geben, der vielen neuen Kolleginnen und Kollegen gute berufliche Etablierungschancen bieten wird. Im nichtuniversitären Bereich gibt es zwar nicht sehr viele Stellen, aber wenn jemand flexibel ist und nicht ortsgebunden, ist es auch hier möglich, eine Stelle zu finden.

DIE AUSBILDUNGSSTÄTTEN ZUM FACHARZT FÜR HYGIENE UND MIKROBIOLOGIE IN ÖSTERREICH

Dienstgeber	Straße	PLZ	Ort	Abteilung	Voll	Teil
Institut f. UMWELTHYGIENE	Kinderspitalg. 15	1095	Wien	Abt.f.allg. Präklini.Präventivmed.		
Klin. Institut f. HYGIENE	Kinderspitalg. 15	1095	Wien			
ÖAGES - Österr. Agentur f.Gesundh. u.Ernährungssicherheit GmbH	Spargelfeldstr. 191	1220	Wien			

DIE AUSBILDUNGSSTÄTTEN ZUM FACHARZT FÜR HYGIENE UND MIKROBIOLOGIE IN ÖSTERREICH

Dienstgeber	Straße	PLZ	Ort	Abteilung	Voll	Teil
Bundesstaatl. bakteriol.-serol. Untersuchungsanstalt	St. Veiterstr. 47	9020	Klagenfurt			
KH der Elisabethinen Linz	Fadingerstr. 1	4010	Linz		2	
Österr.Agentur f.Ges. u.Ernährungssicherh. GmbH.	Derfflingerstr. 2	4020	Linz			
Klinikum Kreuzschwestern Wels	Grieskirchnerstr. 42	4600	Wels	Patholog.Inst. II	1	
Bundesstaatl. bakteriol.-serol. Untersuchungsanstalt	Müllner Hauptstr. 48	5020	Salzburg			
Hygieneinstitut der Univ. Graz	Universitätsplatz 4	8010	Graz			
LKH Graz - Inst. f.Krankenhaushygiene u.Mikrobiologie	Auenbruggerplatz 1	8036	Graz		1	
Dept.f.Hygiene, Mikrobiol.u.Sozialmedizin	Fritz-Pregl-Str.3	6020	Innsbruck	Sekt.f.Hyg. u.med.Mikrobiol.		
Institut f. MIKROBIOLOGIE	Fritz-Pregl-Str. 3	6020	Innsbruck			
Institut f. Umweltmedizin d. MA 15	Feldg. 9	1080	Wien			1
GP- Kollaritsch/Wiedermann/Jeschko/Wiedermann-Schmidt	Zimmermanng. 1a	1095	Wien			

Quelle: Österreichische Ärztekammer Stand Juli/August 2007. (auszugsweise: Alle Ausbildungsstellen unter www.aerztekammer.at)

Kapitel 15
Immunologie

Ein guter Immunologe muss ein guter Forscher sein!

Was haben PhysikerInnen und ImmunologInnen gemeinsam? Sie wissen, wo sie das meiste erreichen, in einem relevanten Feld und mit realisierbaren Mitteln. Denn die Forschung ist das tägliche Brot für einen nicht-klinisch tätigen Facharzt für Immunologie – und das ist der überwiegende Teil. Sie bilden eine kleine, feine Community. Ihr Tätigkeitsbereich ist die Erforschung von Abwehrschwächen, von allergischen und Autoimmunerkrankungen.

Die Immunologie ist eine junge Wissenschaft, die in vielen klinischen Bereichen Relevanzen und ein weites Spektrum von der Basis- bis zur angewandten Wissenschaft aufweist. Die Immunologie bietet zudem multidisziplinäre Zusammenarbeit: Das Fach betrifft ja nicht nur die Medizin, sondern schließt auch die Biologie, die Biochemie, die Molekularbiologie und die Genetik mit ein.

TeamspielerInnen

FachärztInnen für Immunologie bieten Laboruntersuchungen und Diagnosemethoden an, um den niedergelassenen Facharzt oder den Arzt im Krankenhaus zu unterstützen.

Ein Beispiel ist hier etwa der Patient, der zweimal im Monat Bronchitis hat. Hier überlegt sich der Lungenfacharzt, dass diesen häufigen Infektionen eventuell eine angeborene Abwehrschwäche zu Grunde liegen kann und überweist ihn an einen Immunologen. Der klinische Immunologe hat sowohl die Methoden als auch das Wissen, wie die Testergebnisse zu interpretieren sind. Daraus kann dann wieder der Pulmologe aus unserem Beispiel seine Schlüsse ziehen und eine entsprechende Therapie einleiten. Um bei dem genannten Beispiel zu bleiben: Das häufigste in diesen Fällen ist eine Antikörperdefizienz. In solchen Fällen werden Immunglobuline, IgG-Subklassen und die Antikörperbildung untersucht.

Wenn etwa die Antikörperbildung entsprechend pathologisch reduziert ist, werden zur Therapie Immunglobulin-Infusionen eingesetzt.

Gentherapie ante portas?

Zu den aktuellsten Meilensteinen gehören sicher die Versuche mit der Gentherapie, auch wenn sie im Augenblick noch nicht den gewünschten Erfolg bringen. Allein der Versuch Gentherapien zu etablieren, ist an sich schon ein Meilenstein. Werden Gentherapien eines Tages anwendbar, wird erstmals eine kurative Behandlung für angeborene Immundefekte zur Verfügung stehen.

Das theoretische Wissen ist mittlerweile schon seit einiger Zeit vorhanden. Es fehlen allerdings noch die geeigneten Vektoren, um die Reparaturgene einzubringen. Das muss erst noch entwickelt werden.

Kleine Schritte zum Erfolg

Die Erfolge der Immunologie können sich trotzdem sehen lassen. Zu nennen ist hier die Entwicklung moderner Impfstoffe ebenso wie die Etablierung immunsuppressiver Medikamente oder die Anwendung menschlicher Immunglobuline. Immunglobuline können heute aus dem Plasma gesunder Spender gewonnen werden. Das klingt zwar nicht so spektakulär wie die Gentherapie, konnte aber die Lebenssituation für eine große Anzahl von PatientInnen mit angeborenen Immundefekten deutlich verbessern.

Auch in der Allergologie hat sich etwa durch die Verfügbarkeit rekombinanter Antiallergene einiges für die PatientInnen verbessert, vor allem im Hinblick auf die Diagnostik und die Möglichkeit der Hyposensibilisierung.

Herausforderung Allergie

Die Forschungsarbeit der ImmunologInnen ist aber noch lange nicht an ihrem Ende angelangt: Die Umsetzung der Erkenntnisse der immunologischen Grundlagenforschung in neue Therapien für Krankheiten wie Krebs, Rheuma und Autoimmunerkrankungen, z. B. des Nervensystems, bildet eine wichtige Herausforderung.

Auch die Behandlung der Allergie ist noch lange nicht an ihrem Ende angelangt. Heute können zwar über 90 Prozent der Immundefekte korrekt diagnostiziert werden. Eine optimale Therapie für alle diese Erkran-kungen steht allerdings noch nicht zur Verfügung.

Interessante Themen für die Zukunft sind außerdem in der Transplantationsimmunologie zu finden, in der Erforschung der entzündlich-rheumatischen Erkrankungen, aber auch in der Allergologie und in der Frage der Anwendung der rekombinanten Allergene bei der Hyposensibilisierung. Ebenso bietet die Immundefektdiagnostik und die Therapie dieser Erkrankungen sicherlich noch ein weites Betätigungsfeld.

Frustrierende Kämpfe

Wer forschen will, braucht Geld – und das ist in der Medizin genauso knapp wie anderswo. Die Finanzierung von Forschungsprojekten zu erreichen, bedeutet eine manchmal frustrane Auseinandersetzung mit Versicherungsträgern. Immer stärker wird dabei die Frage nach der möglichen Anwendbarkeit von Forschungsergebnissen gestellt. Das ist insofern ein Problem, weil es gerade in der Immunologie viele Beispiele dafür gibt, wo zweckungebundene Grundlagenforschung zu praktisch wichtigen Ergebnissen geführt hat.

Nur ein Beispiel ist die Entdeckung der monoklonalen Antikörper, die aus der heutigen immunologischen und klinischen Praxis nicht mehr wegzudenken sind, durch die späteren Nobelpreisträger Milstein und Köhler (Cesar Milstein, George Köhler, Nobelpreis für Medizin 1984).

DIE AUSBILDUNGSSTÄTTEN ZUM FACHARZT FÜR IMMUNOLOGIE IN ÖSTERREICH

Dienstgeber	Straße	PLZ	Ort	Abteilung	Voll	Teil
Institut f. allg. u. experimentelle PATHOLOGIE	Mozartg. 14	8010	Graz			
Gem.Einrichtung f. klinische Immunologie d. Univ. Graz	Auenbruggerplatz 15	8036	Graz			
Univ. Klinik f. INNERE MEDIZIN	Auenbruggerplatz 15	8036	Graz	Abt.f.Klin. Immunologie u.Immunhämat.		
Biozentrum Innsbruck	Fritz-Pregl-Str. 3	6020	Innsbruck			
Institut f. IMMUNOLOGIE	Borschkeg. 8A	1090	Wien			
Univ. Klinik f. DERMATOLOGIE	Währinger Gürtel 18-20	1090	Wien	Abt. f. Immundermatol .u. inf. Hautkr.		
Zentr. f. Physiol. u.Pathophysiol.-Inst. f. PATHOPHYSIOLOGIE	Währinger Gürtel 18-20	1090	Wien	Abt. f. Immunpathologie		

Quelle: Österreichische Ärztekammer Stand Juli/August 2007. (auszugsweise: Alle Ausbildungsstellen unter www.aerztekammer.at)

Wenig Patientenkontakt

ImmunologInnen sind nur selten klinisch tätig. Ihr Hauptgebiet ist die Forschung. Der Patientenkontakt ist daher eher gering. Auch die Bindung an die medizinische Universität ist stark. Zwar besteht die Möglichkeit einer Tätigkeit in privaten Instituten und Allergieambulatorien.

Wesentlich häufiger ist allerdings die Arbeit innerhalb eines universitären Institutes. In Wien existiert allerdings die österreichweit bisher einzige Immunologische Tagesklinik.

Forscher mit Bodenhaftung

Ein guter Immunologe muss ein guter Forscher sein. Der gute Forscher weiß, wo er das meiste erreicht, in einem relevanten Feld, mit überschaubaren und realisierbaren Mitteln. Das gilt für den Physiker genauso wie für den Immunologen. Wenn man als Facharzt für Immunologie klinisch tätig ist, muss man wie jeder klinisch tätige Arzt bedenken, dass man in einem Dienstleistungsberuf arbeitet und versuchen, die menschliche Natur zu verstehen. Geduld ist auch wichtig und ein starker Enthusiasmus für Projekte, die einem im Moment unmöglich erscheinen. Neue Gebiete zu beforschen und neue Wege zu gehen ist das Um und Auf in der Immunologie.

Labor und Büro

ImmunologInnen führen Laborexperimente durch, isolieren und kultivieren Zellen und führen molekularbiologische und immunchemische Experimente durch. Für den niedergelassenen Facharzt oder den Spitalsarzt führt er oder sie Tests auf Immunschwächeerkrankungen durch. Dazu kommen Publikationen, die zu schreiben und Forschungsgelder, die aufzutreiben sind – der Facharzt für Immunologie teilt seine Zeit also zwischen Labor und Büro.

Turnus gern gesehen

Wer Facharzt für Immunologie werden will, tut gut daran, den Turnusdienst vor Ausbildungsbeginn absolviert zu haben. Bei stark forschungsorientierten Positionen ist der Turnus allerdings nicht unbedingt erforderlich. Wer jedoch in einem Spital, etwa an einer dermatologischen Abteilung als Immunologe tätig sein will, also klinischer Immunologe werden will, sollte den Turnus jedenfalls durchmachen.

Kleiner Bedarf

Durchsetzungsvermögen und Tatkraft sollten angehende ImmunologInnen mitbringen – denn die Chancen auf einen Arbeitsplatz sind nicht gerade berauschend.

Wer allerdings mit viel Engagement bei der Sache ist und sich schon einen Ausbildungsplatz erobern konnte, wird auch den Einstieg in den universitären Betrieb schaffen.

Kapitel 16
Innere Medizin

Der Internist ist Spezialist ...

... und muss trotzdem in seinem Fach zumindest über alle wichtigen Spezialdisziplinen Bescheid wissen. Kaum ein anderes Fach hat sich in den vergangenen 20 Jahren derart verändert, wie die Innere Medizin. Heute existieren allein in Österreich mehr als 20 Subdisziplinen, vom Kardiologen über den Rheumatologen bis hin zum Gastroenterologen, Infektiologen und Diabetologen.

Die Innere Medizin umfasst den ganzen Menschen, sie fordert ein wirklich umfassendes Verständnis vom Organismus. Herauszufinden, welche Probleme ein Patient hat, ist immer wieder eine besondere Herausforderung. Es ist ein bisschen wie ein „Detektivspiel". Ein Beispiel soll das verdeutlichen: Ein Patient mit Bauchschmerzen und Blähungen stellt sich vor. Die Ursachen können unglaublich vielfältig sein, von der Fruchtzuckerunverträglichkeit bis zu einer chronischen Erkrankung im Darm. Abgesehen vom diagnostischen Instrumentarium setzt dies auch voraus, dass InternistInnen gute kommunikative Fähigkeiten haben und ein bisschen auf das „hören", was der Patient nicht sagt.

Jede Menge „Specials"
Aus der Inneren Medizin haben sich in den vergangenen 20 Jahren eine ganze Reihe von Spezialdisziplinen entwickelt. Heute ist es für einen Internisten daher nicht mehr möglich, alle diese Subbereiche zu überblicken. Diese Entwicklung wird in Zukunft sicher nicht zurückgehen, sondern es werden weitere Spezialfächer dazukommen. Das birgt allerdings Probleme: Wird der Mensch als Patient nicht mehr ganzheitlich gesehen, können dem Arzt/der Ärztin durchaus auch Symptome oder Krankheitsbilder entgehen. Bei einem Patienten mit einer Ersterkrankung ist es daher sicher sinnvoll, den ganzen Menschen anzuschauen. In Zukunft wird es jedenfalls immer schwieriger werden, neben dem eigenen Spezialfach den Überblick über die wichtigsten Elemente der übrigen Inneren Medizin zu behalten. Auch ein Internist des 21. Jahrhunderts muss so viel Überblick über die gesamte Innere Medizin haben, dass er entsprechend zuweisen kann. Natürlich bietet die Innere Medizin aufgrund der Vielzahl der Additivfächer – vom Kardiologen bis zum Nephrologen – aber auch viele Chancen, Spezialbegabungen nachzugehen.

Weniger machtlos
Ein Ende der Entwicklungen und der Spezialisierungen in der Inneren Medizin scheint jedenfalls vorläufig nicht abzusehen zu sein. In Zukunft wird in vielen Bereichen die Stammzellen-Therapie Einsatzmöglichkeiten finden, mit all ihren Vor- und Nachteilen. Sicher werden damit in naher Zukunft Krankheiten heilbar sein, gegen die heute noch keine kurative Therapie möglich

ist oder die nur symptomatisch behandelt werden können. Daneben werden auch immer mehr biologische Medikamente auf den Markt kommen. In der Tumortherapie wird damit bereits viel gearbeitet. Hier werden die MedizinerInnen allerdings bald vor einer Kostenfrage stehen, weil diese Therapeutika sehr teuer sind. Dann wird zu klären sein, ob das finanziert wird und wer sich diese Medikamente leisten können wird.

Unpersönliche Medizin

Neben der Kostenfrage stellt sich auch immer stärker die Frage der persönlichen PatientInnenbetreuung. Denn auch in der Inneren Medizin hat sich die Dokumentationsarbeit vervielfacht und fordert viel Zeit. Diese Zeit fehlt für den Patienten, die Arbeit des Internisten ist zweifellos unpersönlicher geworden, obwohl nicht nur die PatientInnen-Zahlen zunehmen, sondern auch die medizinischen Möglichkeiten heute viel umfassender sind als noch vor 20 Jahren, als zum Beispiel die gesamte kardiovaskuläre Medizin noch in den Kinderschuhen steckte. Eine lipidsenkende Therapie gab es damals ebenso wenig wie eine suffiziente gerinnungshemmende Behandlung.

Heute steht diese effektive lipidsenkende Therapie, die sicher ein Meilenstein war, zur Verfügung. Auch die verschiedenen gerinnungshemmenden Therapeutika können durchaus als Meilensteine bezeichnet werden. In der Kardiologie sind es die in-

vasiven Verfahren, wie die Dilatation von Herzkranzgefäßen und die Stents, die vielen PatientInnen das Leben retten. Auch die Schlüssellochchirurgie, beispielsweise in der Gastroenterologie, hat viele aufwändige und für den Patienten schmerzhafte Operationen unnötig gemacht. Die Entwicklung der Insulinanaloga brachte eine ungeheure Verbesserung für die DiabetikerInnen.

Können Sie reden?

Wer als Internist in einem Krankenhaus arbeitet, beginnt heutzutage morgens um 7 Uhr mit dem Abrufen seiner E-mails. Im Spital folgen organisatorische Tätigkeiten und die Visite. Die Arbeit in den Ambulanzen, wie etwa einer Diabetes-Ambulanz, stellt ebenfalls einen wichtigen Teil der täglichen Arbeit dar. Tag für Tag erfolgt auch die Abarbeitung der dokumentarischen Arbeiten, dazu gehört es auch, Befundbriefe zu verfassen. Allein es ist nicht alles graue Theorie in der Inneren Medizin. Für einen potentiellen Internisten ist vor allem die Fähigkeit zur Kommunikation mit seinen PatientInnen notwendig. Ein Internist ist auf das Wort angewiesen, um die Erkrankung eines Patienten zu explorieren. Es ist auch sinnvoll, viel Geduld mitzubringen, weil es manchmal schwierige Fälle gibt, mit denen man sich regelrecht „abmühen" muss, bis eine adäquate Diagnose und Therapie gefunden ist. Außerdem ist die Bereitschaft, immer wieder Neues zu lernen, unbedingt erforderlich. Die gesamte Innere Medizin ist sicher das arbeitsintensivste Fach in der Medizin und erfordert viel Literaturstudium, Internetrecherchen, Kongressbesuche und Fortbildung.

Problematische Ausbildungssituation

Fünf Jahre dauert die Ausbildung in der Inneren Medizin, ein Jahr sind Gegenfächer zu absolvieren, wobei besonders die Chirurgie, die Neurologie und die Pathologie zu empfehlen sind. Die Ausbildungssituation ist problematisch, weil österreichweit fast alle Ausbildungsstellen mit FachärztInnen besetzt sind. Dies ist gerade in Landspitälern unbedingt notwendig, um den Routinebetrieb aufrechterhalten zu können. Das kann durchaus in einigen Jahren zum Problem eines Mangels an InternistInnen führen, weil derzeit zu wenig Nachwuchs ausgebildet wird.

Alternative Ausland

Wer zu wenig Geduld aufbringt, um einen Ausbildungsplatz im Inland abzuwarten, sollte an eine Ausbildung im europäischen Ausland denken. Ärztemangel und genügend Ausbildungsplätze gibt es etwa in Deutschland, England oder Norwegen. Mut, Durchhaltevermögen und Mobilität sind also für jene gefragt, die das arbeitsintensivste Fach in der gesamten Medizin erlernen und ausüben wollen - die Innere Medizin.

DIE AUSBILDUNG ZUM FACHARZT FÜR INNERE MEDIZIN IN ÖSTERREICH

Dienstgeber	Straße	PLZ	Ort	Abteilung	Voll	Teil
KH der Barmherzigen Brüder Eisenstadt	Esterhazystr. 26	7000	Eisenstadt	Int. Abt.	5	
LKH KLAGENFURT	St. Veiterstr. 47	9026	Klagenfurt	I. Med. Abt.	6	
Landeskl.St.Pölten-Lilienfeld, Standort St.Pölten	Propst-Führer-Str. 4	3100	St. Pölten	1. Int.Abt.	3	
Allgem.KH d. Stadt Linz GmbH.	Krankenhausstr. 9	4020	Linz	Abt.f.Innere Medizin III	1	
LKA SALZBURG - St. Johanns Spital	Müllner Hauptstr. 48	5020	Salzburg	I. Med. Abt.	10	
Univ. Klinik f. INNERE MEDIZIN	Auenbruggerplatz 15	8036	Graz			
Univ. Klinik f. INNERE MEDIZIN	Anichstr.35	6020	Innsbruck	Abt. f. Innere Medizin		
LKH BREGENZ	Karl Pedenz-Str. 2	6900	Bregenz	Int. Abt. m. Gastroenterologie	4	
Univ. Klinik f. INNERE MEDIZIN	Währinger Gürtel 18-20	1090	Wien			

Quelle: Österreichische Ärztekammer Stand Juni/Juli 2007. (auszugsweise: Alle Ausbildungsstellen unter www.aerztekammer.at)

Kapitel 17
Kinderchirurgie

„Ein Kinderchirurg muss sein wie ein Boxer!"

Der Job ist anstrengend, bietet aber auch viel Befriedigung. Ausbildungsplätze gibt es genug. Von Eingriffen an Frühgeborenen, die nur 500 Gramm wiegen, bis hin zu onkologischen Operationen an Pubertierenden – die Kinderchirurgie bietet ein sehr breites Spektrum und erfordert neben einem ausgezeichneten Überblick über die gesamte Chirurgie sehr gute manuelle Fähigkeiten. Neben der Zuneigung zum Patienten ist aber auch eine gewisse Distanz notwendig.

Wer Kinder operieren will, sollte keine Berührungsängste mit ihnen haben. Überströmende Zuneigung ist aber auch nicht gefragt. Denn die Kinderchirurgie erfordert, um oft umfangreiche Eingriffe durchführen zu können, auch eine gewisse Distanz. Schmerzen können Kindern oft nicht erspart werden, zu starke Hinwendung zum Kind kann dem Chirurgen da im Weg stehen. Einen guten Zugang zum kleinen Patienten zu haben, ist natürlich trotzdem unbedingt erforderlich. Und viel Idealismus, Durchhaltevermögen und Geduld. Nicht zuletzt der Eltern wegen, die chirurgische Eingriffe an ihrem Kind als aggressiven Akt wahrnehmen können. Wie ein Boxer, so ein Vergleich des Sportsjournalisten Siggi Bergmann, muss ein Kinderchirurg dann sein – den Schlag hinnehmen, zurücktreten, nachdenken und eben noch einmal das Gespräch suchen.

Kinder von Null bis 18

Kinderchirurgie ist ein sehr breites Fach, nicht nur wegen der chirurgischen Herausforderungen, die die gesamte Anatomie des Kindes betreffen können, sondern auch wegen der breiten Altersstreuung – per definitionem ist ein Kind von Null bis 18 Jahren ein Kind – und wird vom Kinderchirurgen operiert. Auch Jugendliche von 14 bis 18 zählen heute zu den „Kindern", die vom Kinderchirurgen behandelt werden. Dies wurde notwendig, weil Jugendliche über 14 an Allgemeinstationen oft sehr verloren sind, sind sie doch meist mit weitem Abstand die jüngsten PatientInnen. Die Einteilung zu den „Kindern" ermöglicht es auch Jugendlichen in einem Umfeld operiert zu werden und gesund werden zu können, in dem andere Kinder und Jugendliche ihres Alters sind.

Das Handwerk verstehen

Eine gute Ausbildung zum Allgemeinchirurgen versteht sich da von selbst. Manuelle Fähigkeiten sind unabdingbare Voraussetzungen, weil das Operationsfeld in vielen Fällen sehr viel kleiner ist, als bei einem erwachsenen Patienten.

Die Erkrankungen, mit denen KinderchirurgInnen konfrontiert sind, erfordern zudem umfangreiche Kenntnisse aus der Embryologie, um die anatomischen Strukturen zu verstehen, die sich daraus ableiten. So kommt etwa eine Ösophagusatresie beim Erwachsenen nie vor, bei Babies tritt sie relativ häufig auf. Kinderurologie spielt ebenso eine wichtige Rolle wie Kinderherzchirurgie oder onkologische Operationen. Routineeingriffe kommen natürlich auch vor, sind aber nicht das Kernstück der kinderchirurgischen Tätigkeit.

Kein Limit nach unten

Nach unten besteht in der Kinderchirurgie heute (fast) kein Limit mehr. Es werden auch Frühgeborene mit einem Geburtsgewicht von unter 500 Gramm operiert. Und das durchaus erfolgreich. Dabei muss allerdings jeder Eingriff minutiös geplant und vorbereitet werden. Die Entwicklungen in der minimal-invasiven Chirurgie, die atraumatische Gewebsbehandlung und immer feinere Instrumente ermöglichen KinderchirurgInnen mittlerweile erfolgreich Eingriffe, die noch vor 30 Jahren eine Sterblichkeit von 50 bis 80 Prozent hatten. Ein Beispiel dafür sind onkologische Operationen: Wilms-Tumoren etwa, die ausschließlich bei Kindern auftreten, können heute in 90 Prozent der Fälle so operiert werden, dass das Kind eine normale Lebenserwartung hat.

Schmerzlose OP

Für KinderchirurgInnen ist dies wohl mit das Schönste an ihrem Beruf: Ein krankes Kind zu operieren, und ihm damit eine Lebenserwartung von 80 Jahren mit auf den Weg zu geben, die es sonst nicht gehabt hätte. Nicht nur die Operationstechniken haben

sich verfeinert, auch die Anästhesie. Auch sehr junge Kinder können heute ganz sicher anästhesiert werden, in sehr vielen Fällen ist auch eine Regionalanästhesie möglich. Beispiel Leistenbruch: Noch vor 20 Jahren lag ein Kind nach einer Leistenbruch-OP fünf bis sieben Tage im Krankenhaus. Heute wird an einem Tag operiert, und das Kind geht am nächsten Tag gesund nach Hause.

Von neun auf sechs Jahre

Noch bis zur Reform der Ausbildungsordnung stand vor der Ausbildung zum Kinderchirurgen die Ausbildung zum Allgemeinchirurgen. Eine dreijährige Zusatzausbildung formte dann den Kinderchirurgen zum Spezialisten. Mittlerweile ist die Kinderchirurgie ein eigenes Sonderfach mit einer sechsjährigen Ausbildungsdauer. Die neue Ausbildungsordnung sieht einen zweijährigen Common-trunk vor, mit Pathophysiologie, kleineren Operationen, Untersuchungstechniken, Notfallmedizin, Rehabilitation, Psychosomatik, Recht, Ethik, Strahlenschutz und Qualitätssicherung. Es folgen 24 Monate Kinderchirurgie, sechs Monate Urologie, drei Monate Pädiatrie, drei Monate Thoraxchirurgie, sechs Monate Unfallchirurgie und sechs Monate Wahlfach, wahlweise Gefäß-, plastische oder Neurochirurgie.

Die Ausbildungssituation ist – im Gegensatz zu den meisten anderen Sonderfächern – gar nicht schlecht.

Händeringende Suche

Denn, wie führende österreichische KinderchirurgInnen versichern, sind gute KinderchirurgInnen mittlerweile Mangelware, was nicht zuletzt an der wenig berauschenden Entlohnung der anstrengenden Tätigkeit liegt. Zudem kann sich ein Kinderchirurg nicht niederlassen, ist also für seine berufliche Tätigkeit an ein Krankenhaus gebunden. Idealismus und soziales Verantwortungsgefühl gehören daher ebenfalls zu den für einen Kinderchirurgen gewünschten Fähigkeiten. Dann ist aber auch die Suche nach einem Ausbildungsplatz nicht allzu schwer. Es fehlt auch an OberärztInnen und AbteilungsleiterInnen, wie ein Blick in deutsche Ärztemedien zeigt, in denen diese offenen Stellen ausgeschrieben sind. Wer sich also zum Kinderchirurgen berufen fühlt, sollte sich getrost auf seinen Karriereweg machen. Die Chancen stehen insgesamt nicht schlecht.

Fach wackelt

Bestrebungen, das Fach Kinderchirurgie in die Pädiatrie einfließen zu lassen, erfüllen Österreichs KinderchirurgInnen mit Sorge. Sie fordern eher spezialisierte Zentren und verstärkte interdisziplinäre Zusammenarbeit, um die Ausbildung der KinderchirurgInnen weiter zu verbessern. Dazu gehört die enge Zusammenarbeit mit UrologInnen, NeurochirurgInnen und anderen OrganspezialistInnen. Derartige Zentren hätten den Vorteil, nicht nur den jeweils am besten geeigneten Kinderchirurgen vor Ort zu haben, sondern auch die Möglichkeit einer immer weiter fortschreitenden Verbesserung der Operationstechniken. Derzeit scheinen die Zeichen der Zeit allerdings eher immer weiter in Richtung Pädiatrie zu gehen, von Zentren, die auf Kinderchirurgie spezialisiert sind, ist vorerst jedenfalls keine Rede.

Vom Herz bis zur Leber

Jeder Kinderchirurg braucht also eine solide Ausbildung, zum einen und zuerst als Allgemeinchirurg, zum anderen in der Arbeit mit Kindern. Spezialisierungen können dann in ganz verschiedene Richtungen gehen, von der Herz- bis zur Bauchchirurgie und zur Urologie ist das Feld für mögliche kinderchirurgische SpezialistInnen offen. Immer mehr Frauen wählen in der Zwischenzeit das lange von Männern dominierte Fach Kinderchirurgie. Es ist körperlich deutlich weniger anstrengend als etwa die große Bauchchirurgie, erfordert Fingerspitzengefühl und Einfühlungsvermögen, alles Eigenschaften, die ja gemeinhin Frauen nachgesagt werden.

Kinderchirurgie mag vielleicht nicht die beste Entlohnung im Ranking der medizinischen Sonderfächer aufweisen. Die Befriedigung, einem Kind mit einer angeborenen Fehlbildung durch eine Operation eine normale Lebenserwartung verschaffen zu können, ist für viele der heute tätigen KinderchirurgInnen allerdings Motivation genug.

DIE AUSBILDUNGSSTÄTTEN ZUM FACHARZT FÜR KINDERCHIRURGIE IN ÖSTERREICH

Dienstgeber	Straße	PLZ	Ort	Abteilung	Voll	Teil
LKH KLAGENFURT	St. Veiterstr. 47	9026	Klagenfurt	Abt. f. Kinder-chirurgie	1	
Landes-Frauen-und Kinderklinik LINZ	Krankenhausstr. 26	4020	Linz	Chir. Abt.	2	
LKA SALZBURG - St. Johanns Spital	Müllner Hauptstr. 48	5020	Salzburg	Kinderchir. Abt.	2	
Univ. Klinik f. KINDER-CHIRURGIE	Auenbruggerplatz 34	8036	Graz	Kl.Abt.f.allg. Kinderchirurgie		
Univ. Klinik f. CHIRURGIE	Anichstr. 35	6020	Innsbruck			
Univ. Klinik f. CHIRURGIE	Währinger Gürtel 18-2	1090	Wien	Klin.Abt. f. Kinderchir.		
SMZ - Ost Donauspital	Langobardenstr. 122	1220	Wien	Kinderchir. Abt.	3	

Quelle: Österreichische Ärztekammer Stand Juli/August 2007. (auszugsweise: Alle Ausbildungsstellen unter www.aerztekammer.at)

Kapitel 18

Kinder- und Jugendheilkunde

Die Liebe als conditio sine qua non

Von den Entwicklungen in der Neonatologie bis hin zum Angebot an Jugendliche: Die Pädiatrie betreut Kinder von der Zeit vor ihrer Geburt bis zur Volljährigkeit. Wer Kinder- und Jugendarzt werden will, sollte unkonventionell denken können und seine PatientInnen, auch die ganz kleinen, als durchaus eigenständige Persönlichkeiten behandeln. Empathie und Zuwendung zu den kleinen, wie auch zu den größeren PatientInnen ist dabei natürlich die Voraussetzung für die Arbeit als Facharzt für Kinder- und Jugendheilkunde.

Die Kinderheilkunde umfasst noch den ganzen Menschen. Die Ausbildung ist breit gefächert und deckt den ganzen Organismus von Kindern und Jugendlichen ab. Kinder- und JugendmedizinerInn bieten am ehesten noch einen ganzheitlichen Ansatz in der Medizin, auch wenn es natürlich unterschiedliche Subspezialitäten gibt.

Der Pädiater betreut das extreme Frühchen mit 400 Gramm ebenso wie den jungen Erwachsenen mit 18 Jahren – und alle Altersgruppen dazwischen. Das gibt ein sehr buntes Bild an Fragestellungen, Problemen und Krankheitsbildern, aber auch von Persönlichkeiten. Denn nicht nur jedes Kind ist anders, sondern auch beim Frühgeborenen kann durchaus schon von Persönlichkeit gesprochen werden. Es ist eine Herausforderung an den Arzt, an das Wissen, es fordert

Empathie und den Willen, sich mit diesen vielen unterschiedlichen Persönlichkeiten auseinanderzusetzen.

Geschickt und empathisch

Dazu gehört Einfühlungsvermögen, Geduld und Empathie für Kinder und Jugendliche, für ihre Persönlichkeitsstruktur und ihre Anliegen. Es ist unter Umständen nicht leicht, mit Kindern zu arbeiten, weil sie rationalen Argumenten oft nicht zugänglich sind oder sein können. Hier ist der empathische Ansatz eine Grundvoraussetzung. Teamfähigkeit ist unbedingt gefordert, die Zeit der Autokraten ist in der Medizin und gerade auch in der Kinderheilkunde längst vorbei. Nicht unwichtig ist auch eine gewisse Geschicklichkeit: KinderärztInnen arbeiten oft mit sehr zarten physikalischen Strukturen, „zwei Linke" wären da fehl am Platz. Und natürlich ist die conditio sine qua non eine unbedingte Liebe zu den Kindern und letztlich auch zu den Eltern. Die werden ja schließlich mitbehandelt.

Ungeheures Potenzial

KinderärztInnen können durchaus – und im positivsten Sinn – als AllgemeinmedizinerInnen bezeichnet werden. Die Diversität, die das Fach bietet, ist faszinierend. Spannend und herausfordernd ist auch das große Potenzial, das in Kindern steckt. Das gilt für die Persönlichkeitsentwicklung, das somatische und psychische Wachstum ebenso wie für die Potenz zur Heilung und zur Kompensation, die in Kindern steckt.

Turnus? Unbedingt!

Vor die Ausbildung zum Facharzt für Kinder- und Jugendheilkunde hat der Gesetzgeber aus forensischen Gründen den Turnus gesetzt. Nach diesen drei Jahren und der damit einhergehenden Befähigung zur selbständigen Arbeit dauert die Ausbildung im Fach weitere vier Jahre. Zwei Jahre sind Gegenfächer zu absolvieren und zwar Innere Medizin, Chirurgie, Gynäkologie, Orthopädie, Haut- und Geschlechtskrankheiten und Hals-, Nasen- und Ohrenheilkunde. Dazu kommen noch sechs Monate in mindestens zwei Wahlfächern.

Intensiv eingesetzt

Wer als Kinderarzt im Spital arbeitet, beginnt seinen Tag frühmorgens mit der Morgenbesprechung und der Dienstübergabe vom Nacht- auf den Tagdienst. Danach geht es auf die Station und/oder in die Ambulanz. Viele Spitäler forcieren heute die ambulante Betreuung der Kinder, um diesen lange Spitalsaufenthalte zu ersparen. Das Spektrum ist breit und reicht von der Kleinwuchsbetreuung über Kinderkardiologie bis hin zu entwicklungsneurotisch-neuropädiatrischen Ambulanzen. Dazu kommen Visite, Aufarbeitung der Diagnostik, Therapieanweisungen. Ein Dienst dauert 24 Stunden, und wenn genügend Personal vorhanden und

nicht gerade Urlaubszeit ist, haben Sie nach einem solchen Dienst 24 Stunden frei.

Ein niedergelassener Kinder- und Jugendarzt leistet dagegen sehr viel Basisarbeit. In der Ordination findet die Primärversorgung der großen Gruppe der respiratorischen und der gastrointestinalen Erkrankungen statt. Dazu kommt der Präventionsansatz, etwa mit Ernährungsberatung und den diversen Impfungen.

Sechs Additivfächer

Die Arbeit der KinderärztInnen hat sich in den vergangenen 20 Jahren stark erweitert. Ein wesentlicher Punkt war das Bekenntnis der Pädiater sich um Jugendliche kümmern zu wollen. Kinder- und JugendärztInnen bemühen sich aktiv darum, Ansprechpartner für Jugendliche zu sein. Dieses Bekenntnis war sicherlich standes- und letztlich auch sozialpolitisch eine wichtige Veränderung. Medizinisch gesehen fanden die größten Fortschritte sicherlich in der Neonatologie statt: Stichwort Surfactant und Beatmungsmöglichkeiten. Auch der Zugang zu den Frühgeborenen hat sich sehr verändert: Heute wird ein sanfter humaner Zugang versucht, beispielsweise mit „Kangarooing"[1] und „minimal handling"[2]. Hier haben Umwälzungen stattgefunden. Auch die Spezialisierung, der jetzt in der neuen Ausbildungsordnung mit sechs Additivfächern Rechnung getragen wird, war ein großer Schritt. (siehe Kapitel 45: Additivfächer).

Zukünftige Herausforderungen

Medizinisch gesehen wird in Zukunft der Bereich Prävention eine immer wichtigere Rolle spielen. Beispiele dafür sind etwa Adipositas oder Typ 2 Diabetes bei Kindern & Jugendlichen. Ein weiterer Bereich ist sicherlich die Betreuung chronisch kranker Kinder, die zwar heute, dank der Fortschritte der Medizin, das Kleinkindalter überleben, aber trotzdem oft über lange Zeit intensive ärztliche Betreuung benötigen.

Chancen für WahlärztInnen

Um ihre berufliche Zukunft müssen sich engagierte FachärztInnen für Kinder- und Jugendheilkunde wenig Sorgen machen. Der Bedarf an SpitalsärztInnen ist groß. Auch im niedergelassenen Bereich stehen die Chancen für den gut, der nicht unbedingt auf die Übernahme einer Kassenordination angewiesen ist. Das Feld verträgt noch viele WahlärztInnen. Diese werden üblicherweise von den Eltern sehr gut angenommen, insbesondere dann, wenn sie Leistungen anbieten, die andere KinderärztInnen nicht im Programm haben.

[1] Das Frühchen wird dabei – selbst wenn es noch beatmet werden muss – aus dem Inkubator herausgenommen und Mama oder Papa auf die nackte Brust gelegt, um das Bonding zu fördern.

[2] Das Frühchen wird nur jenen medizinischen Eingriffen ausgesetzt, die unbedingt erforderlich sind.

DIE AUSBILDUNGSSTÄTTEN ZUM FACHARZT FÜR KINDER- UND JUGENDHEILKUNDE IN ÖSTERREICH

Dienstgeber	Straße	PLZ	Ort	Abteilung	Voll	Teil
KH der Barmherzigen Brüder Eisenstadt	Esterhazystr. 26	7000	Eisenstadt	Kinderabt.	3	
Landeskl.St.Pölten-Lilienfeld, Standort St.Pölten	Propst-Führer-Str. 4	3100	St. Pölten	Abt. für Kinderheilkunde	5	
Landes-Frauen-und Kinderklinik LINZ	Krankenhausstr. 26	4020	Linz	Kinderintern. u. Infekt.Abt.	13	
LKA SALZBURG - St. Johanns Spital	Müllner Hauptstr. 48	5020	Salzburg	Univ.Klinik f. Kinder- u. Jugendheilk.	10	
Univ. Klinik f. KINDER- u. JUGENDHEILKUNDE	Auenbruggerplatz 30	8036	Graz			
Univ. Klinik f. KINDER- u. JUGENDHEILKUNDE	Anichstr. 35	6020	Innsbruck			
LKH BREGENZ	Karl Pedenz-Str. 2	6900	Bregenz	Abt. f. Pädiatrie	3	
St. Anna - Kinderspital	Kinderspitalg. 6	1090	Wien		10	
Univ. Klinik f. KINDER- u. JUGENDHEILKUNDE	Währinger Gürtel 18-20	1090	Wien			
Verein Wiener Sozialdienste	Langobardenstr. 189	1220	Wien			1

Quelle: Österreichische Ärztekammer Stand Juni/Juli 2007. (auszugsweise: Alle Ausbildungsstellen unter www.aerztekammer.at)

Kapitel 19
Kinder- und Jugendneuropsychiatrie

Ein Anwalt der Kinder sein!

Ein Kinderpsychiater ist 24 Stunden täglich im Dienst und muss sich dennoch abgrenzen können. In Österreich sind, trotz steigenden Bedarfs, derzeit viel zu wenige FachärztInnen für Kinder- und Jugendneuropsychiatrie tätig. Im Mittelpunkt steht die ganzheitliche Behandlung des psychisch erkrankten Kindes, aber auch die Eltern sind „mit" zu therapieren.

FachärztInnen für Kinder- und Jugendpsychiatrie haben es nicht mit PatientInnen zu tun, die krankheitseinsichtig sind. Kinder empfinden sich nicht als psychisch krank. Sie denken häufig, sie seien „schlimm" gewesen, wenn sie untersucht werden müssen. Für den Kinderpsychiater heißt dies: Ein Kind muss zur Therapie „gelockt" werden, es wird in eine kindgerechte Welt „entführt", um seine Seele erreichen zu können. Bei Kindern muss zudem immer die Familie mitbehandelt werden, denn das Kind ist abhängig von seinem Bezugssystem.

Vier Pfeiler

Die Kinderpsychiatrie setzt daher auf vier Pfeiler in der Behandlung psychisch erkrankter Kinder: Ganzheitsbetrachtung, Teamarbeit, Networking und Polypragmasie.

Unter ganzheitlicher Betrachtungsweise wird eine Behandlung nach körperlichen, intellektuellen, emotionalen und sozialen Gesichtspunkten verstanden. Um ein Kind optimal therapieren zu können, ist die interdisziplinäre Teamarbeit zwischen ÄrztInnen, SozialarbeiterInnen, LehrerInn, PsychologInnen, Pflegepersonal, pädagogischem Personal, Ergo-, Physio- und PsychotherapeutInnen unbedingt erforderlich. Auch das Netzwerk mit anderen Kinder- und Jugendeinrichtungen, wie etwa dem Jugendamt, der Schule und den Jugendgerichten ist für die Arbeit eines Kinderpsychiaters unerlässlich.

Die vierte Säule, die Polypragmasie, ist das Missing Link zwischen Diagnose und Therapie, nämlich die Indikation. Die soll im besten Fall dazu führen, dass jedes Kind die Therapie bekommt, die es benötigt.

Selbstverständlich erfolgt jede Therapie altersangepasst: Mit einem Achtjährigen kann keine Gesprächstherapie geführt werden, wohingegen ein 16-jähriger wahrscheinlich eher keine Spiele mehr spielen möchte.

Steine im Weg

Es ist nicht leicht: Spargedanken im Gesundheitswesen haben dazu geführt, dass vor allem Maßnahmen zur Begleitung von Kindern auf ihrem schwierigen Weg zum Erwachsen immer weniger werden.

Noch in den 70er Jahren des 20. Jahrhunderts wurde dies ganz anders gesehen. Damals entwickelten sich aufgrund eines offenen Klimas viele neue Behandlungskonzepte, die auch heute noch Gültigkeit haben. Dazu gehören etwa betreute Wohnprojekte, PsychagogInnen, BeratungslehrerInnen und

Mosaikklassen. Heute werden diese Unterstützungsmaßnahmen für Kinder mit Problemen gerne ausgeklammert – nicht selten mit der Begründung, es sei zu wenig Geld dafür vorhanden. Nicht wenige KinderpsychiaterInnen befürchten deshalb eine Verschlechterung der Situation für psychisch erkrankte Kinder in den kommenden Jahren.

Der Bedarf an kinderpsychiatrischen Einrichtungen wird nicht ab- sondern zunehmen. Die Gewalttätigkeit unter Jugendlichen nimmt ebenso zu wie autoaggressive Handlungen, etwa Schnittverletzungen, bis hin zu Suizidversuchen. Dazu kommt die massiver werdende Suchtproblematik unter Österreichs Kindern und Jugendlichen. Schwere psychiatrische Erkrankungen wie Schizophrenie treten auch schon im Kindes- und Jugendalter auf und brauchen Behandlung. Auch Essstörungen nehmen zu. Das geht von Anorexie über Bulimie bis hin zur Adipositas.

Zum Kind werden

Wer sich zum Facharzt für Kinder- und Jugendneuropsychiatrie ausbilden lassen will, braucht die Fähigkeit erkennen zu können, was noch normal und was bereits pathologisch ist. Das klingt einfach, ist es aber gerade bei Kindern nicht. Jeder Pubertierende weist etwa Einzelsymptome einer Psychose auf, ist aber in der Regel natürlich nicht psychisch krank. Außerdem muss ein guter Kinderpsychiater kontrolliert regredieren

können, sich also auf jenes Niveau einstellen können, auf dem sein Patient ist. Auch Selbstkontrolle ist enorm wichtig: Er darf nicht der Gegenübertragung erliegen. Das Helfersyndrom hat für einen Kinder- und Jugendneuropsychiater keinerlei Wert, weil dies rasch zum Burn-out führt. Supervision ist für einen Kinderpsychiater deshalb enorm wichtig.

Eine nicht zu unterschätzende Hürde ist auch die ärztliche Schweigepflicht. Ein Kinderpsychiater muss sich auch mit Misshandlungs- und Missbrauchsopfern auseinandersetzen. Da braucht es Strategien, die dies für den behandelnden Arzt erträglich werden lassen. Wichtig sind der private Ausgleich und die Fähigkeit, Auszeiten zu nehmen und auch einmal einen Fall abzugeben. Eine optimistische Grundhaltung hilft, sich mit den oft schwierigen kindlichen Problemen erfolgreich auseinanderzusetzen. Und eines ist klar: KinderpsychiaterIn ist man 24 Stunden am Tag.

Psychotherapie nötig

Wer KinderpsychiaterIn werden will, sollte neben der medizinischen Ausbildung unbedingt auch mindestens eine psychotherapeutische Schule anbieten können, noch besser sind zwei Richtungen: Der Bogen spannt sich von der tiefenpsychologischen Schule, über Familien- bis hin zur Verhaltenstherapie. Dazu kommen Therapierichtungen wie Hippo- und Musiktherapie.

Katastrophale Situation

Die Ausbildung zum Facharzt für Kinder- und Jugendpsychiatrie dauert, wie in jedem Sonderfach, sechs Jahre und umfasst vier Jahre Ausbildung im Fach, zehn Monate Kinder- und Jugendheilkunde, acht Monate Psychiatrie und sechs Monate Neurologie. Die Ausbildungssituation wird von führenden KinderpsychiaterInnen derzeit allerdings wörtlich als „katastrophal" bezeichnet. Es gibt zu wenig Ausbildungsstellen, was auf die Sparpolitik der Regierung zurückgeführt wird. Das wirkt sich natürlich auch auf die Versorgung auf: So sind derzeit in Wien nur vier Kinderpsychiater tätig. Zum Vergleich: In Hamburg nehmen 34 KinderpsychiaterInnen den Versorgungsauftrag wahr.

Wer es allerdings schafft, eine Ausbildungsstelle zu bekommen, hat ganz ausgezeichnete Berufschancen. Ein fertiger Kinderpsychiater kann sich in ganz Österreich – etwa als Wahlarzt – niederlassen und wird sicher keine Probleme haben, seine Praxis mit PatientInnen zu füllen.

DIE AUSBILDUNGSSTÄTTEN ZUM FACHARZT FÜR KINDER- UND JUGENDPSYCHIATRIE IN ÖSTERREICH

Dienstgeber	Straße	PLZ	Ort	Abteilung	Voll	Teil
LKH KLAGENFURT	St. Veiterstr. 47	9026	Klagenfurt	Abt. f.Neuropsych. d. Kindes- u.Jungendalt.	5	
LKH VILLACH	Nikolaig. 43	9500	Villach	Abt. Kinderheil-kunde	1	
NÖ.Heilpädagogisches Zentrum Hinterbrühl	Fürstenweg 8	2371	Hinter-brühl	Abt.f.KJPP		1
Behandlungsstation behinderter Kinder, St. Isidor	Kinderdorf St. Isidor	4060	Leonding			1
Landes-Frauen-und Kinderklinik LINZ	Krankenhausstr. 26	4020	Linz		2	
Wagner-Jauregg-KH Linz	Wagner-Jauregg-Weg 15	4020	Linz	Abt. f. Jugend-psychiatrie	3	
SKA Zentrum Spattstraße, Linz	Willingerstr. 21	4030	Linz	Abt. f. Kinder-neuropsychiatrie		1
Christian-Doppler-Klinik - Landesnervenklinik Salzburg	Ign.-Harrer-Str. 79	5020	Salzburg	Psych. Kranken-abt. f. d. B. d. jugendpsych. St.		1
LKA SALZBURG - St. Johanns Spital	Müllner Hauptstr. 48	5020	Salzburg			1
Gem. Einr. Neuropsych. d. Kindes-u. Jugendalt. - Psych. u. Kinderkl.	Auenbruggerplatz 15	8036	Graz			
LNKH Sigmund Freud Graz	Wagner Jauregg Platz 1	8053	Graz	Abt. f. Kinder- u. Jugendneuro-psychiatrie		4

DIE AUSBILDUNGSSTÄTTEN ZUM FACHARZT FÜR KINDER- UND JUGENDPSYCHIATRIE IN ÖSTERREICH

Dienstgeber	Straße	PLZ	Ort	Abteilung	Voll	Teil
Univ. Klinik f. KINDER- u. JUGENDHEILKUNDE	Anichstr. 35	6020	Innsbruck			
Univ. Klinik f. NEUROLOGIE	Anichstr. 35	6020	Innsbruck			
Univ. Klinik f. PSYCHIATRIE	Anichstr. 35	6020	Innsbruck	Abt. f. Kinderneuropsychiatrie		
LKH FELDKIRCH	Carinag. 47-49	6807	Feldkirch - Tisis	Heilpäd.- Kinderneuropsych. Ambulanz		1
Univ. Klinik f. KINDER- u. JUGENDHEILKUNDE	Währinger Gürtel 18-20	1090	Wien	Heilpädagogische Abt.		
Univ. Klinik f. PSYCHIATRIE d. Kindes- u. Jugendalters	Währinger Gürtel 18-20	1090	Wien			
Neurologisches KH - ROSENHÜGEL	Riedelg. 5	1130	Wien	Abt. f. entwicklungsgestörte Kinder	2	
Wilhelminenspital der Stadt Wien	Montleartstr. 37	1160	Wien	Abt.f. K. u. Jugendh.-Kl. Glanzing	2	
Kinderklinik Glanzing	Glanzingg. 35-39	1190	Wien	Abt. f. Entwicklungsneurologie	1	

Quelle: Österreichische Ärztekammer Stand Juli/August 2007. (auszugsweise: Alle Ausbildungsstellen unter www.aerztekammer.at)

Ein ganz besonderes Organ!

Das Sonderfach Lungenheilkunde entwickelte sich aus der Behandlung der vielen tausenden Tuberkulosekranken, die im 19. Jahrhundert in den entstehenden Industriezentren zu behandeln waren. Aufgrund der einzigartigen Situation der Lunge als Organ, das direkt mit der „Außenwelt" in Verbindung steht, wird die Lungenheilkunde auch in Zukunft als singuläres Fach ein eigenständiges Fachgebiet darstellen. Die Pulmologie verbindet medizinisches mit sozialem Engagement.

Das Sonderfach „Lungenerkrankungen" entstand während der Zeit, als in Österreich die Tuberkulose wütete. Die ersten Lungenfachärzte waren Tuberkuloseärzte. Als diese Erkrankung nach dem zweiten Weltkrieg ihren Schrecken verlor, rückte die Lunge als wesentlichstes Organ mit all ihren Erkrankungen in den Mittelpunkt des Interesses. Die Lunge ist zudem das einzige Organ, das – über die Atmung – direkten Kontakt mit der Außenwelt hat. Die meisten Lungenerkrankungen entstehen auch durch ein Agens, das von außen in die Lunge eindringt. Das Spektrum reicht von Bronchitis über Lungenentzündung bis hin zum Bronchialkarzinom. Die Tuberkulose sollte bei dieser – taxativen – Aufzählung auch nicht vergessen werden – sie ist nämlich wieder auf dem Vormarsch.

Medizin und soziales Engagement

Die Lungenheilkunde steht im Spannungsfeld zwischen medizinischem und sozialem Engagement. Menschen, die an Lungenerkrankungen leiden, kommen häufig aus sozial schwachen Schichten. Ein Lungenfacharzt ist also nicht nur auf das Organ beschränkt, sondern sollte auch den Blick über den Tellerrand wagen und die soziale Situation seines Patienten durchleuchten. Interessant ist das Fach aber auch, weil Lungenerkrankungen sehr häufig Verbindungen zu anderen körperlichen Krankheiten wie etwa dem Rheumatismus aufweisen. Hier die korrekte Differenzialdiagnose zu stellen, stellt einen Facharzt für Lungenkrankheiten immer wieder vor neue Herausforderungen.

Darüber hinaus fordert die Pulmologie ganz spezielle Fähigkeiten. Da gibt es zwei Hauptgebiete: Das eine ist die Atemphysiologie, also die Funktion der Lunge, bzw. des kardiopulmonalen Systems, das mit speziellen Untersuchungsmethoden evaluiert wird. Und das zweite ist die Bronchologie, die Endoskopie in der Lunge, die bestimmte Fertigkeiten verlangt.

Viele PatientInnen

Wer Facharzt für Lungenerkrankungen werden will, sollte sich auf eine starke berufliche Beanspruchung einstellen. ÄrztInnen, die im Spital arbeiten sind durch die große Zahl an PatientInnen und durch die kritischen Situationen, in denen die Patient-

Innen aufgenommen werden, besonders belastet. Dazu müssen jene PulmologInnen, die im Spital arbeiten, Kenntnisse in der Atemphysiologie haben, um respiratorische Insuffizienzen erkennen zu können, sie müssen bronchoskopieren können, was häufig auch eine Notsituation darstellt. Die niedergelassenen LungenfachärztInnen haben eine große Anzahl von Patientinnen zu betreuen, weil es relativ wenige LungenfachärztInnen gibt. Ein Lungenfacharzt macht Röntgenbilder, untersucht die PatientInnen, er führt Allergietests und Lungenfunktionsprüfungen durch. Er misst den Sauerstoffgehalt im Blut. Und aus allen diesen Faktoren kann er dann die Diagnose stellen und die Therapie einleiten.

Gute Nerven

Zur Berufsausübung braucht der Lungenfacharzt die Fähigkeit, sich häufig neuen Herausforderungen zu stellen, gute Nerven und Ruhe. PatientInnen, die mit einer Lungenerkrankung ins Krankenhaus eingeliefert werden, brauchen häufig intensivmedizinische Maßnahmen, oft treten kritische Situationen auf. Auch intellektuelle Fähigkeiten sind gefordert, um die schwierige Differenzialdiagnose stellen zu können. Wichtig ist letztlich auch eine gewisse manuelle Geschicklichkeit, um die Feinmanipulationen im Rahmen der bronchologischen Untersuchung erfüllen zu können. Die menschliche Qualifikation besteht darin, gesellschaftspolitisches Interesse, soziales Engagement und eine liebevolle Zuwendung zu Patientin und Patient mitzubringen.

Meilenstein Lavage

In den vergangenen 30 Jahren hatte die Lungenheilkunde eine Reihe von bahnbrechenden Fortschritten zu verzeichnen. Das begann mit der Diagnose und Behandlung von interstitiellen Lungenerkrankungen. Eine wichtige Entdeckung war in diesem Zusammenhang die Methode der bronchoalveolären Lavage, die eine Beurteilung des Stadiums der Erkrankung ermöglicht. Mitte der Achtziger Jahre kam dann die infektologische Herausforderung der immunkompromittierten Patienten. Zu dieser Zeit tauchten in Österreich auch die ersten PatientInnen auf, die mit HIV infiziert waren. In den Neunziger Jahren kam dann die Schlafapnoe als neue Herausforderung. Und Ende der 90er Jahre und Anfang dieses Jahrhunderts hat man dann die Bedeutung der chronisch obstruktiven Bronchitis und des Emphysems erkannt, heute als Chronisch-obstruktive Lungenerkrankung (COPD – chronic obstructive lung disease) zu einem Krankheitsbild zusammengefasst.

Hoffnung für TumorpatientInnen

Der österreichische Liedermacher Georg Danzer konnte nicht mehr von den Fortschritten in der Lungenkrebsbehandlung profitieren, er starb im Juni 2007 an seiner

Erkrankung. In nicht allzu ferner Zukunft allerdings sollte es möglich sein, Lungenkrebs früher zu erkennen und erfolgreicher zu behandeln. Es werden neue therapeutische Ansätze erforscht, etwa Medikamente, die das Wachstum des Tumors hemmen. Die Infektionskrankheiten, vor allem aerogen übertragbare Erkrankungen, wie etwa Grippe und SARS, werden medizinische, hygienische und logistische Herausforderungen für die Zukunft darstellen.

Gute Ausbildungssituation

Die Ausbildung zum Facharzt für Lungenerkrankungen dauert sechs Jahre: Vier Jahre im Hauptfach, eineinhalb Jahre Innere Medizin mit Kardiologie, drei Monate Pädiatrie und drei Monate Wahlfach. Am zentralen Lungenkrankenhaus in Wien, dem Otto Wagner Spital, ist die Ausbildungssituation gar nicht schlecht, weil die FachärztInnen das Haus nach Ende der Ausbildung verlassen oder auf eine feste Stelle wechseln, sodass immer wieder Ausbildungsplätze freigemacht werden.

Gute Chancen haben auch fertig ausgebildete FachärztInnen für Lungenheilkunde, weil das Fach viele verschiedene Aspekte hat, die vom Lungenfacharzt abgedeckt werden können. Zur Möglichkeit als Spitalsarzt oder niedergelassener Arzt zu arbeiten kommen Umweltmedizin, Epidemiologie und Gutachtertätigkeiten. Und während in den traditionellen Segmenten die Situation nicht unbedingt als rosig bezeichnet werden kann, bieten diese anderen Gebiete genügend Möglichkeiten, erfolgreich als Lungenfacharzt/ärztin tätig zu sein.

DIE AUSBILDUNGSSTÄTTEN ZUM FACHARZT FÜR LUNGENERKRANKUNGEN IN ÖSTERREICH

Dienstgeber	Straße	PLZ	Ort	Abteilung	Voll	Teil
LKH KLAGENFURT	St. Veiterstr. 47	9026	Klagenfurt	Lungen-abteilung	4	
Landesklinikum Thermenregion Hochegg	Hocheggerstr.43	2840	Grim-menstein		4	
KH der Elisabethinen Linz	Fadingerstr. 1	4010	Linz	Lungenabt.	2	
Allgem.KH d. Stadt Linz GmbH.	Krankenhausstr. 9	4020	Linz	Abt. f. Lungen-krankheiten	4	
LKH STEYR	Sierninger Str. 170	4400	Steyr	Lungen u. Tbc-Abt.	2	
LKH VÖCKLABRUCK	Hatschekstr. 24	4840	Vöcklab-ruck	Pulmologische Abt.	2	
Klinikum Kreuzschwestern Wels	Grieskirchnerstr. 42	4600	Wels	Lungenabt.	2	
Rehab.-Zentrum d. PVArb.	Mühlein 25	3335	Weyer Markt			2
LKA SALZBURG - St. Johanns Spital	Müllner Hauptstr. 48	5020	Salzburg	Lungenabtei-lung	4	
LKH Leoben / Eisenerz Lungenabt.	Radmeisterstr. 7-9	8790	Eisenerz		6	
Lds. Lungen KH u. Heilstätte HÖRGAS-ENZENBACH		8112	Gratwein	Enzenbach	8	
LKH Graz West	Göstingerstr. 22	8020	Graz	Tagesklinik für Pulmologie		
LKH GRAZ	Auenbruggerplatz 1	8036	Graz	Abt. f. Lungen-krankheiten	5	

84

DIE AUSBILDUNGSSTÄTTEN ZUM FACHARZT FÜR LUNGENERKRANKUNGEN IN ÖSTERREICH

Dienstgeber	Straße	PLZ	Ort	Abteilung	Voll	Teil
LKH Graz 1.Lungenab-teilung	Auenbruggerplatz 31	8036	Graz		3	
LKH Graz 2. Med. Abteilung	Auenbruggerplatz 1	8036	Graz			1
Univ. Klinik f. INNERE MEDIZIN	Auenbruggerplatz 15	8036	Graz			
LKH NATTERS	In der Stille 20	6161	Natters		5	
LKH FELDKIRCH - pulmo-log. Abteilung Gaisbühel		6712	Bludesch		2	
Univ. Klinik f. INNERE MEDIZIN II	Währinger Gürtel 18-20	1090	Wien	Klin. Abt. f. Pulmologie		
KH Hietzing/ Neurol. Zentr. Rosenh. - vorm. KH Lainz	Wolkersbergenstr. 1	1130	Wien	Abt. f. Lungener-krankungen	6	
SMZ Baumgartner Höhe-OWS mit Pflegez.-Pulm. Zentrum	Baumgartner Höhe 1	1140	Wien	1. Interne Lun-genabteilung	10	
SMZ Baumgartner Höhe-OWS mit Pflegez.-Pulm. Zentrum	Baumgartner Höhe 1	1140	Wien	2. Interne Lun-genabteilung	9	
Wilhelminenspital der Stadt Wien	Montleartstr. 37	1160	Wien	2. Med. Abt./ Lungenabt.	5	

Quelle: Österreichische Ärztekammer Stand Juli/August 2007. (auszugsweise: Alle Ausbildungsstellen unter www.aerztekammer.at)

Kapitel 21
Medizinische Genetik

Keine Arbeit im stillen Kämmerlein

Der Facharzt für Medizinische Genetik steht an der Schnittstelle zwischen Forschungslabor und der Arbeit mit PatientInnen. Ein Überblick über die gesamte Medizin, viel Neugier, Freude an der Laborarbeit und eine hohe Frustrationstoleranz gehören zu den hervorstechenden Anforderungen an dieses Fach. Denn eine Diagnose zu stellen und keine Therapie anbieten zu können, wie dies bei genetisch bedingten Erkrankungen häufig der Fall ist, kann sehr belastend sein – nicht nur für die Patienten/Innen.

FachärztInnen für Medizinische Genetik befassen sich mit genetischen Diagnosen im prä- und postnatalen Bereich, behandeln verschiedenste Fragestellungen in Bezug auf Erkrankungen genetischer Ursache und beraten Menschen, bei denen aufgrund der Familienanamnese mit Erbkrankheiten gerechnet werden muss. Erbleiden sind häufig: Mehr als vier Prozent der Lebendgeborenen leiden daran, bei 26 Prozent aller stationären Aufnahmen liegt eine solche Erkrankung vor, und immerhin 42 Prozent aller kindlichen Todesfälle können auf eine genetische Anomalie zurückgeführt werden.

Genetisch bedingte Erkrankungen sind also häufig. Die Entschlüsselung des Humangenoms bringt immer mehr Möglichkeiten zur Testung derartiger Krankheiten zum Vorschein. Das Sonderfach hat vor allem durch die Entwicklungen in der Humangenetik an Bedeutung gewonnen und wird in Zukunft eine immer wichtigere Rolle in der Humanmedizin spielen.

Sensible Beratung

Ein wichtiger Teil der Arbeit als Facharzt für Medizinische Genetik ist die Beratung von Menschen, die mit der Angst vor erblichen Erkrankungen ein Institut für Humangenetik aufsuchen. Das bietet die Möglichkeit wissenschaftliche Erkenntnisse aus dem humangenetischen Bereich direkt in die Beratungstätigkeit, Untersuchung, Befundung und Diagnosestellung einfließen zu lassen. Jeder Mensch ist einzigartig, die individuellen Fragestellungen sind höchst unterschiedlich. Der Beratung muss daher viel Raum gegeben werden. Das stellt sicherlich eine der größten Herausforderungen in der täglichen Arbeit dar.

Kassandra sein

Denn es können heute zwar viele genetische Anomalien diagnostiziert und die Wahrscheinlichkeiten daraus resultierender Erkrankungen abgeleitet werden, es existieren aber bis dato kaum noch wirksame genetische Therapien. Das ist belastend, vor allem dann, wenn man einem jungen Menschen das Auftreten einer erblichen Erkrankung prognostizieren muss, die erst spät im

Leben auftritt. Das Wissen, einer solchen Situation ohne entsprechende Therapie gegenüber treten zu müssen, ist schwierig, für den Patienten ebenso wie für den behandelnden Arzt.

Für den forschenden Facharzt für Medizinische Genetik zwar anders, aber nicht weniger belastend ist die Auseinandersetzung mit den Krankenkassen, wenn es um Anträge zur Kostenübernahme spezieller genetischer Analysen in ausländischen Labors geht. Die Verhandlungen können sich schwierig gestalten, vor allem wenn der Patient nicht mit den oft hohen Kosten belastet werden soll. Eine hohe Frustrationstoleranz ist dabei sicherlich hilfreich.

Bindeglied sein

Dazu braucht es Einfühlungsvermögen und soziale Kompetenz, sowie die Fähigkeit auf Menschen zuzugehen, die Fragen und Ängste bezüglich Erbkrankheiten und Behinderungen haben. Sehr wichtig ist die Bereitschaft, sich ständig weiterzubilden. Das Fach Medizinische Genetik verbindet viele medizinische Fächer miteinander. Deshalb ist auch ein Überblick über die gesamte Medizin besonders wichtig. FachärztInnen für Medizinische Genetik sind Bindeglieder zwischen Rat suchenden Menschen und deren Familien und den anderen Fächern der Medizin, aber auch zu PsychologInnen, EthikerInnen, JuristInnen und Versicherungsunternehmen.

Bunter Blumenstrauß

Wer sich auf die Ausbildung zum Facharzt für Medizinische Genetik einlässt, der findet einen bunten Strauß an interessanten Forschungsgebieten vor. Die Entschlüsselung des menschlichen Genoms war sicherlich der größte Meilenstein und Durchbruch in der Humangenetik, neue Herausforderungen finden sich in der Reproduktionsmedizin. Interessant ist die Archivierung von Stammzellen, um diese Jahre später zu therapeutischen Zwecken zu nutzen. Nicht zuletzt wird sehr intensiv an genetischen Therapien gearbeitet. Erste Ansätze, wie etwa das Therapeutikum Glivec zur Behandlung der chronisch-myeloischen Leukämie, zeigen deutlich, dass noch sehr viel Potenzial in diesem Forschungsgebiet zu finden ist.

Gentherapie ante portas?

Einen wichtigen Stellenwert wird zudem die weiterführende molekulargenetische Diagnostik (DNA-Diagnostik) einnehmen. Auf Basis der Kenntnis einer krankheitsverursachenden Mutation wird sich zukünftig mit hoher Wahrscheinlichkeit eine Gentherapie entwickeln lassen. Ein weiteres großes Fachgebiet ist die Pharmakogenetik. Die Zukunft der medikamentösen Therapie geht in die Richtung einer maßgeschneiderten Behandlung für jeden Patienten. Für jene, die in der genetischen Beratung tätig sind, wäre es zudem besonders wichtig, in Zukunft die bestehende Diskrepanz zwischen den Ängsten der Patienten und der Hoffnung auf Heilung, die vor allem durch überzogene Berichte in den Medien immer wieder genährt wird, zu relativieren. Klar ist: Es wird Gentherapien geben. Klar ist aber auch, dass das noch mindestens fünf bis zehn Jahre dauern wird.

Nicht im Elfenbeinturm

Für versponnene Köpfe, deren Lebensmittelpunkt der Laborplatz darstellt, ist die medizinische Genetik kein Fach mit Zukunft. Die FachärztInnen haben täglich mit PatientInnen und Ratsuchenden zu tun, z. B. in der prä- und postnatalen genetischen Diagnostik oder der genetischen Beratung im Zusammenhang mit Erbkrankheiten.

Zu wenig Ausbildungsplätze

Vier Jahre dauert die Ausbildung im Fach Medizinische Genetik. Dann folgen sechs Monate Innere Medizin sowie ein Jahr gebundene Wahlnebenfächer. Zur Wahl stehen: Augenheilkunde, Blutgruppenserologie, Frauenheilkunde, Dermatologie, Innere Medizin, Kinder- und Jugendchirurgie, Kinder- und Jugendheilkunde, Kinder- und Jugendpsychiatrie, Neurologie, Orthopädie, Plastische Chirurgie, Psychiatrie und Urologie. Ein weiteres halbes Jahr können Wahlfächer absolviert werden, jedes in einem Ausmaß von mindestens drei Monaten. Rund sieben Ausbildungsplätze sind in ganz Österreich vorhanden. Am Institut in Graz arbeiten derzeit fünf FachärztInnen für Medizinische Biologie und Humangenetik, es stehen daher vier Ausbildungsplätze zur Verfügung, die jedoch alle besetzt sind.

Die Wartezeit auf einen Ausbildungsplatz lässt sich mit der Absolvierung des Turnus sinnvoll gestalten. Der ist zwar nicht vorgeschrieben, wird aber von den Ausbildungsstellen für notwendig gehalten, weil FachärztInnen für Medizinische Biologie und Humangenetik täglich mit fächerübergreifenden Fragestellungen konfrontiert sind.

Der Bedarf an FachärztInnen für Medizinische Biologie und Humangenetik wird zunehmen. Um dieser Entwicklung gerecht werden zu können, sind zurzeit allerdings sicher viel zu wenige Ausbildungsplätze vorhanden.

DIE AUSBILDUNGSSTÄTTEN ZUM FACHARZT FÜR MEDIZINISCHE BIOLOGIE UND HUMANGENETIK IN ÖSTERREICH

Dienstgeber	Straße	PLZ	Ort	Abteilung	Voll	Teil
Institut f. Medizin. BIO-LOGIE U. HUMANGENETIK	Harrachg. 21/8	8010	Graz			
Dep.f. Med.Genetik, molekulare u. klinische Pharmakologie	Schöpfstr. 41	6020	Innsbruck	Sektion f. Humangenetik	3	
Klin.Institut f. Med. u.Chem.Labordiagnostik	Währingerstr. 10	1090	Wien	Abt. f. Human-genetik		

Quelle: Österreichische Ärztekammer Stand Juli/August 2007. (auszugsweise: Alle Ausbildungsstellen unter www.aerztekammer.at)

Kapitel 22
Medizinische Biophysik

Der Stromkreis im Organismus

Die medizinische Biophysik untersucht Signalwege, Membranen und Ionenkanäle. Sie misst die Auswirkungen von Strahlung auf den menschlichen Organismus und überprüft die Funktionen und Auswirkungen, die Ionenkanäle und Membranen auf den Körper haben. Kurz: Sie arbeitet mit dem „elektrischen Leitsystem" des Körpers, ohne das wir nicht mal aufrecht gehen könnten.

Haben Sie gewusst, dass es ein Sonderfach mit dem Titel Facharzt für Medizinische Biophysik gibt? Ich auch nicht. Erst die Beschäftigung mit allen Sonderfächern in der Medizin förderte dieses Nischenfach zu Tage. Das Fach selbst ist ebenfalls noch relativ neu.

Erst mit der Novellierung der Ausbildungsordnung in der Medizin, Ende der 90er Jahre des 20. Jahrhunderts wurde es geschaffen. So ist es naheliegend, dass die FachärztInnen für Medizinische Biophysik in Österreich auch extrem dünn gesät sind. Ein „Orchideenfach" innerhalb der Medizin ist die Medizinische Biophysik deshalb aber noch lange nicht. Wenn es auch doppelt so große Anforderungen stellt wie ein „normales" Sonderfach.

Denn ein Studium der Physik, zusätzlich zum Medizinstudium, hilft wesentlich bei der Erlangung des Grades „Facharzt für Medizinische Biophysik".

Schlüsselfaktor Signal

Dieses nicht-klinische Fach beschäftigt sich mit Fragen rund um die Signalweiterleitung im menschlichen Organismus. Es erforscht Membranen, deren Aufgaben und Durchlässigkeit, ebenso wie Signale und Ionenkanäle. Jede Bewegung im menschlichen Körper, jeder Sinneseindruck, jeder Denkprozess, alles hängt von den Faktoren Membran und Signal ab. Egal, ob es sich um Nerven-, Muskel- oder Organfunktionen handelt, es ist alles eine Frage von Membran und Signal. Dazu gehört auch die wissenschaftliche Analyse der Auswirkungen von Strahlung auf den menschlichen Organismus. Diese Fragen betreffen alle Fachbereiche der Medizin, angefangen von der Dermatologie über die Kardiologie bis hin zur Neurologie.

Physik studieren

Das ist es auch, was medizinische BiophysikerInnen an ihrem Arbeitsgebiet begeistern kann: Es ist ein extrem breites Fach, die interdisziplinäre Zusammenarbeit zwischen den einzelnen Fachgebieten gehört zu den wichtigsten Faktoren der Arbeit als medizinischer Biophysiker.

Neben der wissenschaftlichen Forschung spielt selbstverständlich auch die Lehre eine wichtige Rolle. Und: Wer Facharzt für Medizinische Biophysik werden will, sollte überlegen, ob er nicht auch noch ein Physikstudium absolviert, denn solide Physikkenntnisse sind absolut notwendig. Das Doppelstudium wird allerdings nur selten absolviert. Zu groß ist die Belastung, beide Studiengänge gleichzeitig zu absolvieren. Wer sich davon nicht abschrecken lässt, den erwartet jedenfalls ein spannendes und breites Arbeitsgebiet.

Wer nicht Physik studiert, muss sich in der ersten Zeit der Facharztausbildung intensiv mit Physik beschäftigen. Das kann anstrengend und – weil fachfremd – mitunter auch frustrierend sein.

Geheimnis Ionenkanäle

Einer der Meilensteine der medizinischen Biophysik ist die Entwicklung der sogenannten „Patch-Clamp-Technik", mit deren Hilfe Ionenkanäle erforscht werden können. Die „Erfinder" dieser Technik, Erwin Neher und Bert Sakmann wurden für ihre Entdeckung übrigens 1991 mit dem Nobelpreis für Medizin ausgezeichnet. Diese Entwicklung hat die gesamte molekulare Genetik, insbesondere die Krebsforschung um einen großen Schritt weitergebracht.

Genau dort, in der Krebsforschung nämlich und in der Erforschung der Herz-Kreislauferkrankungen, warten auf BiophysikerInnen auch die nächsten großen Herausforderungen: Es geht darum, die Hauptodesursachen Krebs und Herz-Kreislauferkrankungen besser zu verstehen, nur dann können auch wirksame, kurative Therapien entwickelt werden.

Keine Ausbildungsplätze

Spannend, herausfordernd und interdisziplinär ist die medizinische Biophysik, dementsprechend muss ein Ausbildungskandidat auch Flexibilität, ausgezeichnete Physikkenntnisse und Teamfähigkeit mitbringen. Das heißt, eigentlich müsste es hier heißen „müsste" – also Konjunktiv. Denn derzeit ist die Ausbildung zum Facharzt in Österreich leider nur theoretisch möglich: Formal existieren zwar Ausbildungsplätze, Planstellen für angehende FachärztInnen für Medizinische Biophysik wurden bisher allerdings noch nicht geschaffen.

Nur wer sich Drittmittel beschaffen kann, die die Ausbildungszeit finanzieren, könnte theoretisch einen Ausbildungsplatz erhalten. Das ist schwierig bis unmöglich. Und ein Blick in das Ausbildungsstättenverzeichnis der Österreichischen Ärztekammer bestätigt diese Einschätzung:

Nur eine approbierte Ausbildungsstelle ist vorhanden – am Grazer Institut –, eine offene Stelle zur Ausbildung gibt es trotzdem nicht.

Sechs Jahre dauert die Ausbildung zum Facharzt für Medizinische Biophysik. Vier davon werden im Hauptfach absolviert, als Pflichtfach kommt ein halbes Jahr Innere Medizin dazu, 18 Monate müssen in Wahlfächern verbracht werden. ExpertInnen raten zu Radiologie, Nuklearmedizin, Strahlentherapie, Kardiologie und Dermatologie.

Die Katze beisst sich in den Schwanz

Es ist natürlich möglich, Teile der Ausbildung auch im Ausland zu absolvieren. Der Facharzt für Medizinische Biophysik ist allerdings ein österreichisches Spezifikum, das mit der Novelle der Ärzteausbildungsordnung 1994 ins Leben gerufen wurde. In jedem anderen EU-Land, mit Ausnahme Frankreichs, wo eine ähnliche Ausbildung möglich ist, ist die medizinische Biophysik als nicht-klinisches Fach ausschließlich als wissenschaftliche Fachrichtung an Universitäten, die Forscher heranzieht, zu finden. Sinnvoller wäre es wahrscheinlich, ein anderes medizinisches Sonderfach, wie etwa die Physiologie, zu absolvieren und mit Hilfe von „Learning by doing" in die medizinische Biophysik einzusteigen.

Gute Chancen

Dabei wären die beruflichen Möglichkeiten fertig ausgebildeter FachärztInnen für Medizinische Biophysik hervorragend. Sie werden in der Strahlentherapie ebenso gebraucht wie in der Kardiologie und überall dort, wo medizinische Laser zum Einsatz kommen. Wo Signale und Membranen, wo Ionenkanäle und Informationsweiterleitung im menschlichen Organismus geschehen, ist der Facharzt für Medizinische Biophysik gefragt. Auch die Radiologie, die Nuklearmedizin und die Dermatologie können FachärztInnen für Medizinische Biophysik brauchen. Alles Gebiete, in denen AbsolventInnen dieser Fachrichtungen sehr, sehr gute Chancen hätten – wenn es denn welche gäbe.

Kapitel 23

Medizinische und Chemische Labordiagnostik

Bedarf hoch, Chancen verbesserungswürdig

Schon lange werden in diesem Fach nicht mehr nur Messwerte produziert. Vielmehr ist der Facharzt für Medizinische und Chemische Labordiagnostik heute ein unverzichtbarer Partner für nahezu alle anderen Sonderfächer der Medizin und für die Gesundheitsvorsorge.

Die Medizinische und Chemische Labordiagnostik ist ein zentrales Fachgebiet, das in sämtliche Bereiche der Medizin hineinspielt. Sie muss daher laufend Schritt halten mit allen Entwicklungen der Medizin, und zwar nicht nur auf diagnostischem, sondern zunehmend auch auf therapeutischem Niveau. Wer sich für Diagnostik interessiert, ist in diesem Fach an der richtigen Stelle. Es ist immer wieder eine Herausforderung, für jede Fragestellung gezielt aus der Vielfalt der zur Verfügung stehenden diagnostischen Methoden jene auszusuchen, die auf dem kürzesten Weg zur richtigen Diagnose führen.

Was war?

Seit Anfang der 80er Jahre des 20. Jahrhunderts hat die medizinische und chemische Labordiagnostik mehrere große Veränderungen erlebt. Eine rasante Entwicklung hat die Laborautomatisation genommen, nicht nur weil für viele Analysen automatische Testsysteme entwickelt wurden, sondern auch, weil es zunehmend möglich wird, diagnostische Prozesse im Labor durch Vernetzung verschiedener Analysesysteme („Analysestraßen") aneinander zu koppeln. Elektronische Datenverwaltung, vor 20 Jahren nur auf dem Niveau eines „besseren Taschenrechners" vorstellbar, ist heutzutage zum unverzichtbaren Kernstück der Labororganisation geworden. Auch das inhaltliche Aufgabenspektrum der medizinischen und chemischen Labordiagnostik hat sich enorm gewandelt: von der reinen Produktion von Messwerten hin zu hochkomplexer Spezialdiagnostik für alle klinischen Bereiche.

Was kommt?

Eine zentrale Rolle in der medizinischen Versorgung wird in Zukunft die Gesundheitsvorsorge einnehmen. Hier ist die medizinische und chemische Labordiagnostik gefordert, zur Verfeinerung und Verbesserung der Prädiktion von Erkrankungen beizutragen. Ein wichtiges Aufgabengebiet wird auch die Schaffung diagnostischer Grundlagen für die Anwendung individueller Therapieverfahren im Sinne einer „personalized medicine" sein.

Ein Beispiel dafür ist die Pharmakogenetik, deren Ziel es ist, durch Bestimmung der individuellen Medikamentenempfindlichkeit eine maßgeschneiderte Auswahl und Dosierung von Therapeutika zu ermöglichen und dadurch unerwünschte Nebenwirkungen zu verringern.

Wen braucht's?

Diagnostische Neugier ist eine Grundvoraussetzung für einen guten Laborfacharzt. Technisches Interesse und technische Begabung sind für die Etablierung und Auswahl der optimalen Messmethoden bzw. die Erkennung und Vermeidung von Messfehlern erforderlich. Organisationstalent ist die Voraussetzung dafür, dass die diagnostischen Prozesse effektiv gestaltet werden können. Wille zur Kommunikation ist unverzichtbar, da nur durch laufenden Kontakt mit den KlinikerInnen die diagnostischen Prozesse für beide Seiten optimal gestaltet werden können. Eigene klinische Erfahrung ist in jedem Fall eine Bereicherung, da das Verständnis für klinische Abläufe die Koordination der immer komplexer werdenden diagnostischen Methoden erleichtert.

Wo hakt's?

Belastend ist vor allem die Unterstellung, dass es sich bei der medizinischen und chemischen Labordiagnostik um eine „patientenfernere" Disziplin handelt, und der daraus folgende überproportional starke Kostendruck, obwohl der Anteil der Laborkosten in Spitälern zumeist deutlich unter fünf Prozent der Gesamtkosten liegt.

Was die Arbeit im Labor betrifft, ist es vor allem für AnfängerInnen im Fach manchmal nicht ganz einfach, den medizinischen Erfolg Ihrer Arbeit nicht unmittelbar am Patienten erleben zu können. Sie oder er wird vom Kliniker meist sofort kontaktiert, wenn ein Befund unplausibel ist oder zu spät kommt, aber fast nie, wenn der richtige Befund zur rechten Zeit kommt. Auch deshalb ist es hilfreich, wenn ein Laborarzt auch klinische Erfahrung hat: Er weiß dann, dass die Laborbefunde sehr wohl unmittelbare klinische Konsequenz haben, dass der Kliniker oft aus Zeitmangel nur fehlende Befunde einfordern, aber nicht jeden „erfolgreichen" Befund bestätigen kann, und dass die Arbeit im „Hintergrund" der Klinik auch Vorteile bringt, z. B. den, dass auch die medizinischen Sorgen nicht so unmittelbar miterlebt werden.

Wie geht's?

Die Ausbildung zum Facharzt für Medizinische und Chemische Labordiagnostik dauert sechs Jahre, mindestens vier Jahre sind im Hauptfach zu absolvieren. Pflichtnebenfächer sind in einem Ausmaß von zwölf Monaten vorgeschrieben, neun Monate in der Inneren Medizin, drei Monate in einem anderen klinischen Fach. In Österreich gibt es derzeit 70 Ausbildungsplätze. Der Turnus muss nicht sein, er ist jedoch, wie jede andere klinische Vorerfahrung, eine wertvolle Basis für eine sinnvolle und sinnerfüllte Tätigkeit im Labor.

Die besten Voraussetzungen für eine umfassende Ausbildung sind an einem Schwerpunktkrankenhaus mit breitem labordiagnostischem Spektrum gegeben.

■ ■ ■ ■

Kapitel 23
Medizinische und Chemische Labordiagnostik

DIE AUSBILDUNGSSTÄTTEN ZUM FACHARZT FÜR MEDIZINISCHE UND CHEMISCHE LABORDIAGNOSTIK IN ÖSTERREICH

Dienstgeber	Straße	PLZ	Ort	Abteilung	Voll	Teil
LKH KLAGENFURT	St. Veiterstr. 47	9026	Klagenfurt	Inst.f. Med. u. chem. Labordiagnostik	2	
Landeskl.St.Pölten-Lilienfeld, Standort St.Pölten	Propst-Führer-Str. 4	3100	St. Pölten	Inst. f. Laboratoriumsmed.	1	
Allgem.KH d. Stadt Linz GmbH.	Krankenhausstr. 9	4020	Linz	Inst. f. Med. u.Chem. Labordiagnostik	2	
LKH KLAGENFURT	St. Veiterstr. 47	9026	Klagenfurt	Inst.f.Med. u.Chem. Labordiagnostik	2	
Landeskl. St. Pölten-Lilienfeld, Standort St.Pölten	Propst-Führer-Str. 4	3100	St. Pölten	Inst. f. Laboratoriumsmed.	1	
Allgem.KH d. Stadt Linz GmbH.	Krankenhausstr. 9	4020	Linz	Inst. f. Med.u. Chem. Labordiagnostik	2	
LKA SALZBURG - St. Johanns Spital	Müllner Hauptstr. 48	5020	Salzburg	Zentrallaboratorium	2	
Hygieneinstitut der Univ. Graz	Universitätsplatz 4	8010	Graz	Abt. f. Med.u. Chem. Labordiagnostik		
Zentralinstitut f. Medizin.u.Chem. Labordiagnostik	Anichstr. 35	6020	Innsbruck			
LKH FELDKIRCH	Carinag. 47-49	6807	Feldkirch - Tisis	Med. Zentrallabor	1	

DIE AUSBILDUNGSSTÄTTEN ZUM FACHARZT FÜR MEDIZINISCHE UND CHEMISCHE LABORDIAGNOSTIK IN ÖSTERREICH

Dienstgeber	Straße	PLZ	Ort	Abteilung	Voll	Teil
Klin. Institut f. Med. u. Chem. LABORDIAGNOSTIK	Währinger Gürtel 18-20	1090	Wien			

Quelle: Österreichische Ärztekammer Stand Juni/Juli 2007. (auszugsweise: Alle Ausbildungsstellen unter www.aerztekammer.at)

Und die Chancen?

Der Bedarf ist hoch, die Chancen dennoch verbesserungswürdig. Es gibt für die Leitung von diagnostischen Labors keine bundesweite Regelung, in einigen Bundesländern werden Labors nach wie vor ohne Laborfachärzte geführt. Diese Tatsache steht im krassen Gegensatz zu den heutigen diagnostischen Inhalten der medizinischen und chemischen Labordiagnostik, die zweifellos nur mit fachärztlicher Kompetenz zu erfüllen sind. Die Chancen für die Errichtung einer eigenen Facharztordination mit Kassenvertrag sind aufgrund des zunehmenden Zentralisierungsdruckes derzeit schlecht. Bedenklich ist außerdem die Entwicklung, in Österreich gewonnene Laborproben zur Analyse ins Ausland zu versenden, obwohl die entsprechenden Tests sehr wohl auch in Österreich durchgeführt werden könnten. Dies wirkt sich nicht nur negativ auf den Arbeitsmarkt aus, sondern widerspricht auch dem Prinzip der freien Arztwahl.

Training wirkt bei jedem ...

... und kann bei Zivilisationskrankheiten sogar die Medikation ersetzen. Der Facharzt für Medizinische Leistungsphysiologie ist eine sehr junge Disziplin. Acht MedizinerInnen haben die Ausbildung bis dato absolviert, die zurzeit nur in Wien möglich ist. Die Freude an der körperlichen Betätigung und ein hohes Maß an Motivationspotenzial gehören zu den herausragendsten Eigenschaften der VertreterInnen dieses Fachs.

Den gesunden Menschen zum regelmäßigen Training zu motivieren, um dessen Fitness zu erhalten und zu steigern – so kann ein Teil der Tätigkeit als Facharzt für Medizinische Leistungsphysiologie umschrieben werden. Wesentlich herausfordernder ist der zweite Bereich dieser jungen Disziplin: Die Trainingstherapie für kranke und/oder alte Menschen. Dabei geht es nicht darum, Sport zu treiben (Sport ist etwas Kompetitives), vielmehr hilft der Leistungsphysiologe dem Patienten oder älteren Menschen beim Erlernen der regelmäßigen, richtigen Bewegung. So trägt der medizinische Leistungsphysiologe zur Verhinderung oder Behandlung aller Zivilisationserkrankungen, wie z.b. Herzinfarkt und Hirnschlag, Diabetes mellitus II („Alterszucker"), Adipositas und Hypertonie, aber auch z. B. zur Verhinderung der Altersdemenz oder sogar von Krebs bei. Die medizinische Leistungsphysiologie wendet die

wissenschaftlich bestens belegte Erkenntnis an, dass gezieltes Training diese Krankheiten meist verhindern kann, bei Bestehen dieser Störungen aber oft besser wirkt als Medikamente. Die Hypertonie ist dafür ein gutes Beispiel: Entweder muss ein – ansonsten gesunder – Hypertoniker lebenslänglich Medikamente einnehmen, oder er entscheidet sich für ein regelmäßiges, mindestens dreimal wöchentliches Training für jeweils wenigstens eine halbe Stunde. Wer sich fürs Training entscheidet, kann es schaffen, den Blutdruck dauerhaft wieder zu normalisieren. Gleiches gilt z. B. auch für den „Alterszucker".

„The Usual Suspects"

Seit rund sieben Jahren existiert das Sonderfach Medizinische Leistungsphysiologie. Acht AbsolventInnen dieser Ausbildungsrichtung gibt es inzwischen in ganz Österreich. Ins Leben gerufen wurde das Fach von Univ.-Prof. Dr. Norbert Bachl (Sport- und Leistungsphysiologie in Wien, „Auf der Schmelz") und von Univ.-Prof. Dr. Wolfgang Marktl (Zentrum für Physiologie und Pathophysiologie an der Medizinischen Universität Wien). Eine besondere Herausforderung dieses Fachs ist die intensive Motivationsarbeit, die notwendig ist, um Menschen, deren Leistungsfähigkeit herabgesetzt ist, zu kleinen Änderungen ihres Lebensstils zu ermutigen. Das Wichtigste dabei: Eine Politik der kleinen Schritte. Schließlich wäre das Scheitern vorprogrammiert, wenn man jemanden, der jahrelang nichts gemacht hat, plötzlich jeden Tag für eine Stunde auf den Fahrradergometer setzt. Ganz abgesehen davon, kann das dem Patienten auch massiv schaden. Denn je älter und/oder kränker ein Mensch ist, desto exakter und individueller muss das Medikament „Bewegung" verordnet werden. Genauso wie auch bei einem „normalen" Medikament, bleibt bei einer Unterdosierung die Wirkung aus, eine Überdosierung hingegen kann auch einen bleibenden Schaden anrichten.

Eine Politik der kleinen und individualisierten Schritte ist es, die ein Facharzt für Medizinische Leistungsphysiologie betreibt. Step-by-Step sollen falsche Bewegungsmuster ver- und neue erlernt werden. Ganz wichtig dabei: Das Ganze soll Spaß machen – nur wer sich für ein Bewegungsprogramm begeistern kann, wird es auch eine lange Zeit durchhalten.

Nur 15 Minuten

Diagnostiziert wird die körperliche Leistungsfähigkeit mittels ausbelastender Ergometrie. Erst danach wird eine maßgeschneiderte Trainingstherapie, die auch Vorerkrankungen und andere Einschränkungen berücksichtigt, verordnet. Das beginnt bei extrem schwachen Menschen mit dreimal pro Woche je 15 Minuten Leertreten am Ergometer. Ein untrainierter „Normalverbraucher" hingegen sollte bei einer Stun-

de pro Woche beginnen und über mehrere Wochen langsam auf 2,5–3 Stunden/Woche steigern. Wer dieses Pensum für den Rest seines Lebens beibehält, hat schon sehr viel und Entscheidendes für seine Gesundheit getan.

Bewegung gegen Krebs

Neben der Arbeit mit Menschen, die ihre Fitness erhalten oder verbessern wollen, arbeiten LeistungsphysiologInnen auch mit kranken Menschen, etwa mit KrebspatientInnen: Es ist durch Studien abgesichert, dass ein gutes Trainingsprogramm als adjuvante Krebstherapie den Krankheitsverlauf nicht nur durch Veränderungen im Immunsystem günstig beeinflusst, sondern zusätzlich psychisch stabilisierend und antidepressiv wirkt.

Auch bei pflegebedürftigen PatientInnen werden schöne Erfolge erzielt. Dazu gehört etwa, dass ein zunächst pflegebedürftiger Patient es mit Hilfe von regelmäßigem Training wieder schafft, etwa mit seinem Enkelkind spazieren zu gehen oder ins „Kaffeehaus um die Ecke" zu gehen, um mit seinen FreundInnen Karten zu spielen. So etwas motiviert nicht nur den Patienten – auch der Facharzt für Medizinische Leistungsphysiologie freut sich bei solchen entscheidenden Verbesserungen der Lebensqualität seiner Patienten besonders – oft mehr, als wenn ein Hobby-Marathonläufer die 42 km in 3h 50min statt in 4h10min schafft.

Gehaltene Versprechen

Die medizinische Leistungsphysiologie kann durchaus als Methode ohne negative Nebenwirkungen beschrieben werden – wo gibt es das sonst in der Medizin? Dazu kommt die Erfolgsgarantie (wenn der Patient dabei bleibt): So kann jedem Patienten versprochen werden, dass die Trainingstherapie wirken wird. Denn: Training wirkt bei jedem, bei einem schneller, beim anderen langsamer.

Als besondere Herausforderung für die Zukunft gilt für die Leistungsphysiologie, die Fitness bis ins hohe Alter aufrechtzuerhalten, denn die Trainierbarkeit eines Menschen endet erst mit dessen Tod. Es stimmt einfach nicht, dass alte Menschen immer gebrechlich sein müssen. Gerade bei Älteren ist der Erhalt der Fitness wichtig und oft dafür entscheidend, ob jemand pflegebedürftig wird oder nicht. Eine Pflegebedürftigkeit ergibt sich nämlich nicht automatisch durch das Älterwerden (wie meist missverstanden wird), sondern ist ausschließlich das Resultat von Immobilität (unabhängig vom Alter). Bis dato hat sich dieser Prophylaxegedanke allerdings in der Gesellschaft noch nicht herumgesprochen, auch wenn das Thema Pflegebedürftigkeit derzeit in aller Munde ist. Leider gehen alle davon aus, dass unsere Gesellschaft unvermeidbar in Zukunft mit einem Heer an Pflegebedürftigen konfrontiert sein wird, und viel zu wenige realisieren, dass man bei vielen Menschen diese Bedürftigkeit auch primär verhindern oder entscheidend abkürzen könnte.

Kein Allheilmittel

Natürlich ist die medizinische Leistungsphysiologie kein Allheilmittel. Jeder Patient, aber auch der behandelnde Leistungsphysiologe, muss sich seiner Grenzen bewusst sein. Der Arzt muss abschätzen können, was mit einer Trainingstherapie erreicht werden kann und wann medikamentöse Interventionen notwendig werden oder welche Bewegungsformen im speziellen Fall (aufgrund von Vorerkrankungen) besonders günstig oder ungünstig sind.

Ein gutes Verhältnis zum eigenen Körper und Freude an Bewegung kann angehenden Leistungsphysiologen sicherlich auch nicht schaden. Das erscheint logisch, soll doch ein Leistungsphysiologe seine PatientInnen zur Bewegung motivieren. Ein Mensch der Sport selbst nicht mag, wird sich mit diesem Motivationsgedanken schwer tun. Nicht zuletzt sind Einfühlungsvermögen und Beratungskompetenz in diesem Fach gefordert. Leider müssen dabei auch „Niederlagen" hingenommen werden, etwa wenn ein Patient nicht von den Vorteilen einer Trainingstherapie zu überzeugen ist, auch wenn 100-prozentig sicher ist, dass diese nützen würde. Auch damit muss ein Facharzt für Medizinische Leistungsphysiologie klar kommen. Aufzwingen lässt sich eben keinem Patienten eine therapeutische Maßnahme.

Turnus nicht erforderlich

Sechs Jahre dauert die Ausbildung zum Facharzt für Medizinische Leistungsphysiologie. Vorgeschrieben sind, wie in jedem anderen Sonderfach auch, vier Jahre Ausbildung im Fach und zwei Jahre Gegenfächer. Ein Jahr muss auf einer Station für Innere Medizin absolviert werden. Dazu kommen jeweils drei Monate Orthopädie, Neurologie und physikalische Medizin sowie drei Monate Wahlfach. Der Turnus ist übrigens nicht Voraussetzung: Die medizinische Leistungsphysiologie ist ein klinisches Fach, das mit dem Facharzttitel und dem Ius practicandi abschließt. Es kann allerdings sinnvoll sein, einen Turnus zu absolvieren – immerhin lernt der angehende Leistungsphysiologe damit jeden Aspekt der ärztlichen Arbeit kennen.

Ausbildung nicht nur in Wien

Herausfordernd ist die Suche nach einer Ausbildungsstelle, denn die sind dünn gesät. Allerdings ist Wien nicht länger die einzige Ausbildungsstätte für das Fach. Seit rund zwei Jahren kann die Ausbildung zum Facharzt für Medizinische Leistungsphysiologie am Institut für Sportmedizin der Universität Wien, am Zentrum für Physiologie und Pathophysiologie an der Medizinischen Universität Wien, am Institut für Physiologie der Medizinischen Universität Graz und am Institut für Physiologie der Medizinischen Universität Innsbruck absolviert werden. Das heißt, einmal mehr muss auch hier der Konjunktiv bemüht werden: Die Ausbildungsstellen sind zwar theoretisch da – Planstellen gibt es aber (siehe Facharzt für Medizinische Biophysik) sehr wenige.

Kreativität gefordert!

Eigeninitiative wird von dem verlangt, der das Fach erfolgreich abschließt: Es gibt weder in den Krankenhäusern Posten, für die man sich bewerben könnte, noch Kassenstellen. Möglich ist eine Privatordination oder die Arbeit an einer Privatklinik. Auch Kassenstellen könnte es irgendwann geben. Allerdings ist dazu das Wissen über die medizinische Leistungsphysiologie in den anderen medizinischen Disziplinen derzeit noch zu gering. Das könnte sich allerdings bald ändern, denn im neuen Medizin-Curriculum ist „Bewegung und Leistung" (mit medizinischer Trainingstherapie) ein Pflichtprüfungsfach. Somit sollten alle Ärzte, die nach der neuen Studienordnung ausgebildet wurden, dieses Sonderfach und das Konzept einer Trainingstherapie kennen.

Derzeit ist die Konkurrenzsituation jedenfalls noch sehr überschaubar: Österreichweit sind acht FachärztInnen für Leistungsphysiologie tätig. Der Bedarf an diesem Sonderfach der Medizin wird allerdings in den kommenden Jahren sicherlich eher zu- als abnehmen.

DIE AUSBILDUNGSSTÄTTEN ZUM FACHARZT FÜR MEDIZINISCHE LEISTUNGSPHYSIOLOGIE IN ÖSTERREICH

Dienstgeber	Straße	PLZ	Ort	Abteilung	Voll	Teil
Institut f. PHYSIOLOGIE	Harrachg. 21/V	8010	Graz			
Institut f. PHYSIOLOGIE u. BALNEOLOGIE	Fritz.Pregl-Str. 3	6020	Innsbruck			
Zentr.f.Physiol. u.Pathophysiol. Med. Univ. Wien.	Schwarzspanierstr. 17	1090	Wien	Abt.f. Umweltphys. u.Balneologie		
Institut f. Sportwissen-schaften d.Univ. Wien	Auf der Schmelz 6	1150	Wien	Abt. Sport-physiologie		

Quelle: Österreichische Ärztekammer Stand Juli/August 2007. (auszugsweise: Alle Ausbildungsstellen unter www.aerztekammer.at)

Kapitel 25
Radiologie, vormals medizinische Radiologie-Diagnostik

In neue Dimensionen vorstoßen

80 Prozent der Erstdiagnosen werden heute im Krankenhaus von FachärztInnen für Radiologie gestellt. Zusätzlich zum großen Bereich der bildgebenden Befundung stößt das Fach immer stärker auch in therapeutische Gefilde mit interdisziplinären Anforderungen vor. Die Anzahl der derzeit tätigen FachärztInnen für Radiologie ist derzeit zu gering, um den gestiegenen Bedarf zu decken. Wer sich für eine Ausbildung in diesem Bereich entscheidet, sollte Begeisterung für neue Technologien aufbringen und bereit sein, auch unter großem Druck zu arbeiten.

Die Radiologie hat in den vergangenen 30 Jahren rasante technologische Veränderungen durchgemacht: Das begann 1972 mit der Erfindung der Computertomographie, welche die bis dahin übliche konventionelle Radiodiagnostik in weitem Ausmaß ergänzt bzw. auch abgelöst hat. Die Magnetresonanztomographie stellte rund 15 Jahre später die nächste Revolution dar – endlich konnten ÄrztInnen direkt „ins Gehirn schauen". Heute ist das ein Vorgang von wenigen Minuten, der ein aussagekräftiges Bild ergibt, das zur Diagnostik eingesetzt werden kann. Die Digitalisierung bedeutet ebenfalls eine Umstellung. Mittlerweile wird in der Radiologie kaum noch Film verwendet, alles läuft über den Computer. Eine der größten Herausforderungen ist allerdings die Erwei-

terung des Faches von der reinen Diagnostik zur therapeutischen Intervention. Das ist einer der größten Wachstumsbereiche. Lange Zeit galt die Radiologie als wichtige Ergänzung diagnostischer Verfahren aus anderen medizinischen Disziplinen, heute fußen bis zu 80 Prozent aller Diagnosen auf einer radiologischen Erstuntersuchung. Das sind gewaltige Veränderungen, die jeden Radiologen herausfordern.

Schau ins Gefäß

Ein Ende der Entwicklungen ist derzeit nicht abzusehen: Interessante Neuerungen werden vor allem im Bereich molekulare Diagnostik und – in weiterer Folge – molekulare Therapie erwartet. Dazu sind geeignete Kontrastmittel erforderlich. Erste Forschungsergebnisse sehen vielversprechend aus. Gearbeitet wird etwa bereits mit eisenhältigen Kontrastmitteln, die sich in den Zellen anreichern. Damit können beispielsweise arteriosklerotische Plaques dargestellt werden. So kann festgestellt werden, ob eine solche Ablagerung im Gefäß gefährlich ist, weil sich Teile davon lösen und periphere Gefäße verschließen könnten. Vielleicht wird es in einigen Jahren sogar möglich sein, eine Therapie anzubieten, die diese Gefahr „entschärft".

Technikfreaks gefragt

Ein Radiologe muss heute Freude an der Bildschirmarbeit haben, weil alle Aufnahmen nur mehr digital verarbeitet werden. Eine wichtige Eigenschaft ist sicher auch die Fähigkeit, interdisziplinär zu denken und zu arbeiten. Gefordert werden außerdem ein großes Interesse an der Technologie, um mit den Entwicklungen auf diesem Gebiet Schritt halten zu können, und der Wille zur Fortbildung.

Keine Gefahr

Angst vor einer möglichen Strahlenbelastung muss ein potenzieller Facharzt für Radiologie nicht haben. Allerdings müssen alle vorgegebenen Sicherheitsbestimmungen genau eingehalten werden. In einzelnen Teilbereichen der Radiologie, wie etwa in der Angiographie und der Intervention, muss zwar im Strahlenbereich gearbeitet werden, allerdings erlauben es moderne Geräte, die Strahlendosis entsprechend zu reduzieren.

Viel zu wenig ÄrztInnen

Es besteht ein Mangel an FachärztInnen für Radiologie. Dies bedeutet für jeden einzelnen Facharzt eine große Belastung. In modernen Notfallzentren, wie auch das AKH eines bietet, landet jedes schwer verletzte Unfallopfer nach der Erstversorgung sofort im CT. Mit einer Ganzkörperaufnahme, die nur wenige Minuten dauert, kann festgestellt werden, wo der Patient verletzt ist und welche Maßnahmen sofort eingeleitet werden müssen. In den Kliniken stehen jederzeit entsprechende Teams für diese Einsätze

zur Verfügung. Da ist Genauigkeit, Schnelligkeit und Effizienz gefragt. Das bedeutet viel Stress. Auch PatientInnen, die sich stationär einer umfangreichen Diagnostik und Therapie unterziehen müssen, fordern die höchste Aufmerksamkeit der FachärztInnen für Radiologie. Aufgrund der aufwändigen Untersuchungsmethoden gestalten sich die Befundungen immer zeitintensiver.

Gegenfächer zuerst

Fünf Jahre dauert die Ausbildung in der Radiologie, ein Jahr sind Gegenfächer zu absolvieren, davon sechs Monate Chirurgie, drei Monate Innere Medizin und drei Monate ein Wahlfach. Derzeit stehen in ganz Österreich rund 150 ÄrztInnen in Ausbildung. Es wird von vielen Ausbildungsstellen übrigens gewünscht, dass die KandidatInnen zuerst die Gegenfächer und dann erst das Hauptfach absolvieren. Außerdem wäre es sinnvoll, zuerst Allgemeinradiologie zu erlernen und sich erst dann zur Vervollkommnung seiner Kenntnisse in ein Schwerpunktspital zu begeben. Leider geht das nicht immer, die vielen verschiedenen Krankenhausträger machen eine solche Rotation sehr schwierig – wer die Chance hat, seine Ausbildung auf diese Weise zu gestalten, sollte sie allerdings auf jeden Fall nutzen.

Vorteilhafter Turnus

Der Turnus ist durchaus vorteilhaft, weil er das Verständnis für interdisziplinäres Arbeiten fördert. Es stellt sich dann allerdings auch die Frage nach einer sinnvollen Dauer der Ausbildung: Derzeit dauert das Studium sechs Jahre, es folgen drei Jahre Turnus und sechs Jahre Facharztausbildung. Das ist eine sehr lange Zeit, und da sind die Wartezeiten noch gar nicht mit eingerechnet. Wer die Ausbildung allerding geschafft hat, dem eröffnen sich eine Menge Chancen: Die Radiologie ist ein expansives Fach: das bedeutet, in Zukunft werden mehr ÄrztInnen & damit auch mehr Ausbildungsplätze notwendig

DIE AUSBILDUNGSSTÄTTEN ZUM FACHARZT FÜR RADIOLOGIE IN ÖSTERREICH

Dienstgeber	Straße	PLZ	Ort	Abteilung	Voll	Teil
KH der Barmherzigen Brüder Eisenstadt	Esterhazystr. 26	7000	Eisenstadt	Röntgeninstitut	3	
LKH KLAGENFURT	St. Veiterstr. 47	9026	Klagenfurt	Röntgendiagnosti. Zentralsinst.	10	
Landeskl.St.Pölten-Lilienfeld, Standort St.Pölten	Propst-Führer-Str. 4	3100	St. Pölten	Zentralröntgeninst.	7	
Allgem.KH d. Stadt Linz GmbH.	Krankenhausstr. 9	4020	Linz	Abt. f. Med.Radiologie-Diagnostik	9	
LKA SALZBURG - St. Johanns Spital	Müllner Hauptstr. 48	5020	Salzburg	Röntgendiagn. Zentralinstitut	5	
Univ. Klinik f. RADIOLOGIE	Auenbruggerplatz 9	8036	Graz			
Univ. Klinik f. KINDER- u. JUGENDHEILKUNDE	Anichstr. 35	6020	Innsbruck	Radiol.Abt.		
MR Magnet Resonanz Institut Bregenz GmbH	Deuringstr. 3	6900	Bregenz	Lehrambulatorium	1	
Univ. Klinik f. RADIODIAGNOSTIK	Währinger Gürtel 18-20	1090	Wien			
UKH L. BÖHLER	Donaueschingenstr. 13	1200	Wien	Organisationseinh. Radiologie		1

Quelle: Österreichische Ärztekammer Stand Juni/Juli 2007. (auszugsweise: Alle Ausbildungsstellen unter www.aerztekammer.at)

Kapitel 26
Mund-, Kiefer- und Gesichtschirurgie

Ein akademischer Handwerksberuf

Menschen mit zwei linken Händen sollten sich nicht unbedingt dafür entscheiden, Kieferchirurgen zu werden, denn: Ohne manuelle Begabung ist der Mund-, Kiefer- und Gesichtschirurg zum Scheitern verurteilt. Eine gute Konstitution ist ebenfalls von Vorteil: Operationen dauern im Schnitt mehr als neun Stunden. Seit der Novellierung der Ausbildungsordnung sollte Medizin und Zahnmedizin vor der Facharztausbildung studiert werden.

Wer Mund-, Kiefer- und Gesichtschirurg werden will, muss besonders fleißig sowie bereit und fähig zur interdisziplinären Zusammenarbeit sein. Gefordert ist – laut neuer Ausbildungsordnung – nämlich die Doppelapprobation: Das bedeutet ein Studium der Humanmedizin plus ein Studium der Zahnmedizin. Nach insgesamt neun Jahren Studium beginnt dann die Facharztausbildung, die nochmals vier Jahre dauert, drei Jahre im Fach und ein Jahr Gegenfächer.

Die zweite Hürde ist die Notwendigkeit manueller Begabung: Intelligent zu sein allein reicht nicht, sie müssen auch manuell begabt sein. Denn das Fach besteht, neben der Voraussetzung der intellektuellen Leistung eines Mediziners, zu einem großen Teil aus manuellen Tätigkeiten. Wer dafür keine Begabung oder daran kein Interesse hat, ist als Mund-, Kiefer- und Gesichtschirurg sicher an der falschen Adresse. Nicht zuletzt kann die Notwendigkeit zur Interdisziplinarität eine dritte Hürde bilden: Die Kooperation mit anderen Fächern, wie etwa der plastischen Chirurgie, der HNO, Radiologie, Onkologie und Neurochirurgie ist eng, beispielsweise bei kraniofazialen Operationen an Kindern.

Besonders gut funktioniert diese Zusammenarbeit im Wiener AKH. Gemeinsam mit Orthopädie und Unfallchirurgie bildet die Mund-, Kiefer- und Gesichtschirurgie dort die so genannte „Dritte Knochenklinik".

Tendenz zum Knochen

Die Mund-, Kiefer- und Gesichtschirurgie ist zum „Knochen" tendiert. Im Unterschied zu vielen plastischen ChirurgInnen wird zuerst das Fundament aufgebaut und dann die Wand gestrichen, um ein Beispiel aus dem Handwerk zu nennen.

Die Rekonstruktion nach Unfällen und Tumoren ist sicher die größte Herausforderung für Mund-, Kiefer- und GesichtschirurgInnen. Ein Traum für viele FachärztInnen in diesem Bereich ist sicherlich, alle Unfallfolgen und Auswirkungen von Tumorentfernungen mittels rekonstruktiver Eingriffe mit Hilfe von aus Stammzellen gewonnenem Knochen und Weichgewebe zu beheben. Vielversprechende Forschungsarbeiten laufen diesbezüglich etwa an der Wiener Klinik im Allgemeinen Krankenhaus. Die nächsten

Jahre werden zeigen, ob dieser Traum Wirklichkeit werden kann.

Die Transplantationen, die heute bereits durchgeführt werden können, sind ebenfalls ein interessantes Gebiet. Ein Beispiel dafür ist die erste Gesichtstransplantation, die vor einiger Zeit in Frankreich durchgeführt wurde. Das ist bestimmt noch nicht das Ende dieser Entwicklung.

OP geglückt – PatientIn gesund

Erfolgserlebnisse sind häufig in der Mund-, Kiefer- und Gesichtschirurgie – denn in vielen Fällen kann den PatientInnen mit einem oder mehreren chirurgischen Eingriffen nicht nur wieder zu voller Gesundheit, sondern auch wieder zu mehr Selbstbewusstsein verholfen werden, etwa wenn Entstellungen im Gesicht korrigiert werden können. Auch TumorpatientInnen kann fast immer geholfen werden – der glückliche Patient ist dann die Entschädigung für viele anstrengende Stunden im Operationssaal.

Präzise und radikal

Die Mund-, Kiefer- und Gesichtschirurgie ist ein dynamisches Fach. Das sieht man schon daran, wie sehr sich die Methoden, mit denen heute operiert wird, von jenen unterscheiden, die vor 20 Jahren angewendet wurden.

So hat die Transplantatchirurgie eine feinere, gleichzeitig aber auch radikalere operative Technik ermöglicht. Ein Beispiel:

Die Überlebensrate nach einem Mundschleimhautkarzinom betrug vor rund 30 Jahren 13 Prozent – heute sind es 82 Prozent der PatientInnen, die fünf Jahre nach einer radikalen Tumoroperation noch am Leben sind.

Die radikaleren Eingriffsmöglichkeiten sind möglich geworden, weil Weichgewebe und Knochen heute weitestgehend rekonstruiert werden können.

Ein guter Mensch sein ...

Nur ein guter Mensch kann auch ein guter Arzt sein. So lautet etwa ein Zitat des Vorstands der Wiener Universitätsklinik für Mund-, Kiefer- und Gesichtschirurgie, Prof. DDr. Rolf Ewers. Für ihn ist dies die erste Grundvoraussetzung für den Beruf. Die zweite ist eine hervorragende Ausbildung. Erfolgreich kann nur jener Kollege/ jene Kollegin sein, der gutes Grund- und Fachwissen hat und manuell begabt ist.

... und ein ausdauernder

Operiert wird heute ausschließlich mikrochirurgisch, das bedeutet extrem lange Operationszeiten. Es werden nur kleine Stich-Inzisionen durchgeführt und fast alles intraoral oder transbukkal operiert. Im Durchschnitt dauern solche Operationen neun Stunden, aber auch 18- oder 24-stündige Eingriffe sind durchaus keine Seltenheit. Das ist belastend, für ältere MedizinerInnen noch mehr als für jüngere. Eine ausgezeich-

DIE AUSBILDUNGSSTÄTTEN ZUM FACHARZT FÜR MUND-, KIEFER- UND GESICHTSCHIRURGIE IN ÖSTERREICH

Dienstgeber	Straße	PLZ	Ort	Abteilung	Voll	Teil
LKH KLAGENFURT	St. Veiterstr. 47	9026	Klagenfurt	Abt. f. Mund-,Kiefer- u. Gesichtschir.	3	
Landeskl.St.Pölten-Lilienfeld, Standort St.Pölten	Propst-Führer-Str. 4	3100	St. Pölten	Abt. f.Mund-, Kiefer- u.Gesichtschirurgie	3	1
Allgem.KH d. Stadt Linz GmbH.	Krankenhausstr. 9	4020	Linz	Abt.f. Mund-, Kiefer- u.Gesichtschir.	3	
Klinikum Kreuzschwestern Wels	Grieskirchnerstr. 42	4600	Wels	Abt. f. Mund-, Kiefer-u. Gesichtschir.	3	
LKA SALZBURG - St. Johanns Spital	Müllner Hauptstr. 48	5020	Salzburg	Landeskl. f.Mund-,Kiefer-u.Gesichtschir.	4	
Univ. Klinik f. ZAHN-,MUND-U.KIEFERHEILKUNDE	Auenbruggerplatz 12	8036	Graz			
Univ. Zahnklinik, Klin. Abt. f. Mund-,Kiefer-,u.Gesichtschir.	Auenbruggerpl. 12	8036	Graz			
Univ. Klinik f. ZAHN-,MUND-U.KIEFERHEILKUNDE	Anichstr. 35	6020	Innsbruck			
LKH FELDKIRCH	Carinag. 47-49	6807	Feldkirch - Tisis	Abt. f. Mund-, Kiefer-u.Gesichtschir.		1
Univ. Klinik f. MUND-, KIEFER-u.GESICHTSCHIR.	Währinger Gürtel 18-20	1090	Wien	Inst. f. Zahn-,Mund-u.Kieferheilk.		

DIE AUSBILDUNGSSTÄTTEN ZUM FACHARZT FÜR MUND-, KIEFER- UND GESICHTSCHIRURGIE IN ÖSTERREICH

Dienstgeber	Straße	PLZ	Ort	Abteilung	Voll	Teil
KH Hietzing/Neurol. Zentr.Rosenh.-vorm. KH Lainz	Wolkersbergen-str. 1	1130	Wien	Inst.f. Zahn.,Mund- u.Kieferheilk.		1
SMZ-Ost Donauspital	Langobardenstr. 122	1220	Wien	Inst.f. Zahn.,Mund- u.Kieferheilk.		1

Quelle: Österreichische Ärztekammer Stand Juli/August 2007. (auszugsweise: Alle Ausbildungsstellen unter www.aerztekammer.at)

nete körperliche Konstitution ist dafür auf jeden Fall notwendig. MedizinerInnen sind sicherlich nicht faul, sonst würden sie nicht Medizin studieren. Aber jemand, der die Bequemlichkeit schätzt, sollte sich ein anderes Sonderfach aussuchen.

Keine lange Wartezeit

Vier Universitätskliniken für Mund-, Kiefer- und Gesichtschirurgie existieren in Österreich: In Wien, Graz, Salzburg und Innsbruck. Abteilungen bestehen u.a. in Wels, Klagenfurt und Feldkirch.

Etwa 30 Ausbildungsstellen sind vorhanden. Für jede Stelle gibt es etwa zwei bis drei Bewerber. Wer sich für dieses Fach entscheidet, muss – im Unterschied zu vielen anderen Fächern – sicherlich nicht jahrelang auf einen Ausbildungsplatz warten.

Begrenzte Stellen

Die Möglichkeit, das Fach Mund-, Kiefer- und Gesichtschirurgie in seiner gesamten Breite auszuüben, wird natürlich nur auf einer Klinik oder Fachabteilung geboten. Da sind die vorhandenen Stellen allerdings begrenzt. Wer sehr gut ist, für den ist der Chefsessel oder auch ein Oberarztposten möglich. Aber da wird die Luft schon recht dünn. Wer sich auf kleine Kieferchirurgie spezialisiert, dazu gehören etwa Weisheitszahn-Operationen, der kann sich auch niederlassen – und hat durchaus gute Chancen auf eine lukrative Praxis.

Kapitel 27

Neurobiologie

„Ein schöner Garten voller seltener Blumen"

Es gibt Fächer, die auf den ersten Blick durchaus nicht vermuten lassen, dass es sich um ein medizinisches Fachgebiet handelt. Die Neurobiologie ist ein solches. Eher klein, aber mit interessanten Perspektiven, entwickelt es Tests und bringt die Diagnostik im Bereich neurologischer Erkrankungen vorwärts. Dabei geht es nicht um l'art pour l'art – vielmehr stehen Sinnhaftigkeit und Anwendungsmöglichkeiten neuer Untersuchungsparameter im Vordergrund. Die klinische Anwendung ist das Ziel jeder neurobiologischen Arbeit.

Die Ursachen für die Aufnahme des Faches Neurobiologie in den medizinischen Fächerkanon sind banal: Aufgrund des Hochschullehrerdienstrechts wurde es vor einigen Jahren notwendig, auch in nicht-klinischen Fächern eine Facharztausbildung absolvieren zu können. Auf dem Gebiet der Neurowissenschaften wurde die Neurobiologie als Überbegriff gewählt, um alle Teilgebiete, wie Neurochemie, Neuroimmunologie, Neuropharmakologie, Neurogenetik, Neurophysiologie etc. in ein Fach einbinden zu können.

Alleskönner gefragt

Die Schwerpunkte im Fach sind die Erforschung der neurodegenerativen Erkrankungen einschließlich Prionenerkrankungen, neurometabolische Erkrankungen, sowie die Neuroonkologie. Der Bogen spannt sich vom Verständnis der Krankheitsursache bis zur Entwicklung diagnostischer Tests, von der Grundlagenforschung bis zur klinischen Anwendung. Die Ausbildung ist interdisziplinär und sehr breit. Es sind Kenntnisse in Biochemie, Physiologie, Molekulargenetik, Neurogenetik, Neurochemie, Neuroimmunologie, Neurologie, pädiatrischer Neurologie und Metabolik notwendig, was für sich genommen schon eine Herausforderung darstellt.

Kein Orchideenladen

NeurobiologInnen arbeiten auf den Gebieten der Grundlagen- und angewandten medizinischen Forschung. Es werden neue Testverfahren entwickelt, bei denen eines an erster Stelle steht: Hat dieser Test klinische Relevanz? Bringt er die Diagnostik voran? Die Neurobiologischen Institute werden gerne als „Orchideenladen" bezeichnet – jeder Biomarker, der gefunden wird, ist eine „seltene Blume". Erst die Abklärung, ob ein solcher Marker klinisch-diagnostisch oder als Therapie-Monitor verwendbar ist, führt zur Implementierung eines neuen Tests im klinischen Bereich.

Das Wiener Institut für Neurobiologie am AKH Wien ist österreichweit das einzige Institut, das Diagnostik bei Prionenerkrankungen durchführt. Das Gleiche gilt für die Labordiagnostik der sogenannten paraneoplastischen neurologischen Syndrome.

Auch für eine Reihe von Stoffwechselerkrankungen gilt das Wiener Institut als zentrale Anlaufstelle für das ganze Land.

Viel gelungen ...

Nicht wenige Entwicklungen haben die Neurobiologie inzwischen in Richtung „freie Wildbahn" – also medizinische Anwendung – verlassen. Dazu gehören Forschungsarbeiten zu Enzymen, die für bestimmte Stoffwechselerkrankungen verantwortlich sind. Hier bedeutet es eine Herausforderung, diese Enzyme gentechnisch herzustellen, den PatientInnen zu verabreichen und damit therapeutische Erfolge zu erzielen. Dies ist beispielsweise bei der Gaucher- sowie der Fabry-Erkrankung bereits gelungen und stellt einen Meilenstein in der Therapie dar. Freilich ist das Problem der Passage durch die Blut-Hirn-Schranke noch nicht gelöst – ein wichtiges Thema für weitere neurobiologische Forschungen.

... viel zu tun!

Fachlich wird es in Zukunft darum gehen, die vielen möglichen Untersuchungsparameter in ein sinnvolles Diagnose-„Gerüst" einzubauen. Welche Rolle spielen welche Untersuchungen in welchem Zusammenhang? Wann soll welcher Test angewendet werden? Jede Untersuchung führt sozusagen zu einem Ergebnis, aber: Hat dieses Ergebnis auch diagnostische und/oder therapeutische Relevanz? Das sind Fragen, die sich die ÄrztInnen in diesem Fach täglich aufs Neue stellen müssen.

Networker gesucht

Wer sich für die Ausbildung zum Facharzt für Neurobiologie interessiert, muss wissen, dass PatientInnenkontakt kaum gegeben sein wird. Das Fach ist ein nicht-klinisches Fach und extrem forschungsorientiert. Notwendig sind Interesse an den vielfältigen Aspekten des Nervensystems, Lernbereitschaft und Ausdauer, Geduld und Frustrationstoleranz und nicht zuletzt Kommunikations- und Kooperationsfähigkeit mit anderen klinischen und nichtklinischen Disziplinen. Er/sie muss auf jeden Fall ein „Networker" sein, denn die Erkrankungen, die erforscht werden, sind oft extrem selten. Schon um eine ausreichende Fallzahl für entsprechende Studien aufbringen zu können, ist die Zusammenarbeit mit anderen Institutionen, national wie international, unbedingt erforderlich.

Forschen muss sein

Die Ausbildung im Fach dauert vier Jahre, dazu sind zwei Jahre lang Gegenfächer aus dem klinischen Bereich zu absolvieren. Der Arzt in Ausbildung erlernt laboranalytisch und diagnostisch tätig zu sein. Die Schwerpunkte liegen auf der Neurochemie, -immunologie, -genetik, -physiologie mit Schnittpunkten zur Neuropathologie. Da die Ausbildung derzeit nur an universitätsgebundenen Institutionen möglich ist, ist die wissenschaftliche Forschung, auch während der Ausbildung, eine Conditio sine qua non. Dabei steht die Entwicklung neuer Testverfahren im Vordergrund.

Nur ein ausbildendes Institut

Das Klinische Institut für Neurologie (KIN) am Wiener AKH ist derzeit österreichweit die einzige von der Ärztekammer approbierte Ausbildungsstätte zum Facharzt für Neurobiologie. Um die Ausbildungsberechtigung zu erhalten, müssen an einem Institut mindestens zwei FachärztInnen für Neurobiologie tätig sein. Das ist derzeit nur am KIN der Fall. Das KIN bietet zwei Ausbildungsstellen, die derzeit allerdings besetzt sind.

Langer Atem erhöht Chancen

Neurobiologie berechtigt als Sonderfach der Medizin wie alle anderen Sonderfächer zur selbstständigen Berufsausübung mit den Möglichkeiten eigenverantwortlicher Gutachtertätigkeit sowie der Niederlassung. Zurzeit sind in Österreich sechs FachärztInnen für Neurobiologie an den Universitäten tätig, das Fach präsentiert sich derzeit noch als universitätsgebunden. Die Tätigkeit des Facharztes für Neurobiologie wird zukünftig über die Erforschung des komplexen Aufbaus und der vielschichtigen Funktionen des Nervensystems hinaus auf die Beantwortung krankheitsrelevanter spezialisierter Fragestellungen aus vielen Interessensgebieten, wie etwa Neuroonkologie, Neurochemie, Neurogenetik, Neuroendokrinologie und spezielle Labordiagnostik gerichtet sein. „Ein schöner Garten voll seltener Blumen" – so ein Zitat des österreichischen Doyens der Neurobiologie, Prof. Dr. Hans Bernheimer, wird das Fach mit Sicherheit auf in Zukunft bleiben.

Kapitel 28
Neurochirurgie

Nur für Menschen mit Berufung!

Notfälle sind an der Tagesordnung. Die Operationen dauern viele Stunden lang und Fehler sind schlicht und einfach nicht erlaubt. Der Alltag eines Neurochirurgen ist anstrengend und herausfordernd, die Entlohnung entspricht diesen Herausforderungen nicht, eine altruistische Haltung ist daher jedenfalls gefragt.

Der Sitz des Lebens – so wird das Gehirn auch genannt – ist die „Arbeitsfläche" des Neurochirurgen. Ein faszinierendes Bild – und eine große Herausforderung für angehende NeurochirurgInnen. Denn wenn anderswo in der Chirurgie Fehler vielleicht keine großen Konsequenzen haben und/oder ausgebügelt werden können, so ist dies im Gehirn nicht der Fall: Fehler haben für den Patienten, der operiert wird, im besten Fall lebenslange Auswirkungen, im schlimmsten Fall führen sie zum Tode.

Viel Arbeit – wenig Lohn

Eine Herausforderung ist die Arbeit als NeurochirurgIn allemal. Die Arbeit in einem hochsensiblen Operationsgebiet, dem Gehirn und dem Rückenmark, setzt voraus, unter extremen Belastungen genau und ruhig arbeiten zu können.

Dazu kommt: Die Entlohnung ist, im Vergleich zu anderen Sonderfächern der Medizin, eher gering. Eine Niederlassung als Neurochirurg ist schwierig, die Bindung an ein Krankenhaus für die Ausübung des Berufs notwendig.

Viele Meilensteine

1968 wurde mit der Entwicklung des Operationsmikroskops eine der wichtigsten Voraussetzungen für Operationen am offenen Gehirn und Rückenmark geschaffen. Die intraoperative Navigation ermöglichte rund 20 Jahre später ein deutlich exakteres Operieren, weil damit jederzeit klar ist, in welchem Gehirnareal der Chirurg sich befindet. Einen weiteren Meilenstein stellte die Einführung des Ultraschall-Dissektors dar, der es den NeurochirurgInnen ermöglicht, Gehirntumoren von innen auszuhöhlen, zu verkleinern und abzusaugen, was eine deutliche Verbesserung der Behandlung und Prognose von TumorpatientInnen ermöglicht.

Eine bahnbrechende Neuerung stellte zudem das Gamma-Knife und die Entwicklung der stereotaktischen Tumorchirurgie vor etwa 15 Jahren dar. Dadurch wurde es möglich, ohne Schädeleröffnung bestimmte Tumoren – vor allem im Schädelbasisbereich, aber auch an anderen diffizilen Lokalisationen – suffizient zu behandeln. Damit nicht genug, eröffnete das Koiling von Aneurysmen und die Embolisation von Angiomen die Möglichkeit, Hirnarterienaneurysmen ohne Schädeleröffnung zu therapieren. Diese Art der Aneurysmenbehandlung hat in den letzten Jahren bereits bei vielen PatientInnen die Standardaneurysmenchirurgie abgelöst.

Altruistisch und belastbar

Die rasch fortschreitende Entwicklung der Operationstechniken in der Neurochirurgie macht klar: Ein Neurochirurg muss extrem flexibel sein und sich auf Neuerungen rasch einstellen können. Sehr große Belastbarkeit ist ebenfalls eine wichtige Eigenschaft. Operationen dauern oft viele Stunden, in denen der Neurochirurg in seiner Konzentration keinen Augenblick lang nachlassen darf. Denn schon der kleinste Fehler kann große Auswirkungen haben. Anders gesagt: Fehler sind eigentlich nicht erlaubt, weil jeder Fehler dauerhafte Schädigungen des Patienten zur Folge haben kann. Etwa 15 Prozent aller Operationen sind Notfalloperationen – Dienst außerhalb der Dienstzeit daher eher die Regel als die Ausnahme.

Nicht zuletzt sollte sich ein Neurochirurg in Österreich in finanzieller Bescheidenheit üben, weil die Honorierung in keinem Verhältnis zum Aufwand steht, wie führende NeurochirurgInnen festhalten. Ein gewisses altruistisches Menschenbild schadet daher bestimmt auch nicht.

Fünf Jahre im Fach

Wer eine Ausbildungsstelle zum Neurochirurgen sucht, sieht sich vor gar nicht so schlechte Chancen gestellt. Wie überall gilt: Engagement bereits während des Studiums – etwa in Forschungsgruppen, unentgeltliche Mitarbeit auf der Station – können die Suche nach einem Ausbildungsplatz erleichtern. Rund 30 Ausbildungsplätze für das Fach Neurochirurgie stehen in Österreich zur Verfügung. Die umfassendste Ausbildung bieten sicherlich die Universitätskliniken. Fünf Jahre wird im Fach ausgebildet, ein halbes Jahr muss auf einer allgemeinchirurgischen Station und ein halbes Jahr auf einer neurologischen Station absolviert werden. Ein weiteres halbes Jahr kann Orthopädie, plastische oder Unfallchirurgie gewählt werden. Der Turnus ist nicht Pflicht. Er ist aber sinnvoll, weil er einen guten Überblick über die gesamte Medizin ermöglicht. Es ist allerdings auch die Ausbildung zum Neurochirurgen allein schon extrem aufwendig: Immerhin rund zehn Jahre dauert es, bis ein Neurochirurg wirklich als Spezialist seines Faches bezeichnet werden kann.

Herausforderungen bleiben

Ein Ende der Herausforderungen ist im Fach trotzdem nicht abzusehen: So gilt etwa die Epilepsiechirurgie bei Kindern nach wie vor als Thema mit viel Entwicklungspotenzial. Auch die intraoperative Bildgebung mit Kernspintomographen gilt als – allerdings sehr teure – neue Herausforderung für das Fach. Die Möglichkeit intraoperative Vorgänge life abzubilden, ermöglicht eine weitere deutliche Verbesserung vor allen Dingen in der Tumorchirurgie. Ein dritter wichtiger

Punkt, der in Zukunft in der Neurochirurgie eine wesentliche Rolle spielen wird, ist die Versorgung von Wirbelsäulenerkrankungen. NeurochirurgInnen arbeiten am Nervensystem und sind von daher prädestiniert für die Arbeit an der Wirbelsäule. Eine stärkere interdisziplinäre Zusammenarbeit mit der Orthopädie wäre hier angezeigt.

Gigantisches Bedürfnis

Die klassische Hirnchirurgie ist rückläufig. Die Schädelbasischirurgie, früher eine Domäne der NeurochirurgInnen, ist rückläufig. ExpertInnen der Neurochirurgie empfehlen eine Ausbildung zum Neurochirurgen nur denen, die eine wirkliche, innere Berufung zu diesem Fach verspüren. Denn für freischaffende NeurochirurgInnen, die sich niederlassen, ist die Situation besonders schwierig. Die Tätigkeit ist insgesamt mit einem hohen Risiko verbunden, die Entlohnung steht in keinem Verhältnis zum Aufwand. Die klassische Gehirnchirurgie ist quantitativ rückläufig und wird in der nahen Zukunft wohl nur noch wenigen Zentren vorbehalten sein, eine Entwicklung, die die Berufsaussichten für angehende NeurochirurgInnen noch verschlechtert.

DIE AUSBILDUNGSSTÄTTEN ZUM FACHARZT FÜR NEUROCHIRURGIE IN ÖSTERREICH

Dienstgeber	Straße	PLZ	Ort	Abteilung	Voll	Teil
Landeskl.St.Pölten-Lilienfeld, Standort St.Pölten	Propst-Führer-Str. 4	3100	St. Pölten	Abt. f. Neurochirurgie		3
Wagner-Jauregg-KH Linz	Wagner-Jauregg-Weg 15	4020	Linz	Neurochir.Abt.	5	
Klinikum Kreuzschwestern Wels	Grieskirchnerstr. 42	4600	Wels	Organisationseinheit f. Neurochirurgie		1
Christian-Doppler-Klinik - Landesnervenklinik Salzburg	Ign.-Harrer-Str. 79	5020	Salzburg	Neurochir. Abt.	5	
Univ. Klinik f. NEURO-CHIRURGIE	Auenbruggerplatz 15	8036	Graz			
Univ. Klinik f. NEURO-CHIRURGIE	Anichstr. 35	6020	Innsbruck			
LKH FELDKIRCH	Carinag. 47-49	6807	Feldkirch - Tisis	Neurochir. Abt.	1	
KA Rudolfstiftung	Juchg. 25	1030	Wien	Neurochirurgische Abteilung	5	
Univ. Klinik f. NEURO-CHIRURGIE	Währinger Gürtel 18-20	1090	Wien			
KH Wr. Neustadt*					1	
SMZ-Ost Donauspital	Langobardenstr. 122	1220	Wien	Neurochir. Abt.	5	

Quelle: Österreichische Ärztekammer Stand Juli/August 2007. (auszugsweise: Alle Ausbildungsstellen unter www.aerztekammer.at)

Kapitel 29

Neurologie

NeurologInnen sind Mangelware!

Bildgebende Verfahren und die Entwicklungen in der Pharmakotherapie haben das Sonderfach Neurologie zu einem der zukunftsträchtigsten Fächer in der Medizin werden lassen. Auch die demographische Entwicklung hält neue Herausforderungen bereit. Nach Schlaganfällen steht die Neurorehabilitation im Vordergrund, bei Alzheimer-PatientInnen kann mit kognitivem Training einiges erreicht werden.

Die Magnetresonanztomographie hat die Neurologie erheblich weitergebracht. Bildgebende Verfahren ermöglichten eine genaue Lokalisation von entzündlichen Prozessen im Gehirn, was beispielsweise für die Diagnose und die Beobachtung des Therapieverlaufs bei der Multiplen Sklerose von enormer Bedeutung ist. Auch die Entwicklungen in der Molekulargenetik sind „Meilensteine" für die Neurologie. Damit gelingt es, viele hereditäre neurologische Erkrankungen genetisch zu erfassen, zu lokalisieren und Diagnosen zu präzisieren.

Junges Fach

Erst seit 1998 ist die Neurologie ein eigenes Sonderfach der Medizin. Bis zu diesem Zeitpunkt bildeten Neurologie und Psychiatrie ein gemeinsames Fach. Aufgrund von unterschiedlichen Aufgaben und Zielsetzungen wurden die Fächer in der letzten Novelle zur Ausbildungsordnung, eben 1998, getrennt.

Die Verbesserung von Diagnostik und Therapie neurologischer Erkrankungen in den vergangenen 20 Jahren führte zu einem massiven Aufschwung des Sonderfachs Neurologie. So hält der österreichische Gesundheitsplan etwa fest, dass für die Neurologie zukünftig eine Erhöhung der Bettenzahl geplant ist. Die Neurologie ist, abgesehen von der Orthopädie und orthopädischen Chirurgie das einzige Fach, in dem die Bettenanzahl in den kommenden Jahren aufgestockt werden soll. Einer der Gründe dafür ist die demographische Entwicklung. Mit der älter werdenden Bevölkerung werden Erkrankungen wie Schlaganfälle zunehmen, und diese PatientInnen benötigen eine neurorehabilitative Behandlung.

Mehr Medikamente

Mit der Schaffung von Stroke-Units konnte zudem die Behandlung von Schlaganfällen in den vergangenen Jahren deutlich verbessert werden. In naher Zukunft rechnen NeurologInnen damit, Schlaganfälle bereits im Akutstadium interventionell therapieren zu können, wie etwa mit dem Einsatz von Stents, mit denen verstopfte Gefäße wieder durchlässig gemacht werden können. Eine wesentliche Rolle in der Neurologie spielt auch die Pharmakotherapie, von der Vorbeugung von Erkrankungen bis hin zur wirksamen Behandlung. Dazu gehören etwa Medikamente gegen Epilepsie, Parkinson und pharmakologische Strategien zur Vorbeugung von Schlaganfall. Die Interferone, die heute erfolgreich in der Therapie der Multiplen Sklerose eingesetzt werden, sind besonders hervorzuheben. Trotzdem bleiben noch genügend Therapiegebiete zur Erforschung übrig. Die Alzheimer-Erkrankung harrt etwa immer noch einer suffizienten Therapie. Bisher kann der Krankheitsverlauf lediglich etwas hinausgezögert werden – eine Heilung ist noch nicht möglich. Diese Erkrankung ist für die wissenschaftlich tätigen Neurologen eine besondere Herausforderung. Im Mittelpunkt der Forschungsbemühungen stehen nicht nur Medikamente, die das Fortschreiten der Krankheit verlangsamen, sondern auch die Entwicklung eines Impfstoffs.

Zukunft Neuroimmunologie

Auch im Bereich der Molekularbiologie und -genetik warten interessante Forschungsaufgaben auf wissenschaftlich interessierte FachärztInnen für Neurologie: Ein sehr großer Bereich ist zum Beispiel die Neuroimmunologie, die Multiple Sklerose ist ein Paradebeispiel für eine immunologische Erkrankung. Nicht zuletzt das große Gebiet der Neurorehabilitation bietet interessante Aufgabengebiete für junge NeurologInnen. Mit der Entdeckung, dass das Gehirn lernfähig ist, haben sich ungeheure neue Möglichkeiten aufgetan. Das Gehirn kann aufgetretene Schäden nicht nur kompensieren, sondern ganz neu lernen. Das ist ein Poten-

zial, das sicherlich noch nicht einmal ansatzweise vollständig genutzt wird.

Strukturiert denken

Wer Facharzt für Neurologie werden will, muss vor allem strukturiert denken können: Das ist für die Statuserhebung und die lokalisatorische Zuordnung eines neurologischen Problems unerlässlich. Ein Neurologe muss aber immer auch Case Manager sein, um ein neurologisches Problem von Grund auf verstehen und therapieren zu können: Ein gutes Beispiel dafür ist die Schmerztherapie: Gerade in der Schmerzbehandlung ist es nicht damit getan, nur den Schmerz zu therapieren. Es muss auch versucht werden, die Ursachen des Schmerzes zu explorieren. Eine besonders große Rolle spielt dies bei chronischen Schmerzen, die meist multifaktoriell sind. Hier ist Interdisziplinarität gefragt, denn für NeurologInnen sind die KollegInnen aus der Psychiatrie, der Neurochirurgie, der Neuroradiologie und der Inneren Medizin wichtige PartnerInnen in der täglichen Arbeit.

Mehr Rotation

Vier Jahre dauert die Ausbildung im Fach Neurologie, bisher waren als Gegenfächer je ein Jahr Innere Medizin und ein Jahr Psychiatrie vorgeschrieben. Mit der neuen Ausbildungsordnung können nun auch andere Gegenfächer, wie etwa Augenheilkunde, Orthopädie, Chirurgie, Neurochirurgie oder Anästhesie gewählt werden. Besonders

DIE AUSBILDUNGSSTÄTTEN ZUM FACHARZT FÜR NEUROLOGIE IN ÖSTERREICH

Dienstgeber	Straße	PLZ	Ort	Abteilung	Voll	Teil
LKH VILLACH	Nikolaig. 43	9500	Villach	Abt. f. Neurologie u. Psychosomatik	2	
Kurklinik u. Rehabzentr. Maria Theresia	Kurhausstr. 100	2222	Bad Pirawarth			2
Landesklinikum Thermenregion Hochegg	Hocheggerstr.43	2840	Grimmenstein	Abt. f. Neurologie		2
Landeskl.Horn-Eggenb.-Allentst.,Standort Horn	Spitalg. 10	3580	Horn	Abt. f. Neurologie	3	
Rehab.-Zentrum Weisser Hof	Postfach 36	3400	Klosterneuburg			1
Landeskl.St.Pölten-Lilienfeld, Standort St.Pölten	Propst-Führer-Str. 4	3100	St. Pölten	Abt. f. Neurologie	4	
KH WR. NEUSTADT	Corvinusring 3-5	2700	Wr. Neustadt	Neurolog. Abt.	3	
Allgem.KH d. Stadt Linz GmbH.	Krankenhausstr. 9	4020	Linz	Abt. f. Neurologie u. Psychiatrie	4	2
Klinik Wilhering	Am Dorfplatz 1	4073	Wilhering	Rehab.Zentr. f.Neurol.Orthop. Kinderrehab.		1
Christian-Doppler-Klinik - Landesnervenklinik Salzburg	Ign.-Harrer-Str. 79	5020	Salzburg	Neurol. Abt.	10	
Univ. Klinik f. NEUROLOGIE	Auenbruggerplatz 22	8036	Graz			

DIE AUSBILDUNGSSTÄTTEN ZUM FACHARZT FÜR NEUROLOGIE IN ÖSTERREICH

Dienstgeber	Straße	PLZ	Ort	Abteilung	Voll	Teil
LNKL Sigmund Freud Graz	Wagner Jauregg Platz 1	8053	Graz	Neurol.Abt.	6	
Univ. Klinik f. NEUROLOGIE	Anichstr. 35	6020	Innsbruck			
LKH HOCHZIRL - Anna Dengl-Haus		6170	Zirl	Abt.f.Neurolog. Akutnachsorge		4
LKH f. Psychiatrie u. Neurologie RANKWEIL	Valdunastr. 16	6830	Rankweil	Abt. f. Neurologie	4	
Neurolog. Rehab-Zentrum Rosenhügel d. SVA	Rosenhügelstr. 192a	1130	Wien			2
Heeresspital STAMMERSDORF	Brünnerstr. 238	1210	Wien			1

Quelle: Österreichische Ärztekammer Stand Juni/Juli 2007. (auszugsweise: Alle Ausbildungsstellen unter www.aerztekammer.at)

wichtig sind dabei die Neurochirurgie, die Intensivmedizin und die Orthopädie. Es ist übrigens nicht sinnvoll, seine Ausbildung nur an einem einzigen Krankenhaus zu absolvieren: Schwerpunktkrankenhäuser bieten andere Herausforderungen als die Arbeit an einem kleinen Spital.

Aufgrund der unterschiedlichen Krankenhausträger – so seien zukünftige NeurologInnen gleich vorweg gewarnt – ist eine solche Rotation zwar möglich, allerdings schwierig und mit einigem bürokratischen Aufwand verbunden.

Gute Chancen

Wer die Ausbildung erfolgreich absolviert hat, steht vor ausgezeichneten beruflichen Chancen, denn es gibt zu wenige NeurologInnen. Es sind offene Stellen an Krankenhäusern vorhanden, vor allem an Landspitälern. Denn die meisten NeurologInnen arbeiten an einer Universitätsklinik und wollen dort auch bleiben.

Auch für den niedergelassenen Bereich stehen die Chancen nicht schlecht, wenn sie auch durch die vorhandenen Kassenverträge limitiert sind.

Kapitel 30
Neuropathologie

Nichtklinisch und doch klinisch!

Erst seit 1994 findet sich die Ausbildung zum Facharzt für Neuropathologie in der österreichischen Ausbildungsordnung. Die umfassende Kenntnis der Neurowissenschaften, ein genaues diagnostisches Auge und vor allem die exakte und rasche Befundung sind die wichtigsten Eigenschaften für dieses Sonderfach, das sich als Dienstleistung für KlinikerInnen und PatientInnen versteht.

Entwickelt hat sich das Sonderfach Neuropathologie aus der Pathologie. Die Ausbildung zum Neuropathologen ist derzeit nur an drei Kliniken, in Wien, Linz und Salzburg möglich, weil nur an diesen Kliniken die von der Ärztekammer geforderten zwei FachärztInnen für Neuropathologie tätig sind. Die Ausbildung zum Facharzt für Neuropathologie muss breit sein – der Kontakt mit den KollegInnen aus den klinischen Fächern eng.

Aufgrund der immer spezifischer werdenden Anforderungen und des breiten Wissensgebietes, das sowohl Kenntnisse auf den Gebieten Neurobiologie, Neurologie, Neurochirurgie und Neurozytologie fordert, war das eigene Sonderfach eine Conditio sine qua non.

In Deutschland war die Neuropathologie schon viele Jahre ein eigenes Sonderfach, als auch Österreich diesem Trend folgte und ebenfalls ein Sonderfach einrichtete.

Dienstleister Neuropathologie

Der Neuropathologe arbeitet in engem Zusammenhang mit der klinischen Diagnostik. Das betrifft etwa die Diagnose von Gehirntumoren: Der Morphologe stellt mittels intraoperativer Schnellschnittdiagnostik fest, welche Tumorform vorliegt. Und das hat unmittelbare Auswirkungen auf Prognose und Therapie des jeweiligen Patienten. Ein typischer Arbeitstag eines Neuropathologen könnte etwa so aussehen:

Der erste Tagespunkt am frühen Morgen ist die OP-Plan-Übersicht. Stehen Operationen an, Abrufbereitschaft für die Schnellschnittdiagnostik im OP. Im OP findet der Neuropathologie ein Mikroskop und eine Videokamera mit direkter Verbindung zum Operationsfeld vor – damit kann er oder sie direkt am Operationsgeschehen teilnehmen. Über die Kamera ist es möglich, den Chirurgen anzuleiten, an welcher Stelle er Proben für die Diagnostik gewinnen sollte. Die Proben werden noch im Operationssaal vom Neuropathologen analysiert, was den ChirurgInnen das weitere Procedere enorm erleichtert.

Vor dieser Herausforderung steht der Neuropathologie beinahe täglich. Sie ermöglicht es ihm, dem Patienten die optimale Versorgung angedeihen zu lassen. Für ein nichtklinisches Fach bedeutet dies auch außergewöhnlich viel Arbeit mit PatientInnen und nicht nur die Beschränkung auf die Arbeit im Labor.

Einzelkämpferinnen gefragt

Ein Neuropathologe kann nie nur Morphologe sein, er muss sich immer auch für die klinische Seite interessieren. Das bedeutet auch lebenslang eine intensive Fortbildung. Ein breit gefächertes Interesse an allen Fächern der Neurowissenschaften ist zudem Voraussetzung. Er oder sie ist Ansprechpartnerin für die KlinikerInnen und braucht, auch wenn die Neuropathologie kein klinisches Fach ist, trotzdem einen intensiven Bezug zum Patienten.

Wer Neuropathologe sein will, muss entscheidungsfreudig sein und gut unter Druck funktionieren können. Er oder sie kann im Operationssaal bei der Schnellschnittdiagnostik nicht zögern und muss rasch zu einer Entscheidung kommen, um dem Operateur eine Grundlage für sein weiteres Vorgehen liefern zu können. NeuropathologInnen behalten auch die PatientInnen oft über längere Zeit im Auge, etwa wenn liquorzytologisch untersucht wird, ob eine Chemotherapie anspricht. Wer den intensiven Kontakt zu den KlinikerInnen und den PatientInnen nicht will, ist in der Neuropathologie sicher am falschen Ort.

Ein hohes Maß an Selbstständigkeit ist dabei Pflicht: Es kommt vor, dass der Neuropathologe mit einer unsicheren Diagnose im OP steht und keinen Kollegen um Rat fragen kann, sondern eine Entscheidung treffen muss, weil für ein Konsilium keine Zeit bleibt. Hier ist neben Teamfähigkeit durchaus auch ein gewisses Maß an „Einzelkämpfermentalität" gefragt.

Schnelligkeit ist alles

Dauerte es früher oft bis zu einer Woche, bis eine Probe ausgewertet werden konnte, so geschieht das heute oft wie bereits beschrieben intraoperativ. Die Einführung des Operationsmikroskops hat die Schnellschnittdiagnostik zu einem unverzichtbaren Bestandteil etwa von Tumoroperationen werden lassen. Die Entdeckung verschiedener Gewebemarker hilft in der Tumordiagnostik bei der Feststellung der Eigenschaften der vorliegenden bösartigen Neubildung, was therapeutisches Vorgehen und Prognose ermöglicht. Diese Entwicklungen, wie etwa das OP-Mikroskop, das Surgiscope und auch die Stereotaxie kamen aus der Klinik, die Neuropathologie musste mit ihren diagnostischen Methoden mitziehen, um die Bedürfnisse der KlinikerInnen erfüllen zu können.

Interessante Entwicklungen sind auch in der Neuropädiatrie zu beobachten: Hier werden Fragestellungen in Bezug auf erbliche Stoffwechselerkrankungen immer wichtiger. Der genetischen Diagnostik und der daran anschließenden Familienberatung kommt in diesem Bereich eine zunehmend wichtigere Rolle zu.

Immer mehr mit immer weniger

Die Eingriffe und Gewebsentnahmen werden zukünftig immer gezielter erfolgen. Das heißt aber auch, dass der Neuropatholo- ge mit weniger Gewebsmaterial eine brei- ter werdende Diagnostik betreiben müssen wird. Auch genetische Untersuchungen werden zunehmen. Die bildgebenden Ver- fahren werden einen noch wichtigeren Stel- lenwert erhalten. Das bedeutet, dass in der Diagnostik morphologische Untersuchungen und bildgebende Verfahren immer stärker zusammenspielen werden. Auch die Vorsor- gemedizin wird in den kommenden Jahren für die Neuropathologie immer wichtiger werden. Präventive Untersuchungen zur Tu- morfrühentdeckung werden zukünftig eine zentrale Rolle einnehmen.

Nur zwei Ausbildungsstätten

In Österreich gestaltet sich die Ausbil- dung generell schwierig, weil es derzeit nur drei zugelassene Ausbildungsstätten, näm- lich Wien, Linz und Salzburg gibt. Das hat ausschließlich formale Gründe, denn die Ärztekammer besteht darauf, Ausbildungs- stätten nur dann zu approbieren, wenn min- destens zwei FachärztInnen der jeweiligen Fachrichtung an der Abteilung tätig sind.

Wer es geschafft hat, einen der raren Aus- bildungsplätze zu erlangen, absolviert zwei Jahre Grundausbildung in der Pathologie und drei Jahre im Fach. Dazu kommt ein klinisches Jahr, das als Pflichtnebenfächer Neurologie, Neurochirurgie oder Neurobio- logie beinhaltet.

Kein Turnus nötig

Vor der Ausbildung zum Neuropatholo- gen den Turnus zu absolvieren, ist nicht notwendig und wird von den Ausbildungs- stätten auch nicht gefordert. Es ist sicher sinnvoller, wenn der Ausbildungskandidat im Rahmen der Nebenfächer gezielt Fächer wählt, die für das Fach wichtig sind, etwa Neurologie, Neurochirurgie und Nuklearme- dizin. Dies bietet die Möglichkeit, Einblick in die verschiedenen diagnostischen Methoden zu erlangen, die für die tägliche Arbeit des Neuropathologen nötig sind.

Ausbildungsstellen sind rar – aber auch die Chancen fertig ausgebildeter Neuropatholo- gInnen sind nicht berauschend. Freie Stellen gibt es derzeit nämlich – trotz zunehmenden Bedarfs – leider kaum.

DIE AUSBILDUNGSSTÄTTEN ZUM FACHARZT FÜR NEUROPATHOLOGIE IN ÖSTERREICH

Dienstgeber	Straße	PLZ	Ort	Abteilung	Voll	Teil
Christian-Doppler-Klinik-Landesnervenklinik Salzburg	Ign.-Harrer-Str. 79	5020	Salzburg	Neuropath.Labor	1	1
Institut f. pathologische ANATOMIE	Müllerstr. 44	6020	Innsbruck			
Klin. Institut f. NEURO-LOGIE	Währinger Gürtel 18-20	1090	Wien			

Quelle: Österreichische Ärztekammer Stand Juli/August 2007. (auszugsweise: Alle Ausbildungsstellen unter www.aerztekammer.at)

Kapitel 31

Nuklearmedizin

Nuklearmedizin ist kein Bilder schauen!

Für dieses Fach ist eine ausgeprägte Fähigkeit zur interdisziplinären Zusammenarbeit besonders wichtig. Zusätzlich braucht es funktionelles, biochemisches und pharmakologisches Verständnis. Denn die Methoden der Nuklearmedizin erlauben es heute grundsätzlich, jedes Molekül, jede Zelle radioaktiv zu markieren und im Organismus zu verfolgen. Auch dem Weg, den Medikamente im Körper nehmen, kann nachgegangen werden. Das spielt eine Rolle bei den klassischen Organuntersuchungen, aber auch in der Tumordiagnostik oder bei der Definition atherosklerotischer Läsionen im Gefäßsystem.

Gefährlich ist das Fach nicht. Es erfordert allerdings einen sorgfältigen Umgang mit radioaktivem Material, eine konsequente Minimierung der Strahlenbelastung und das Einhalten vorgegebener Grenzwerte. Spannend ist das Fach, weil im Prinzip jede Zelle, jede körpereigene Substanz radioaktiv markiert und damit ihr Verlauf im Organismus monitiert werden kann.

Ein historisches und auch das einfachste Beispiel ist die Schilddrüsen-Szintigraphie, bei der heute mit Technetium (früher mit radioaktivem Jod) die funktionelle Morphologie der Schilddrüse dargestellt und krankhafte Veränderungen eruiert werden können.

Ebenso, wie man schon lange Knochenmetastasen auffinden kann, können heute mittels spezieller Rezeptor-Tracer sogar spezifische Tumor-Rezeptoren szintigraphisch dargestellt werden. Radioaktiv markierte Antikörper werden routinemäßig diagnostisch und therapeutisch eingesetzt. Und auch den Weg, den verschiedene Blutzellen (Erythrozyten [Blutungen], Leukozyten [Infekte], Thrombozyten [Thrombose]), aber auch Stammzellen im Körper nehmen, können die Nuklearmediziner heute bis ins Detail verfolgen. Die Positronenemissionstomographie (PET) und deren Kombination mit der Computertomographie (CT) eröffnen neue Wege.

Therapie

Besondere Fortschritte sind zuletzt in der Therapie neben der klassischen Radiojodverabreichung auch bei schmerzhaften Knochenmetastasen, Radiosynoviorthese bzw. bestimmten Tumoren (Phäochromozytom, Neuroblastom) erzielt worden.

Das Innenleben der Gefäße

An der Universitätsklinik für Nuklearmedizin der Medizinischen Universität Wien gilt die Darstellung der Entstehung und des Verlaufs von atherosklerotischen Läsionen als ein wichtiges Forschungsgebiet. Eine enge Verbundenheit besteht zwischen Nuklearmedizin und Stoffwechselerkrankungen, wie etwa Fettstoffwechselstörungen und Diabetes. NuklearmedizinerInnen können zum Beispiel bei Diabetes-PatientInnen nuklearmedizinisch Perfusionsschäden im Herzmuskel bereits zu einem Zeitpunkt nachweisen, zu dem der Patient noch gar keine klinischen Symptome aufweist. Das große Interesse des stellvertretenden Leiters der Universitätsklinik für Nuklearmedizin am Wiener AKH, Univ. Prof. Dr. Helmut Sinzinger, am Fettstoffwechsel und an der Atherosklerose führte schließlich auch zur Errichtung der Atherosklerosefrüherkennungsambulanz an der Universitätsklinik für Nuklearmedizin der Medizinischen Universität Wien.

Quantensprung elektronische Datenverarbeitung

Neue radioaktive Materialien, die bessere physikalische Eigenschaften als früher verwendete radioaktive Stoffe (wie z. B. 131-Jod) haben, konnten die relative Gefährlichkeit der nuklearmedizinischen Maßnahmen deutlich verringern. Zu den großen Errungenschaften der Nuklearmedizin gehören allerdings Möglichkeiten, die durch den Weg von der Strichszintigraphie zu modernen Gammakameras und schließlich kombinierten Geräten (SPECT/CT, PET/MR) erschlossen wurden. Noch vor 30 Jahren konnten MedizinerInnen von solchen diagnostischen Methoden nur träumen. Damals wurden Organe mittels Strich-Szintigraphie dargestellt. Dabei musste der Patient unter Umständen bis zu einer Stunde ganz still liegen, weil das Bild bei der kleinsten Bewegung ungenau wurde. Heute werden die Daten digital verarbeitet, was z. B. auch die Anfertigung von Schichtaufnahmen (SPECT) ermöglicht. Das bedeutet allerdings nicht, dass der Computer alle Antworten liefert. Dafür ist immer noch der Facharzt für Nuklearmedizin erforderlich. Die Interpretation der gewonnenen Daten setzt ein ausgeprägtes funktionelles Verständnis voraus. Nuklearmedizin ist nicht morphologisches Bilder schauen. Gefragt ist die Auseinandersetzung mit der Kinetik und der Biochemie von Veränderungen. Es ist nicht damit getan, bei der Befundung die Zahlen, die der Computer ausspuckt, abzuschreiben. Man muss die Bilder, Kurven und Zahlen interpretieren und in einen Zusammenhang bringen.

Konsequenz und Wissensdurst

Dies erfordert von jenen, die sich der Nuklearmedizin zuwenden wollen, ein hohes Maß an funktionellem Verständnis, biochemischen und pharmakologischen Kenntnissen, ausgeprägtes Wissen über die Funktion und mögliche Fehlfunktionen der Organe, die nuklearmedizinisch untersucht werden und ein nicht geringes technisches Interesse. Auch die Fähigkeit zur interdisziplinären Zusammenarbeit, etwa mit der Neurologie, der Onkologie, aber auch Fächern wie der Nephrologie und der Kardiologie, ist unumgänglich.

Der Umgang mit radioaktiven Materialien erfordert zudem Genauigkeit, Konsequenz und Sauberkeit, ganz besonders bei therapeutischen Dosen. Man kann die Strahlenbelastung durch relativ einfache Vorsichtsmaßnahmen bei der Zubereitung und Applikation der Radiopharmaka minimieren. Ähnliches gilt z. B. für Gespräche mit Patienten, die mit Radiojod behandelt wurden: Da reicht es schon aus, einen Meter weiter zurückzutreten, um die Strahlenbelastung deutlich zu minimieren.

Über den Tellerrand

Anwenden kann man nur das, was einmal gesehen und gelernt wurde. Klingt nach Allgemeinplatz, meint aber, dass ÄrztInnen während der Dauer ihrer Facharztausbildung nicht nur in ihren Abteilungen bleiben, sondern sich möglichst viele verschiedene nuklearmedizinische Einrichtungen, zumindest in Österreich, ansehen sollten. Wer wissenschaftlich arbeiten will, sollte zudem unbedingt einen Auslandsaufenthalt während der Ausbildung einplanen. Nicht jede Institution bietet jede Diagnose- oder Therapiemethode an. Wer sich einen umfassenden Überblick verschaffen will, wird nicht darum herumkommen, seine Ausbildung in verschiedenen Institutionen zu absolvieren. Die Auswahl an Instituten ist in Österreich gar nicht so klein. Ein Blick auf die Website der Österreichischen Gesellschaft für Nuklearmedizin zeigt allein in Wien 13 nuklearmedizinische

Abteilungen bzw. Institute. Universitätskliniken für Nuklearmedizin gibt es in Wien, Innsbruck und Salzburg. An der Universitätsklinik Graz besteht eine klinische Abteilung für Nuklearmedizin.

Die Ausbildung im Hauptfach dauert vier Jahre. Pflichtnebenfach ist 12 Monate Innere Medizin, wobei hierauf eine Ausbildung in Lungenkrankheiten in der Dauer von höchstens 3 Monaten anrechenbar ist. Gebundene Wahlnebenfächer (über 1 Jahr eines oder mehrere, jedes gewählte Fach ist in der Dauer von zumindest 3 Monaten zu absolvieren) sind Chirurgie, Frauenheilkunde und Geburtshilfe, Hals-, Nasen- und Ohrenkrankheiten, Haut- und Geschlechtskrankheiten, Innere Medizin, Kinder- und Jugendchirurgie, Kinder- und Jugendheilkunde, Kinder- und Jugendpsychiatrie, Medizinische und Chemische Labordiagnostik, Neurologie, Orthopädie und Orthopädische Chirurgie, Psychiatrie, Radiologie und Urologie. Freie Wahlnebenfächer gibt es nicht.

Harter Kampf

Besonders berauschend sind die beruflichen Chancen angehender NuklearmedizinerInnen leider nicht. Das Fach ist relativ jung. Kaum jemand, der derzeit eine Führungsposition inne hat, ist älter als 50. Ein Nachrücken auf Oberarzt- oder gar Vorstandsstellen ist daher nur ausgesprochen selten möglich. Und die Niederlassung? Die erfordert zuallererst einmal eine Menge Geld

– für Apparaturen, geeignete Räume und radioaktive Materialien. An dieser Situation wird sich in naher Zukunft wohl auch nichts ändern, denn der Markt für nuklearmedizinische Institute scheint derzeit gesättigt zu sein. Wer an Nuklearmedizin interessiert ist, sollte sich von derartigen Widrigkeiten jedoch nicht abschrecken lassen: Gerade weil die Nuklearmedizin ein so junges Fach ist, bietet sie eine Menge Entwicklungsmöglichkeiten und eine Vielzahl an Themen für die wissenschaftliche Arbeit.

DIE AUSBILDUNGSSTÄTTEN ZUM FACHARZT FÜR NUKLEARMEDIZIN IN ÖSTERREICH

Dienstgeber	Straße	PLZ	Ort	Abteilung	Voll	Teil
LKH STEYR	Sierninger Str. 170	4400	Steyr	Inst. f. Nuklear-medizin	1	
Klinikum Kreuzschwestern Wels	Grieskirchnerstr. 42	4600	Wels	Institut f. Nuklear-medizin	1	
LKA SALZBURG - St. Johanns Spital	Müllner Hauptstr. 48	5020	Salzburg	Inst.f. Nuklear-medizin	3	
Kardinal Schwarzenberg sche KH BetriebsgesmbH	Kard.-Schwarzen-berg-Str.2-6	5620	Schwarzach im Pongau	Abt. f. Nuklear-medizin	1	
Inst. f. Nuklearmedizin- Univ.Prof.Dr. Füger	Jakob-Redten-bacher-Gasse 10	8010	Graz		1	
KH der Barmherzigen Brüder Graz - Eggenberg	Bergstr. 27	8020	Graz	Nuklearmed. Abt.	1	
Univ. Klinik f. INNERE MEDIZIN	Auenbrugger-platz 15	8036	Graz	Kl.Abt.f.Endokr. u.Nuklearmed.		
Univ. Klinik f. RADI-OLOGIE	Auenbrugger-platz 9	8036	Graz			
LKH Leoben	Vordernberger Str. 42	8700	Leoben	nuklearmed.Labor d.Inst.f.Med.Rad. Diagn.	1	
Bez.KH LIENZ	Emanuel v. Hibler-Str. 5	9900	Lienz	Nuklearmed. Station		1
KA Schilddrüsendiagn. u. Nuklearmedizin Telfs	Marktplatz 3	6410	Telfs		1	
LKH FELDKIRCH	Carinag. 47-49	6807	Feldkirch - Tisis	Inst. f. Nuklear-medizin		

DIE AUSBILDUNGSSTÄTTEN ZUM FACHARZT FÜR NUKLEARMEDIZIN IN ÖSTERREICH

Dienstgeber	Straße	PLZ	Ort	Abteilung	Voll	Teil
KH der Barmherzigen Brüder	Gr. Mohreng. 9	1021	Wien	Nuklearmed. Inst.	2	
KA Rudolfstiftung	Juchg. 25	1030	Wien	Institut f. Nuklearmedizin	3	
Univ. Klinik f. NUKLEARMEDIZIN	Währinger Gürtel 18-20	1090	Wien			
KH Hietzing/Neurol. Zentr.Rosenh.-vorm. KH Lainz	Wolkersbergenstr. 1	1130	Wien	Institut f. Nuklearmedizin	3	
HANUSCH - KH	Heinrich Collin-Str. 30	1140	Wien	Inst. f. Nuklearmedizin	2	
Kaiserin Elisabeth-Spital d. Stadt WIEN	Huglg. 1-3	1152	Wien	Institut f. Nukleramedizin	3	
Wilhelminenspital der Stadt Wien	Montleartstr. 37	1160	Wien	Institut f. Nuklearmedizin	3	
SMZ - Ost Donauspital	Langobardenstr. 122	1220	Wien	Inst. f. Nuklearmedizin	2	

Quelle: Österreichische Ärztekammer Stand Juli/August 2007. (auszugsweise: Alle Ausbildungsstellen unter www.aerztekammer.at)

Kapitel 32
Orthopädie und Orthopädische Chirurgie

Die mit den Händen heilen

Die Orthopädie und Orthopädische Chirurgie umfasst sowohl konservative als auch operative Aufgaben. Nicht zuletzt bildet die Manualmedizin, also die Manipulation erkrankter Gelenke mit den Händen, einen wichtigen Bestandteil des Fachs. Vom Baby bis zum Greis reicht der PatientInnen-Kreis in der Orthopädie, da ist viel Einfühlungsvermögen und Geduld gefragt.

Ohne Turnus geht es nicht, fast alle Ausbildungsstellen verlangen ihn vor einer Ausbildung zum Facharzt für Orthopädie und Orthopädische Chirurgie. Diese Hürde zu nehmen, lohnt sich allerdings, den das Fach bietet ein breites Spektrum. Es gibt die Möglichkeit direkt mit PatientInnen zu arbeiten, vor allem, wenn es um konservative Methoden der Behandlung geht, auch die operative Arbeit spielt eine wesentliche Rolle im Fach. Nicht zuletzt verlangt die Orthopädie und Orthopädische Chirurgie auch ein hohes Maß an technischem Interesse, etwa wenn künstliche Gelenke und andere prothetische Maßnahmen gesetzt werden müssen.

Meilenstein künstliches Gelenk

Die Entwicklung künstlicher Gelenke kann mit Fug und Recht als Meilenstein im Fach bezeichnet werden. Davor gab es nur wenige Möglichkeiten, zum Beispiel konnte ein zerstörtes Gelenk nur versteift werden, was für die Patienten natürlich eine sehr einschrän-

kende Maßnahme bedeutete. Künstlichen Ersatz gibt es heute für fast alle Gelenke, von den großen Gelenken, wie Schulter-, Hüft- und Kniegelenk, bis hin zu Sprunggelenks- und Fingergelenksersatz und Bandscheibenprothesen.

„Konservatives" Österreich

Durch den Begründer des Faches, Prof. Dr. Adolf Lorenz, begann die Orthopädie in Österreich primär als nichtoperatives Fach. Während in anderen europäischen Ländern der Schwerpunkt der Ausbildung im chirurgisch-orthopädischen Bereich liegt, wird in Österreich auch dem nicht-operativen Teil in der Ausbildung ein wesentlicher Platz eingeräumt. Die Grundlagenarbeit, die Adolf Lorenz in der konservativen Orthopädie geleistet hat und die später von seinem Sohn, der ebenfalls Adolf Lorenz hieß, fortgesetzt wurde, führte in Österreich zu einer soliden wissenschaftlichen Untermauerung der konservativen Orthopädie, besonders durch den, auch als Manualmediziner bekannten, Prof. Dr. Hans Tilscher, der im orthopädischen Spital in Speising/Wien tätig ist.

Nerven aus Stahl

Wer ein guter Facharzt für Orthopädie sein will, braucht handwerkliches Geschick, Langmut und Interesse an konservativer Therapie. Und sie oder er muss gut zuhören können. Viele PatientInnen sind Kinder oder ältere Menschen, beides Gruppen, die im Umgang manchmal schwierig sein können. Wer also bei schreienden Babies die Nerven verliert oder wen schwerhörige und dickköpfige alte Menschen ungeduldig machen, sollte besser ein anderes Fach wählen. Ein Orthopäde muss zuhören können. Das gilt in der Orthopädie fast noch mehr als in anderen Fachrichtungen.

Wer als Facharzt für Orthopädie und Orthopädische Chirurgie auch operativ tätig sein will, sollte ein ausgeprägtes räumliches Verständnis mitbringen.

Fitness ist ein „Must"

Ein Tag am Operationstisch fordert den Facharzt für Orthopädie nicht nur geistig, sondern in gehörigem Maße auch körperlich; Kondition ist damit ein nicht zu unterschätzender Faktor für dieses Sonderfach. Das gilt auch für den manuell tätigen Orthopäden, weil auch die Manualmedizin körperlich sehr anstrengend ist.

Frauen, denen lange Zeit aus diesem Grund die Orthopädie als zu anstrengendes Fach vorenthalten wurde, lassen sich übrigens heute nicht mehr von den körperlichen Anforderungen abhalten: Immerhin sind nun auch in Österreich schon einige Fachärztinnen für Orthopädie tätig.

Der Aufholprozess hat begonnen. Ein Aufholprozess, der wohl noch einige Zeit anhalten muss, wirft man einen Blick in die Statistik der Ärztekammer Österreich: 589

Orthopäden stehen da derzeit 59 Orthopädinnen gegenüber.

Die Tage sind lang

Wer Facharzt für Orthopädie und Orthopädische Chirurgie werden will, sollte sich, auch wenn er sich in einer eigenen Praxis niederlassen will, auf lange Arbeitszeiten einstellen. Dies gilt insbesondere dann, wenn er oder sie nicht nur konservativ sondern auch chirurgisch tätig sein will: So könnte ein typischer Arbeitstag aussehen: Vormittags Operationen, nachmittags bis später Abend Ordination. Vom Baby, dessen Hüfte geschallt werden muss, über AkutpatientInnen mit Schmerzen bis hin zu älteren Menschen, die auf ein künstliches Hüftgelenk warten und PatientInnen die manuelle Techniken benötigen, um Gelenks- oder Knochenleiden zu therapieren, reicht das Spektrum in einer orthopädischen Ordination.

Der Turnus ist wichtig

Die Ausbildung zum Facharzt für Orthopädie und Orthopädische Chirurgie dauert, wie in fast allen anderen Sonderfächern, sechs Jahre. Allerdings verlangen fast alle Ausbildungsstellen vor der Fachausbildung die Absolvierung des Turnus. Es folgen vier Jahre Fachausbildung und zwei Jahre Gegenfächer. Nach der alten Ausbildungsordnung ebenso wie nach der neuen Ausbildungsordnung sind dies ein Jahr Chirurgie, drei Monate Kinder- und Jugendheilkunde, drei Monate Neurologie sowie sechs Monate Unfallchirurgie, überdies Kinderheilkunde, Unfallchirurgie und Neurochirurgie sowie ein Jahr Chirurgie. Wahlnebenfächer gibt es nicht.

Bessere Ausbildung

Die Suche nach einer Ausbildungsstelle ist, wie in den meisten anderen Sonderfächern, nicht einfach. Ca. 190 Ausbildungsstellen gibt es laut Gesellschaft für Orthopädie derzeit in Österreich.

Die neue Ausbildungsordnung erleichtert die Arbeit sowohl des „Azubis" als auch seiner LehrerInnen. Das neue Rasterzeugnis ist sehr genau differenziert, es gibt sowohl dem Auszubildenden als auch dem Ausbildner genau die jeweiligen Aufgabenbereiche vor. Das wird die Ausbildung mit Sicherheit transparenter machen.

Gute Chancen

Der Bedarf an gut ausgebildeten FachärztInnen für Orthopädie und Orthopädische Chirurgie wird ansteigen. „Das erklärt sich schon aus der längeren Lebenserwartung der Menschen. Allerdings trägt die derzeitige Realität diesem steigenden Bedarf eher nicht Rechnung.

Mehr Kassenstellen wird es wohl in absehbarer Zeit nicht geben und die vorhandenen Stellen sind größtenteils mit jungen Leuten besetzt. Im Großen und Ganzen kann die Orthopädie und orthopädische Chirurgie allerdings durchaus als Fach mit Potenzial gesehen werden.

DIE AUSBILDUNGSSTÄTTEN ZUM FACHARZT FÜR ORTHOPÄDIE UND ORTHOPÄDISCHE CHIRURGIE IN ÖSTERREICH

Dienstgeber	Straße	PLZ	Ort	Abteilung	Voll	Teil
KH der Barmherzigen Brüder Eisenstadt	Esterhazystr. 26	7000	Eisenstadt	Abt.f.Orthop. u.orthop.Chir.	3	
LKH KLAGENFURT	St. Veiterstr. 47	9026	Klagen-furt	Abt.f.Orthopädie u.orthop. Chir.	4	
Landeskl.St. Pölten-Lilienfeld, Standort St.Pölten	Propst-Führer-Str. 4	3100	St. Pölten	Abt.f. Orthopädie u.orthop.Chir.	4	
Allgem.KH d. Stadt Linz GmbH.	Krankenhausstr. 9	4020	Linz	Abt. f. Orthopädie	3	
LKA SALZBURG - St. Johanns Spital	Müllner Hauptstr. 48	5020	Salzburg	Orthop. Abt.	5	
Univ. Klinik f. ORTHOPÄDIE	Auenbruggerplatz 5-7	8036	Graz			
Univ. Klinik f. ORTHOPÄDIE	Anichstr. 35	6020	Innsbruck			
Univ.-Klinik für ORTHOPÄDIE	Währinger Gürtel 18-20	1090	Wien			
Orthopädisches Spital SPEISING	Speisinger Str. 109	1134	Wien	Abt. f. Orthopädie I	3	

Quelle: Österreichische Ärztekammer Stand Juni/Juli 2007. (auszugsweise: Alle Ausbildungsstellen unter www.aerztekammer.at)

Kapitel 33
Pathologie

Die Lotsen für die KlinikerInnen

Nur etwa zehn Prozent ihrer Arbeitszeit verbringen PathologInnen tatsächlich mit dem Obduzieren von Verstorbenen. Im Mittelpunkt ihrer Arbeit steht vielmehr die Analyse von Operationspräparaten, um etwa bei TumorpatientInnen Hilfestellung bei der Therapie zu leisten und intraoperativ und virtuell dem Chirurgen „die Hand zu führen". Kriminalistisches Gespür, ein ausgezeichnetes visuelles Gedächtnis, viel Phantasie und – nicht zuletzt – Stressresistenz sind für eine erfolgreiche Arbeit in der Pathologie erforderlich.

PathologInnen sind die Lotsen der Therapie. Sie führen dem Chirurgen virtuell die Hand, indem sie mittels intraoperativer Schnellschnittuntersuchung feststellen können: Dieser Tumor ist entfernt, oder: Hier muss noch nachoperiert werden. Dazu kommen differenzierte diagnostische Prozesse, mit denen sich die FachärztInnen für Pathologie auseinandersetzen müssen. Es ist eine Verbindung aus Routinemedizin und Wissenschaft, wobei mit molekularpathologischen Mitteln nach Krankheitsursachen und -auswirkungen gesucht wird.

Schnelles & präzises ist dabei das Um und Auf: Denn PathologInnen sind schon lange nicht mehr nur die „TotenärztInnen", die im Nachhinein arbeiten und „alles zu spät wissen", um den legendären Pathologen Hans Bankl zu zitieren. Tatsache ist, 90 Prozent

der Arbeit eines Pathologen wird für lebende Menschen durchgeführt. Dabei muss die Diagnose sehr rasch feststehen, der Zeitdruck ist groß, gerade was den Bereich der intraoperativen Schnellschnittdiagnostik anbetrifft.

Wie Miss Marple

Kriminalistisches Gespür und Phantasie tun für den not, der ein guter Pathologe sein will: Zu Anfang jeder Untersuchung besteht eine Ahnung, der mit diagnostischen Methoden nachgegangen wird, damit wird ermittelt, was die Todesursache eines Patienten war oder an welcher Erkrankung ein lebender Patient leidet. Dabei sind Überraschungen häufig. Als Beispiel seien etwa Krebserkrankungen genannt: Bei rund zwei bis vier Prozent der KarzinompatientInnen wird der Tumor vom behandelnden Arzt anfangs nicht, manchmal auch nie gefunden, und etwa bei einem Viertel der PatientInnen mit unbekanntem Primärtumor kann dieses Rätsel auch bei der Obduktion nicht aufgedeckt werden.

Umfangreiche Wissenschaft

Noch vor 20 Jahren standen den PathologInnen wesentlich weniger Instrumente zur Detektierung von Erkrankungen und Todesursachen zur Verfügung als heute. So existierte lange Zeit nur ein wesentliches Textbuch für Pathohistologie. Bis dato ist aus diesem basalen Textbuch ein umfangreiches zweibändiges Werk geworden. Dazu kommt eine ganze Reihe von Spezialserien zu allen Gebieten der onkologischen Histologie. Das Wissen über die verschiedenen Krankheitsbilder, etwa über Tumoren, hat sich sehr stark erweitert. Ein Meilenstein in der Entwicklung der histologischen Diagnostik war vor 20 Jahren die Einführung der Immunhistochemie. Damit waren PathologInnen erstmals in der Lage, Proteine im Gewebe nachzuweisen und unter dem Mikroskop sichtbar zu machen. Das Mammakarzinom ist dafür ein ausgezeichnetes Beispiel: Mittlerweile werden Therapien davon abhängig gemacht, ob der Tumor Hormonrezeptoren aufweist.

Einen weiteren Meilenstein stellen die molekularpathologischen Methoden dar, die es heute ermöglichen, auf DNA-Ebene Untersuchungen am Gewebe durchzuführen. Mittels FISH-Diagnostik, das heißt Fluoreszenz-in situ-Hybridisierung, werden Genamplifikationen oder Genmutationen, zum Beispiel Punktmutationen und Translokationen an den Chromosomen nachgewiesen. Damit können beispielsweise bei malignen Lymphomen Diagnosen bestätigt oder Differentialdiagnosen deutlich eingeengt werden. In Zukunft wird mit diesen Methoden auch die Vorhersage über Ansprechen oder Resistenz gegenüber onkologischen Therapien zunehmen. Als vielzitiertes Beispiel sei hier die Herceptin-Therapie beim Mammakarzinom genannt.

Sectio bei Unklarheit

Im Krankenhaus angestellte PathologInnen verbringen etwa zehn Prozent ihrer Arbeitszeit mit dem Sezieren von verstorbenen PatientInnen. Dies wird erforderlich bei „Diagnostischer Unklarheit des Falles" – so heißt der entsprechende Passus im Gesetz. Durchschnittlich fünfzig Prozent aller Todesfälle in Krankenhaus müssen einer Obduktion zugeführt werden. Die Aufgabe der PathologInnen besteht darin, die Qualität der im Krankenhaus geleisteten Arbeit sicherzustellen, sowohl für die behandelnden ÄrztInnen als auch für die Angehörigen. Schwierigkeiten gibt es in diesem Bereich allerdings zunehmend, wenn Angehörige sich gegen eine Obduktion aussprechen. So ist etwa in vielen Religionsgemeinschaften eine Obduktion nicht erlaubt. Hier kann es problematisch sein, die Angehörigen davon zu überzeugen, dass die gesetzliche Verpflichtung vorschreibt, in bestimmten Fällen eine Obduktion durchführen zu müssen. Sensibilität & Einfühlungsvermögen für die trauernden Angehörigen spielen hier deshalb eine ganz wesentliche Rolle.

Schicksalshafter Verlauf?

Die Qualitätssicherung wird in Zukunft einen immer wichtigeren Stellenwert in der Pathologie einnehmen. Mit den in der Medizin zur Verfügung stehenden modernen Methoden wird vielen Erkrankungen mehr und mehr ihre „Schicksalshaftigkeit" genommen. Heute ist es immer wieder nicht mehr ausschließlich Schicksal, wenn ein Patient stirbt, sondern es sind immer wieder auch Qualitätsmängel beteiligt. Diese Qualitätsmängel aufzuzeigen stellt bereits jetzt und in Zukunft sicher eine der wesentlichsten Herausforderungen für die Pathologie dar.

Nüsse knacken

Ein exzellenter Pathologe muss daher präzise arbeiten, objektivieren können und sich nicht zu vorschnellen Rückschlüssen hinreißen lassen. Ein gutes visuelles Gedächtnis ist wegen des oft notwendigen Bildervergleichs unter dem Mikroskop notwendig. Der Tastsinn sollte ausgeprägt sein. Manche Veränderungen lassen sich nur durch Tasten finden, da ist häufig mit freiem Auge gar nichts zu sehen.

Schließlich braucht ein guter Pathologe auch Phantasie, dann nämlich, wenn es darum geht, diagnostische „Nüsse" zu knacken, auch mal einen anderen, nicht konventionellen Weg einzuschlagen, neue diagnostische Möglichkeiten zu versuchen und die richtige, die Diagnose untermauernde Literatur aufzuspüren.

„Frauenfreundlicher" Beruf

Nicht nur deshalb ist der Frauenanteil in der Pathologie mittlerweile hoch: Fünfzig Prozent aller PathologInnen in Österreich sind Frauen. Das hängt sicherlich damit zusammen, dass das Fach familienfreundliche Arbeitszeiten bietet, es müssen keine Nacht- und Wochenenddienste geleistet werden. Innerhalb eines gewissen Rahmens lassen sich auch die Arbeitszeiten gut einteilen. Noch vor 20 Jahren allerdings stellte sich die Situation ganz anders dar. So hieß es damals nicht selten: Frauen haben in der Pathologie nichts verloren!

Mittlerweile stellt die Ausbildung kein Problem mehr für Frauen dar. Die gläserne Decke existiert dagegen natürlich nach wie vor: Derzeit sind in Österreich nur eine Handvoll Professorinnen für Pathologie tätig. Ähnlich ist die Situation bei den Primarärztinnen.

Mangel befürchtet

Die Ausbildung zum Facharzt für Pathologie umfasst vier Jahre Hauptfach sowie zwei Jahre Wahlfächer, die frei gewählt werden können. Der Turnus ist nicht erforderlich. Die Aussichten auf eine Stelle an einem Krankenhaus – eine Niederlassung ist, im Gegensatz zu Deutschland, derzeit nicht aussichtsreich – nach dem Ende der Ausbildung stehen derzeit gar nicht schlecht: Gut ausgebildete PathologInnen werden nämlich immer gesucht. Aufgrund der geringen Anzahl von Ausbildungsstellen könnte es in den kommenden Jahren sogar zu einem Mangel an PathologInnen kommen.

Diesen Mangel gibt es bereits jetzt in zahlreichen Ländern der EU, zum Beispiel in Deutschland oder in Großbritannien.

DIE AUSBILDUNGSSTÄTTEN ZUM FACHARZT FÜR PATHOLOGIE IN ÖSTERREICH

Dienstgeber	Straße	PLZ	Ort	Abteilung	Voll	Teil
LKH OBERWART	Dornburgg. 80	7400	Oberwart	Inst. f. Pathologie	1	
LKH KLAGENFURT	St. Veiterstr. 47	9026	Klagen-furt	Pathologisches Institut	4	
LKH VILLACH	Nikolaig. 43	9500	Villach		1	
Landesklinikum Mostvi-ertel Amstetten	Krankenhausstr. 21	3300	Amstet-ten	Pathologisches Inst.	1	
Landeskl.Horn-Eggenb.-Allentst.,Standort Horn	Spitalg. 10	3580	Horn	Inst.f. Pathologie	3	
Landesklinikum Weinvi-ertel Mistelbach	Liechtensteinstr. 67	2130	Mistel-bach	Patholog. Inst.	2	
Landesklinikum Ther-menreg. Mödling	Sr.M.Restituta-G. 12	2340	Mödling	Patholog. Inst.	2	
Landeskl.St.Pölten-Lilienfeld, Standort St.Pölten	Propst-Führer-Str. 4	3100	St. Pölten	Institut f. klin. Pathologie	4	
KH WR. NEUSTADT	Corvinusring 3-5	2700	Wr. Neus-tadt	Patholog. Inst.	3	
Allgem.KH d. Stadt Linz GmbH.	Krankenhausstr. 9	4020	Linz	Inst. f. Pathologie	2	
KH d. Barmh.Schwestern BetriebsgesmbH.Linz	Seilerstätte 4	4020	Linz	Pathologie	2	
Wagner-Jauregg-KH Linz	Wagner-Jauregg-Weg 15	4020	Linz	Inst. f. Pathologie	2	
Aö. KH der Barmherzigen Schwestern Ried Betrieb-sges.m.H.	Schlossberg 1	4910	Ried im Innkreis	Institut f. Pathologie	1	

DIE AUSBILDUNGSSTÄTTEN ZUM FACHARZT FÜR PATHOLOGIE IN ÖSTERREICH

Dienstgeber	Straße	PLZ	Ort	Abteilung	Voll	Teil
LKH STEYR	Sierninger Str. 170	4400	Steyr	Inst. f. Pathologie	2	
LKH VÖCKLABRUCK	Hatschekstr. 24	4840	Vöckla-bruck	Inst. f. Pathologie	2	
Klinikum Kreuzschwestern Wels	Grieskirchnerstr. 42	4600	Wels		3	
LKA SALZBURG - St. Johanns Spital	Müllner Hauptstr. 48	5020	Salzburg	Patholog.anatom. Inst.	4	
Kardinal Schwarzenberg´sche KH BetriebsgesmbH	Kard.-Schwarzen-berg-Str.2-6	5620	Schwar-zach im Pongau	Abt. f. Pathologie	1	
LKH Graz West	Göstingerstr. 22	8020	Graz	Inst. f. Pathologie u.Prosektur		
Institut f. pathologische ANATOMIE	Auenbruggerplatz 25	8036	Graz			
Institut für Pathologie	Müllerstr. 44	6020	Innsbruck	Inst.f.Pathologie	1	
LKH FELDKIRCH	Carinag. 47-49	6807	Feldkirch - Tisis	Inst. f. Pathologie	3	
KA Rudolfstiftung	Juchg. 25	1030	Wien	Pathologisch-bak-teriolog. Institut	3	
Klin. Institut f. klin. PATHOLOGIE	Währinger Gürtel 18-20	1090	Wien			
SMZ-Süd-Kaiser Franz-Josef-Spital u. Geriatriezentr.Favoriten	Kundratstr. 3	1100	Wien	Patholog.-bakteri-olog. Inst.	3	
KH Hietzing/Neurol. Zentr.Rosenh.-vorm. KH Lainz	Wolkersbergen-str. 1	1130	Wien	Patholog.-bakt. Institut	4	

DIE AUSBILDUNGSSTÄTTEN ZUM FACHARZT FÜR PATHOLOGIE IN ÖSTERREICH

Dienstgeber	Straße	PLZ	Ort	Abteilung	Voll	Teil
HANUSCH - KH	Heinrich Collin-Str.30	1140	Wien	Inst.f.Pathol. u.Mikrobiologie	3	
SMZ Baumg.Höhe-OWS m.Pfl.Z.-Med.Diag. u.Service Zentr.	Baumgartner Höhe 1	1140	Wien	Pathologisch-bak-teriolog. Institut	2	
Kaiserin Elisabeth-Spital d. Stadt WIEN	Huglg. 1-3	1152	Wien	Patholog.-bakt. Institut	2	
Wilhelminenspital der Stadt Wien	Montleartstr. 37	1160	Wien	Pathologisch-bakeriolog. Institut	3	
SMZ - Ost Donauspital	Langobardenstr. 122	1220	Wien	Patholog.-bakteriolog. Institut	5	

Quelle: Österreichische Ärztekammer Stand Juli/August 2007. (auszugsweise: Alle Ausbildungsstellen unter www.aerztekammer.at)

Kapitel 34

Pharmakologie und Toxikologie

Wissensstillstand ist undenkbar!

In der Entwicklung neuer Medikamente heißt es nicht selten: „Zurück an den Start!" Lange vor der Markteinführung eines neuen vielversprechenden Arzneimittels waren die PharmakologInnen und ToxikologInnen am Werk. An der Universität leisten sie Grundlagenarbeit, um neue Zielrichtungen für Therapeutika zu finden, in der Industrie werden die Ergebnisse dieser Grundlagenarbeit in die Entwicklung neuer Medikamente umgesetzt. Eine spannende Herausforderung, der Facharzt für Pharmakologie und Toxikologie. Allerdings gestaltet sich die Ausbildungssituation derzeit wenig rosig. Engagement und (unbezahlte) Mitarbeit an Projekten während des Studiums können die Suche nach einem Ausbildungsplatz jedoch erleichtern.

Ob Forschungslabor an der Uni oder in der Industrie: PharmakologInnen sind ständig auf der Jagd nach neuen „Targets", Ansatzpunkten in Zellen, für die dann ein entsprechendes Medikament entwickelt werden kann. Viel Geduld ist dabei unabdingbar, wenn PharmakologInnen und ToxikologInnen an der Universität Grundlagenforschung betreiben, denn diese kann oft langwierig und mühsam sein – und das ganz ohne Erfolgsgarantie. Denn erweist sich eine neue Substanz in der Erprobung als unwirksam oder gar toxisch, heißt es: „Zurück an den Start!"

Faszinierend ist dieses nicht-klinische Sonderfach der Medizin trotzdem.

Suche das „Target"

Zwischen Grundlagenforschung und Lehre bewegt sich der Pharmakologe, der an der Universität tätig ist. Mindestens 20 Prozent seiner Zeit verbringt er oder sie im Hörsaal mit der Wissensvermittlung. Im Labor an der Universität steht die Grundlagenforschung im Mittelpunkt der täglichen Arbeit. Das Zauberwort heißt: Target. Target-Forschung bedeutet, sich ein Ziel auf zellulärer Ebene zu suchen, eine Bindungsstelle, an die ein Medikament „andocken" kann. Der Grundlagenforscher in der Pharmakologie erforscht neue Targets und sucht Substanzen, die sich an dieses Target binden. Der Begriff „Target" ist dabei nicht neu, das Target selbst hat sich allerdings verändert: Schon immer haben Pharmakologen und Toxikologen an „Targets" gearbeitet. In den 50er und 60er Jahren des 20. Jahrhunderts forschten die Pharmakologen noch an isolierten Organen, später und bis heute verlegte sich die Konzentration der ForscherInnen auf immer kleinere Strukturen: Heute wird mit intrazellulären Targets gearbeitet.

Ja oder Nein

Neben seiner Forschungsarbeit sitzt ein Pharmakologe und Toxikologe in zahlreichen Gremien und liefert Gutachten zur Arzneimittelwirksamkeit und -sicherheit.

Wankelmut ist dabei fehl am Platze: Die Herausforderung besteht darin, Entscheidungen zu treffen. Ein Pharmakologe beurteilt, ob eine Substanz wirksam oder unwirksam, gefährlich oder ungefährlich ist. Und das hat weitreichende Konsequenzen. Geht eine Prüfung negativ aus, kann das bedeuten, dass jahrelange Forschungsarbeit umsonst gewesen ist und sich aus einem möglicherweise vielversprechenden Ansatz eben (zu diesem Zeitpunkt) kein neues Medikament entwickeln wird.

Universität oder Industrie

Im Gegensatz zu anderen nichtklinischen Fächern, wie Anatomie oder Physiologie erlaubt die Pharmakologie und Toxikologie nicht nur die Arbeit als GrundlagenforscherIn an einem Universitätsinstitut. Auch in der Industrie ist die Nachfrage nach FachärztInnen mit dieser Profession rege. Angewandte Forschung steht in der Pharmaindustrie im Mittelpunkt der Arbeit eines Pharmakologen und Toxikologen. In diesem Fall arbeitet der Pharmakologe direkt an der Entwicklung neuer Medikamente mit.

Durchschlagende Erfolge

Immer wieder kommt es in diesem Fach zu bahnbrechenden Erfolgen. Dazu gehören etwa die Fortschritte in der medikamentösen Tumortherapie: Ein Beispiel dafür ist die Entwicklung von zielgerichteten Tumortherapien, sei es nun über die Hemmung der Angiogenese oder über die Blockierung bestimmter Rezeptoren an der Tumoroberfläche, die zu einem Wachstumsstopp des bösartigen Tumors führt. Imatinib ist so ein Beispiel, das in der Leukämietherapie ganz erstaunliche Erfolge gefeiert hat. Ein winziges Molekül, das an eine Bindungsstelle am Tumor geht, den Signaltransduktionsweg stoppt und die Tumorentwicklung damit bremst – eine Forschungsarbeit kreativer PharmakologInnen und ToxikologInnen. Im Vergleich zu den Möglichkeiten, die es vor diesem therapeutischen Ansatz gab, war die Entwicklung dieser Therapie ein durchschlagender Erfolg.

Heilung oder Siechtum

Am Ende der Fahnenstange ist die Pharmakologie jedoch noch lange nicht angekommen: Im Bereich der Tumortherapie ist in den kommenden Jahren sicherlich noch viel Neues zu erwarten. Außerdem stehen die ForscherInnen immer noch vor einer ganzen Reihe ungelöster Probleme. Dazu gehören Medikamente gegen die Alzheimerkrankheit genauso wie gegen psychische Erkrankungen, etwa Schizophrenie und Depression. Ein weiteres positives Beispiel aus jüngster Zeit ist die Behandlung der Immunschwächeerkrankung AIDS. Von einer rasch tödlichen konnte diese Erkrankung immerhin in ein chronisches Geschehen umgewandelt werden. Entsprechende antivirale Medikamente haben es ermöglicht, viele tausend

Todesfälle zu verhindern. Erforscht wurden diese Therapeutika einmal mehr von PharmakologInnen und ToxikologInnen!

Enthusiasmus ohne Geld

Bis ein Medikament auf dem Markt zugelassen wird, ist Geduld gefragt. Diese Eigenschaft ist auch eine der wichtigsten, die ein angehender Pharmakologe und Toxikologe mitzubringen hat: Forschung ist etwas Zähes, das viel Geduld erfordert. Analytisches Denken ist ebenfalls gefragt und die lebenslange Bereitschaft zu lernen, denn Wissensstillstand ist für einen Pharmakologen unmöglich. Geduld ist aber nicht nur eine wichtige Eigenschaft des fertig ausgebildeten Pharmakologen, auch wer erst auf der Suche nach einem Ausbildungsplatz ist, sollte davon reichlich mitbringen. Denn die Ausbildungsplätze sind rar: Die derzeit vorhandenen Ausbildungsstellen sind fast ausschließlich Assistentenstellen an den Medizinuniversitäten. Entsprechend schwer ist es, einen Ausbildungsplatz zu erhalten. Wer sich für eine solche Stelle interessiert, sollte bereits während seines Studiums an Projekten im gewünschten Institut mitarbeiten. Die finanziellen Bedingungen sind – besonders am Anfang – bescheiden, denn auch Forschungsgelder für nichtklinische Fächer, wie die Pharmakologie und Toxikologie, sind rar. Wer es geschafft hat, eine der Assistentenstellen z. B. an einer der Medizinuniversitäten in Wien, Graz, Salzburg oder Innsbruck zu erhalten, wird vier Jahre im Fach ausgebildet und muss ein halbes Jahr als Gegenfach Innere Medizin absolvieren. Die übrigen Gegenfächer sind frei wählbar. Möglichst viel Zeit auf einer Station für Innere Medizin zu verbringen, empfiehlt sich allerdings für angehende PharmakologInnen. Auch die klinische Pharmakologie ist ein ausgezeichnetes Gegenfach, weil dort die Anwendung neu entwickelter Medikamente beobachtet werden kann.

Menschen oder Zellen

Klinische Pharmakologie ist kein eigenes Fach, sondern eine Zusatzausbildung, die von KlinikerInnen, wie etwa InternistInnen absolviert wird. Klinische PharmakologInnen arbeiten mit Versuchspersonen, meist gesunden ProbandInnen. Das Erfreuliche für die Klinischen Pharmakologen ist die Tatsache, dass ihre Forschungsergebnisse leichter unmittelbare klinische Relevanz für PatientInnen haben können als jene der experimentellen PharmakologInnen, die mit Versuchstieren oder Zelllinien arbeiten. Dafür sind die GrundlagenforscherInnen in der Gestaltung ihrer Versuchsbedingungen freier.

Inland oder Ausland

Wer die Ausbildung zum Pharmakologen und Toxikologen geschafft hat, hat vorwiegend zwei Möglichkeiten: Entweder er oder sie bleibt an der Universität oder geht in die forschende Industrie. Wer sich für die Entwicklung neuer Medikamente im Rahmen der forschenden Pharmaindustrie interessiert, sollte allerdings offen für ein Auslandsengagement sein, denn Forschung findet meist in den Unternehmenszentralen statt, von denen Österreich nicht allzu viele aufweist. Karrieren sind allerdings auch außerhalb des Forschungslabors möglich. Zahlreiche leitende Positionen in Pharmafirmen in Österreich, aber auch im öffentlichen Bereich, sind mit PharmakologInnen und ToxikologInnen besetzt.

DIE AUSBILDUNGSSTÄTTEN ZUM FACHARZT FÜR PHARMAKOLOGIE UND TOXIKOLOGIE IN ÖSTERREICH

Dienstgeber	Straße	PLZ	Ort	Abteilung	Voll	Teil
Institut f. Exp. u. Klin. PHARMAKOLOGIE	Universitätsplatz 4	8010	Graz			
Institut f. pharmakodyn. Medizin u. TOXIKOLOGIE	Auenbruggerplatz 29	8036	Graz			
Dep. f. Med. Genetik, molekulare u. klinische Pharmakologie	Schöpfstr. 41	6020	Innsbruck	Sektion f. Biochem. Pharmakol.		
Institut f. PHARMAKOLOGIE	Währinger Str. 13a	1090	Wien			

Quelle: Österreichische Ärztekammer Stand Juli/August 2007. (auszugsweise: Alle Ausbildungsstellen unter www.aerztekammer.at)

Kapitel 35
Physikalische Medizin und Rehabilitation

Den Patienten gesamtheitlich betrachten

Stellen Sie sich einen 70-jährigen Patienten vor, bei dem anamnestisch ein Schlaganfall vorliegt. Der Patient ist inkontinent und kommt ins Krankenhaus, weil er eine Hüftendoprothese benötigt. Denken Sie, dass dieser Patient sich nach der OP allein versorgen und mit seinen diversen Leiden gut leben kann? Die Antwort lautet: Ja, aber nicht gleich und nur dann, wenn er sich in die Hände eines Facharztes für Physikalische Medizin und Allgemeine Rehabilitation begibt, denn dort steht die Verbesserung der funktionellen Leistungen der PatientInnen im Mittelpunkt der Arbeit.

FachärztInnen für Physikalische Medizin betrachten ihre PatientInnen ganzheitlich und versuchen, durch Erkrankungen, Operationen und Unfälle aufgetretene funktionelle Defizite entweder ganz zu beheben oder zumindest zu lindern. Die Schwerpunkte ihrer Arbeit liegen im funktionellen Bereich; so werden elektrophysiologische Untersuchung, Gefäßdiagnostik und Schmerzassessments durchgeführt. Auch die Ausdauerleistung und Kraft von PatientInnen wird untersucht. Ein wichtiger Bestandteil der Arbeit sind Assessments: Dabei füllen PatientInnen Fragebögen aus, die ermitteln sollen, inwieweit sie Aktivitäten des täglichen Lebens selbst durchführen können, also etwa Anziehen, den Haushalt führen und am sozialen Leben teilnehmen. Diese werden in Kombination mit physikalisch diagnostischen Maßnahmen beurteilt.

Bunte Mischung

Auch wenn der eingangs erwähnte Patient sicherlich prototypisch für die Herausforderungen ist, die die physikalische Medizin bietet, so sind die Krankheitsbilder der PatientInnen doch bunt gemischt. Eine Abteilung für Physikalische Medizin und Rehabilitation, wie sie etwa an der Wiener Universitätsklinik besteht, erhält ihre Zuweisungen aus dem Krankenhaus und betreut die PatientInnen bereits dann, wenn sie am Krankenhaus stationär aufgenommen sind. Die Rehabilitationsteams begutachten die PatientInnen und ordnen Behandlungen an, wie etwa physiotherapeutische Maßnahmen und Ergotherapie. Wird der Patient entlassen und bietet sich keine andere Möglichkeit der Rehabilitation, wird er von der jeweiligen Krankenhausabteilung für physikalische Medizin weiter betreut. Das ist natürlich ein Riesenvorteil für den Patienten, weil die betreuenden Teams den Patienten dann schon kennen und an einer Station im Krankenhaus die gesamte Palette der Rehabilitationsmöglichkeiten angeboten werden kann.

Holistische Betrachtung

FachärztInnen für physikalische Medizin begleiten ihre PatientInnen meist über eine lange Zeit und lernen sie dabei gut kennen. Der Betroffene wird dabei durch den Physikalisten ganzheitlich betrachtet und behandelt. Die Möglichkeiten zur Rehabilitation haben in den vergangenen 15 bis 20 Jahren unglaublich zugenommen, was sehr vielen PatientInnen ermöglicht, ein aktives und gesundes Leben nach oder auch mit einer (chronischen) Erkrankung zu führen. Die Fortschritte im Fach sind natürlich eine Herausforderung für die FachärztInnen für Physikalische Medizin und Allgemeine Rehabilitation – intensives Literaturstudium und Fortbildung sind Pflicht.

Zu den hervorragendsten Veränderungen in der physikalischen Medizin gehören sicherlich die Entwicklungen in der Rehabilitation: In diesem Bereich konnte lange Zeit maximal Leiden gelindert werden – heute können viele PatientInnen tatsächlich rehabilitiert werden und ihr berufliches und soziales Leben wieder aufnehmen. Die Rehabilitation nimmt auch deshalb heute einen deutlich höheren Stellenwert ein, weil es viel mehr chronisch kranke Menschen gibt, mit denen sich FachärztInnen für physikalische Medizin auseinandersetzen müssen.

Ökonomie und alte Menschen

Die zunehmend älter werdende Bevölkerung mit ihren immer komplexer werdenden Krankheitsbildern und der daraus resultierenden Rehabilitationsproblematik wird auch in Zukunft zu den großen Herausforderungen in der Physikalischen Medizin und Rehabilitation gehören. Dazu wird die Ökonomie eine immer wichtigere Rolle spielen: Was bringt welche Therapie? Wo und wie werden Teammitglieder gezielt und effizient eingesetzt? Hand in Hand damit geht die Qualitätssicherung. Die Rehabilitation im Akutkrankenhaus, wie sie etwa am AKH besteht, wird sicherlich einen höheren Stellenwert einnehmen müssen. Diese steckt in Österreich allerdings noch in den Kinderschuhen, in Deutschland stehen dazu Rehabilisationsbetten im Akutkrankenhaus zur Verfügung.

Keine Nachtdienste

Teamfähigkeit gilt als eine der wichtigsten Eigenschaften eines guten Facharztes für Physikalische Medizin und Allgemeine Rehabilitation. Das Team ist die Basis für den Therapieerfolg. EinzelkämpferInnen richten in diesem Fach nichts aus. Dazu kommt die Notwendigkeit eines breiten medizinischen Wissens und die Offenheit neuen Therapieansätzen gegenüber, auch gegenüber der Komplementärmedizin. Eine körperliche Behinderung des Arztes oder der Ärztin ist in der Physikalischen Medizin nicht nur kein Ausschließungsgrund, sondern kann sogar hilfreich für das Verständnis der Arbeit mit den PatientInnen sein.

Auch wenn die Arbeit mit PatientInnen schon mal schweißtreibend sein kann, bietet das Fach gerade für Frauen, die neben ihrem

Arztberuf auch eine Familie wollen, günstige Arbeitszeiten, weil es keine Nachtdienste gibt und die Arbeit gut eingeteilt werden kann.

Kein Turnus aber Erfahrung

Schwierig gestaltet sich die Ausbildungssituation für PhysikalistInnen in Österreich: Neben der Ausbildung im AKH gibt es in den Gemeindespitälern und in den Landspitälern einige Ausbildungsstellen. Das AKH Wien bietet österreichweit die einzige universitäre Ausbildung an. Der Turnus muss nicht unbedingt sein, es ist aber günstig, möglichst viele Fächer ergänzend zu absolvieren, und schon eine gewisse Erfahrung in der Medizin in die Ausbildung mit zu bringen. Die

beruflichen Chancen für FachärztInnen für Physikalische Medizin und Allgemeine Rehabilitation sind nicht schlecht: Das Fach hat auf jeden Fall Zukunft.

Was hat denn nun der eingangs erwähnte Patient von der Behandlung durch einen Facharzt für Physikalische Medizin? Nun, je nach Rehabilitierungspotenzial kann er vielleicht wieder ohne Gehhilfe gehen, ist sozial kontinent oder kann mit seiner Inkontinenz gut umgehen. Er ist in den Aktivitäten des täglichen Lebens selbstständiger: Kann selbstständig essen, sich ankleiden und längere Gehdistanzen zurücklegen. Er hat gelernt, mit seinen Erkrankungen besser zu leben.

DIE AUSBILDUNGSSTÄTTEN ZUM FACHARZT FÜR PHYSIKALISCHE MEDIZIN UND ALLGEMEINE REHABILITATION IN ÖSTERREICH

Dienstgeber	Straße	PLZ	Ort	Abteilung	Voll	Teil
KH der Elisabethinen Linz	Fadingerstr. 1	4010	Linz	Inst.f.Physikalische Med. u. Rehab.	1	
Allgem.KH d. Stadt Linz GmbH.	Krankenhausstr. 9	4020	Linz	Inst. f. Physikalische Med.	1	
Aö. KH der Barmherzigen Schwestern Ried Betriebsges.m.H.	Schlossberg 1	4910	Ried im Innkreis	Abt.f.Physikal. Med.u.Rehab.	1	
LKH STEYR	Sierninger Str. 170	4400	Steyr	Inst. f. Physikalische Medizin	2	
LKH VÖCKLABRUCK	Hatschekstr. 24	4840	Vöcklabruck	Inst. f. Physikalische Med.	1	
Klinikum Kreuzschwestern Wels	Grieskirchnerstr. 42	4600	Wels	Institut f. Physikalische Medizin	3	
LKA SALZBURG - St. Johanns Spital	Müllner Hauptstr. 48	5020	Salzburg	Abt. f. Physikalische Med.	3	
Allgem.u.Orthop. LKH STOLZALPE		8852	Stolzalpe	Abt.f.Orthopädie u.orthop.Chir.	1	
Rehab.- Klinik Tobelbad		8144	Tobelbad	Organisationseinheit f. Phys. Med.		1
Univ. Klinik f. INNERE MEDIZIN	Anichstr.35	6020	Innsbruck	Organis.Einheit. f.Physik.Med.		
LKH f. Psychiatrie u. Neurologie RANKWEIL	Valdunastr. 16	6830	Rankweil	Abt.f.Physikal. Med. u.Rehabilitation	1	
KA Rudolfstiftung	Juchg. 25	1030	Wien	Institut f. Physikalische Medizin	5	
Gesundheitszentrum Physiko	Andreasg. 3	1070	Wien	LEHRAMBULATROIUM	1	

DIE AUSBILDUNGSSTÄTTEN ZUM FACHARZT FÜR PHYSIKALISCHE MEDIZIN UND ALLGEMEINE REHABILITATION IN ÖSTERREICH

Dienstgeber	Straße	PLZ	Ort	Abteilung	Voll	Teil
Sozialmedizinisches Zentrum - Sophienspital	Apollog. 19	1070	Wien	Institut f. Physik. Medizin	2	
Univ. Klinik f. PHYSIKAL. MED. u. REHABILITATION	Währinger Gürtel 18-20	1090	Wien			
Wiener Privatklinik GmbH & Co KG	Pelikang. 15	1090	Wien	Abt. f. Physik. Med. u. Rehabilitation		1
SMZ-Süd-Kaiser Franz-Josef-Spital u.Geriatriezentr. Favoriten	Kundratstr. 3	1100	Wien	Inst. f. Physikalische Med.	5	
KH Hietzing/Neurol. Zentr.Rosenh.-vorm. KH Lainz	Wolkersbergen- str. 1	1130	Wien	Inst. f. Physikalische Med.	4	
HANUSCH - KH	Heinrich Collin- Str. 30	1140	Wien	Inst.f.physik.Med. u.Rehabilitation	2	
Kaiserin Elisabeth-Spital d. Stadt WIEN	Huglg. 1-3	1152	Wien	Inst. f. Physika- lische Medizin	1	
Wilhelminenspital der Stadt Wien	Montleartstr. 37	1160	Wien	Inst.f.Physikalische Medizin	5	
SMZ-Ost Donauspital	Langobardenstr. 122	1220	Wien	Institut f. Physika- lische Medizin	4	

Quelle: Österreichische Ärztekammer Stand Juli/August 2007. (auszugsweise: Alle Ausbildungsstellen unter www.aerztekammer.at)

Kapitel 36

Physiologie

FachärztInnen für gesunde Menschen

Mit ihrer stark interdisziplinär ausgerichteten Forschung und vielen verschiedenen Spezialisierungsmöglichkeiten bietet das Fach Physiologie Herausforderungen für junge MedizinerInnen, die sich für ein nichtklinisches Fach entscheiden, das Lehre und Forschung in einem stark diversifizierten Umfeld vereint. Denn die Physiologie erklärt das ausgeklügelte Zusammenspiel des menschlichen Organismus – und dazu braucht es nicht nur MedizinerInnen, sondern auch MolekularbiologInnen, ChemikerInnen und PhysikerInnen.

Die Physiologie zeigt und untersucht das Zusammenspiel aller Zellen und Organsysteme des Menschen. Es erklärt, wie Vorgänge reguliert und umgesetzt werden und wie die Informationsvermittlung im menschlichen Organismus funktioniert. Die Physiologie bietet die Basis für die klinische Medizin: Sie ist die Lehre von den Lebensvorgängen des gesunden Menschen. Forschung und Lehre stehen im Mittelpunkt der Arbeit dieses nichtklinischen Fachs. Die größte Herausforderung dabei bedeutet die enorme Diversifizierung der Methoden, die sich im Laufe der Zeit entwickelt hat. Eine Spezialisierung ist für einen Facharzt für Physiologie unbedingt erforderlich. Trotzdem ist der Überblick über das gesamte Fach für eine erfolgreiche Arbeit notwendig. Das erfordert viel Zeit und ein hohes Maß an Bereitschaft, sich weiterzubilden. Die zweite Schiene, die Lehre, ist ebenfalls nicht zu vernachlässigen, weil die Physiologie ein besonders lehrintensives Fach ist: Nicht alle StudentInnen wollen zu großen ForscherInnen erzogen werden, aber die Physiologie kann sie lehren, wie sie an Probleme herangehen sollen und – das ist in Zeiten der Spezialisierung vielleicht besonders wichtig – dass sie den Zusammenhang zwischen den einzelnen Funktionssystemen des Organismus nicht aus den Augen verlieren dürfen.

Kein geschlossenes Ganzes

In den vergangenen 20 Jahren entwickelte sich die Physiologie von einem geschlossenen Ganzen zu einem enorm diversifizierten Fach. Das zeigt sich auch an der heterogenen MitarbeiterInnen-Struktur, die physiologische Universitätsinstitute heute aufweisen: Waren es vor zwei Jahrzehnten hauptsächlich ÄrztInnen, die sich den Vorgängen im gesunden Organismus widmeten, so finden sich heute MitarbeiterInnen aus allen Richtungen der Naturwissenschaft: BiologInnen, BiochemikerInnen, PhysikerInnen, PharmazeutInnen und Zell- und MolekularbiologInnen arbeiten intensiv zusammen – Aufgeschlossenheit und Teamfähigkeit sind daher für einen angehenden Facharzt für Physiologie unbedingt erforderlich. Neugier ist wichtig. Weiters zählen

Offenheit und Kooperationsbereitschaft mit außerklinischen & klinischen Forschungseinrichtungen. Geduld gehört auch dazu, weil Experimente oft langwierig sind und nicht selten auch scheitern. Eine gute Beobachtungsgabe und Vorurteilsfreiheit sind schließlich vonnöten, um die Ergebnisse von Experimenten in den korrekten Kontext zu stellen und beurteilen zu können. Freude an der Wissenschaft und an der Lehre sind unabdingbare Voraussetzungen.

Die Zusammenhänge sehen

Im Zuge der explosionsartigen Entwicklung der methodischen Zugänge, die zu einem reichen Detailwissen geführt hat, ist der Blickpunkt auf den gesamten Organismus in Gefahr. Natürlich kann niemand auf dem gesamten Gebiet der Physiologie forschen. Aber jeder Physiologe muss sich auf allen Gebieten seines Fachs zumindest orientieren können. Er muss die gängigen Methoden in ihren Grundzügen verstehen, um die Ergebnisse bewerten zu können. Neue Wissenschaften wie die Computational Biology erleichtern diese Gesamtschau. Damit können Vorgänge im menschlichen Organismus simuliert werden. Dies ist etwas, was im Rahmen des integrativen Ansatzes sicherlich in Zukunft eine wichtige Rolle spielen wird.

Geforscht wird nachts

Der typische Arbeitstag eines Facharztes für Physiologie ist vor allem eines: Anstrengend. Am Vormittag sind Vorlesungen, am Nachmittag Praktika zu halten oder Unterrichtsveranstaltungen vorzubereiten. Zeit für die Forschung ist abends, wenn es gutgeht und der Vorlesungsplan optimal eingeteilt ist, kann auch an maximal zwei Tagen unter der Woche geforscht werden – meist geht sich das aber nur in der vorlesungsfreien Zeit aus. Und wer glaubt, einmal erstellte Vorlesungsunterlagen jährlich wieder verwerten zu können, der irrt: Die Vorlesungsunterlagen müssen Jahr für Jahr überarbeitet und teilweise neu erstellt werden, weil der Fortschritt in der physiologischen Forschung außerordentlich rasch vor sich geht.

Uni oder Pharmaindustrie

Wer keine Universitätskarriere anstrebt, kann sich in einer Forschungseinrichtung oder der pharmazeutischen Industrie umtun. Es besteht außerdem die Möglichkeit, auch als NichtklinikerIn, in einem klinischen Fach zu tätig zu sein. So liegt etwa einer der Forschungsschwerpunkte des Wiener Universitätsinstituts für Physiologie im Bereich Neuro- und Sinnesphysiologie. Viele ehemalige MitarbeiterInnen des Instituts sind heute in der Neurologie, der Ophtalmologie und der Otologie tätig.

Schwerpunkte suchen

Vier Jahre wird im Hauptfach ausgebildet, ein Jahr lang müssen klinische Gegenfächer, davon ein halbes Jahr Innere Medizin und ein weiteres Jahr Wahlfächer absolviert werden. Diese sollten im Sinne der Schwerpunktsetzung des jeweiligen Instituts gewählt werden – das erleichtert die zukünftige Arbeit enorm.

Der Turnus muss nicht sein. Die Ausbildung in den Gegenfächern ist meist ausreichend. Die Mobilität in den Bereichen Forschung und Lehre ist selbstverständlich in der „scientific community" gegeben. In Bezug auf die Facharztqualifikation ist allerdings zu bedenken, dass es diese Ausbildung nicht in allen Ländern gibt und daher jeweils individuelle Anrechnungsverfahren durchzuführen sind.

Theorie und Praxis

Die Universitätsinstitute für Physiologie haben natürlich theoretisch die Möglichkeit zur Ausbildung. In der Praxis werden allerdings nur selten Stellen frei und diese werden – wenn überhaupt – häufig anderweitig nachbesetzt, weil z. B. dem Beherrschen bestimmter spezifischer Methoden der Vorrang gegenüber einer medizinischen Ausbildung eingeräumt wird. Es muss derzeit an allen

Ecken und Enden gespart werden, was die Ausbildungssituation weiter verschärft. Eine Mitarbeit schon während der Studienzeit am Institut seiner Wahl könnte die Suche nach einem Ausbildungsplatz erleichtern, viel Geduld und Durchhaltevermögen ist trotzdem gefragt.

Auf ins Weltall

Es lohnt sich sehr, die Ausbildung zum Physiologen zu absolvieren, weil sie einerseits inhaltlich eine gute Basis für eine klinische Tätigkeit bietet und es andererseits eine große Zahl von Betätigungsfeldern in der experimentell-physiologischen Grundlagenforschung gibt. Auch die angewandte Forschung der Physiologie bietet spannende Herausforderungen. So liegt ein Schwerpunkt des Grazer Physiologischen Institutes beispielsweise bei der Physiologie des Menschen im Weltall. Auch an die Umwelt- und Arbeitsphysiologie stellen die Umstellungen im Bereich moderner Arbeitsplätze und -abläufe neue interessante Anforderungen. Daran wird im Innsbrucker Institut besonders intensiv geforscht

DIE AUSBILDUNGSSTÄTTEN ZUM FACHARZT FÜR PHYSIOLOGIE IN ÖSTERREICH

Dienstgeber	Straße	PLZ	Ort	Abteilung	Voll	Teil
Institut f. PHYSIOLOGIE	Harrachg. 21/V	8010	Graz			
Institut f. PHYSIOLOGIE u. BALNEOLOGIE	Fritz.Pregl-Str. 3	6020	Innsbruck			
Institut für Gefäßbiol. u.Thromboseforschung	Schwarzspani-erstr. 17	1090	Wien			
Zentr. f. Physiol. u.Pathophysiol.-Institut f. PHYSIOLOGIE	Schwarzspani-erstr. 17	1090	Wien			

Quelle: Österreichische Ärztekammer Stand Juli/August 2007. (auszugsweise: Alle Ausbildungsstellen unter www.aerztekammer.at)

Kapitel 37
Plastische, Ästhetische und Rekonstruktive Chirurgie

Die Kunst der Wiederherstellung

Die plastische Chirurgie gehört zu den dynamischsten Fächern in der Medizin. Abseits der sogenannten „Schönheitschirurgie" leistet sie unverzichtbare Hilfe bei Brand- und Verkehrsverletzten, näht Gliedmaßen wieder an und transplantiert Haut. Geduld, Akribie, Genauigkeit, Empathie und die Fähigkeit, sich selbst als Teil des Teams und nicht als „Star" zu begreifen, gehören zu den Tugenden, die ein plastischer Chirurg mitbringen muss.

Die plastische Chirurgie hat eine lange Tradition. Bereits im 6. Jahrhundert vor Christus sind aus dem alten Ägypten Darstellungen von Nasenplastiken bekannt. Heute ist sie aus der Medizin nicht mehr wegzudenken. Das Spektrum der plastischen Chirurgie umfasst die Chirurgie der weiblichen Brust, die operative Behandlung von Haut- und Weichteiltumoren sowie die gesamte Handchirurgie – prominentestes Beispiel dafür ist in Österreich sicher der Polizist Theo Kelz. Ihm wurden von einer Rohrbombe beide Hände abgerissen. Die Innsbrucker Fachärztin für Plastische, Rekonstruktive und Ästhetische Chirurgie, Hildegunde Piza, hat mit ihrem Team dafür gesorgt, dass Theo Kelz heute wieder mit zwei Händen leben kann.

Die plastische Chirurgie befasst sich außerdem mit der Reanimation des gelähmten Gesichts durch Nerven- und Muskeltransplantation, der Korrektur von angeborenen Defekten der Extremitäten und mit der Korrektur schwerer Gesichts- und Schädelfehlbildungen. Die viel diskutierte „Schönheitschirurgie" ist nur ein kleiner Teil der Arbeit, die das Fachgebiet plastische, ästhetische und rekonstruktive Chirurgie umfasst.

Feiner als ein Haar

In Österreich ist die plastische, ästhetische und rekonstruktive Chirurgie ein eigenständiges Sonderfach, das eine sechsjährige Ausbildung und die Prüfung zum Facharzt erforderlich macht. Lebenslange Weiterbildung und die Spezialisierung auf bestimmte Aspekte des Faches sind für den Erfolg als plastischer Chirurg essenziell. Denn die Möglichkeiten, die dieses Fach mittlerweile bietet, scheinen beinahe grenzenlos. Das Wissen um die Anatomie der Oberflächen und die Zusammenhänge mit dem großen Gefäßsystem hat sich in den vergangenen 30 Jahren entscheidend verbessert. Die Entwicklung des Mikroskops und der mikrochirurgischen Instrumente und Nahtmaterial, das feiner ist als ein Haar, erlauben heute Eingriffe, die vor vier Jahrzehnten undenkbar gewesen wären, wie etwa die Replantation von Gliedmaßen.

Haut aus dem Labor

Die Zukunft der Plastischen Chirurgie liegt sicherlich im Tissue Engineering. Das ist eine große Herausforderung, es muss ja nicht nur

Haut im Labor hergestellt werden, sondern auch Nerven und Blutgefäße. Da werden noch große Anstrengungen notwendig sein. Ein ganz interessanter Punkt werden auch Operationen an Föten sein, um angeborene Fehlentwicklungen noch im Mutterleib zu beseitigen, hier gibt es ja bereits erste, sehr erfolgreiche Ansätze.

Bloß keine Starallüren

Wer in der rekonstruktiven Chirurgie arbeiten will, muss sehr gut mit anderen Fächern kooperieren können. In Österreich ist ja die Teamarbeit noch nicht so hoch geschätzt wie beispielsweise im angloamerikanischen Raum. Der rekonstruktive Chirurg muss mit dem Allgemeinchirurgen, dem Onkologen und anderen Disziplinen reibungslos zusammenarbeiten können. Auch die Kommunikationsfähigkeit ist enorm wichtig, weil der Rekonstruktionschirurg auch oft abseits seiner gewohnten Umgebung arbeiten, sich dort behaupten und durchsetzen können muss. Dazu ist Fingerspitzengefühl notwendig. Häufig sind in der plastischen Chirurgie auch mehrere Eingriffe notwendig, um zu einem zufrieden stellenden Ergebnis zu kommen. Dabei ist auch die Empathie für den Patienten notwendig und die Fähigkeit, mit ihm oder ihr zu reden, gemeinsam durchzuhalten und immer wieder neue Ideen zu haben. Ein plastischer Chirurg sollte auch kreativ sein und sich neue Lösungen vorstellen können.

Ausgeklügelte Pläne

Ein Beispiel illustriert, warum Teamwork und Kreativität in der plastischen Chirurgie von so enormer Bedeutung sind: Ein Kind hat mehrere Fehlbildungen. Wer soll jetzt wann was zuerst operieren? Da ist der Neurochirurg, der sagt, dass der Schädel zuerst operiert werden muss, damit das kindliche Gehirn sich ungestört entwickeln kann. Als nächstes kommen der Orthopäde, der die Füße zuerst operieren will und die Handchirurgen, die möchten, dass die Greiffunktion der Hände zuerst wiederhergestellt wird. Es ist dann wichtig, mit den KollegInnen und den Eltern ein ausführliches Gespräch zu führen, die Vor- und Nachteile abzuwägen und ein gemeinsames Konzept mit allen Fachdisziplinen zu erarbeiten, ohne die Eltern zu verunsichern.

Denn den Eltern ist ganz egal, wer welcher Facharzt ist: Sie wollen das Optimum für ihr Kind.

Zu wenig Chirurgie

Die optimale Kommunikation mit PatientInnen und Erziehungsberechtigten ist noch nicht Teil der Ausbildung zum Facharzt für Plastische, Ästhetische und Rekonstruktive Chirurgie. Es wird vier Jahre im Fach ausgebildet, ein Jahr muss auf einer chirurgischen Station absolviert werden. Gegenfächer sind Unfallchirurgie und Anatomie. Wahlfächer sind nicht vorgesehen. Bemängelt wird die nur einjährige Ausbildungsdauer in der

Chirurgie. Diskutiert wird die Zulassung zur Ausbildung zum plastischen Chirurgen erst dann, wenn mindestens zwei Jahre Chirurgie absolviert wurden. Die neue Ausbildungsordnung, die 2006 verabschiedet wurde, hat dem allerdings noch nicht Rechnung getragen. Zusatzausbildungen in der Orthopädie, der Kieferchirurgie und der Hals-, Nasen-, Ohrenheilkunde erweisen sich als ausgesprochen sinnvoll für die Ausübung dieses Sonderfachs.

Zerreißprobe für Frauen

Auch wenn sich die Zahlen langsam angleichen – die plastische Chirurgie ist immer noch ein von Männern dominiertes Fach. Probleme gibt es vor allem nach der Ausbildung, wenn die Entscheidung Habilitation oder Kinder ansteht – denn beides zugleich

unter einen Hut zu bringen ist schwierig.

Aber auch die Ausbildungssituation ist derzeit nicht berauschend – so kommen etwa an der Universitätsklinik für plastische und Wiederherstellungschirurgie Innsbruck 27 BewerberInnen auf eine ausgeschriebene Stelle. Gefordert wird viel in Innsbruck: Die BewerberInnen müssen bereits zwei Jahre Chirurgie absolviert haben und wissenschaftliche Arbeiten vorlegen können. Sie müssen sehr gut englisch können und wenn möglich bereits eine Dissertation verfasst haben.

Und wie stehen die Chancen nach Absolvierung der Ausbildung?

Wer das „Nadelöhr" Ausbildungsplatz passiert hat, steht nicht nur vor einer interessanten Karriere. Auch die Arbeitsplatzsituation ist durchaus positiv zu beurteilen.

DIE AUSBILDUNGSSTÄTTEN ZUM FACHARZT FÜR PLASTISCHE CHIRURGIE IN ÖSTERREICH

Dienstgeber	Straße	PLZ	Ort	Abteilung	Voll	Teil
LKH KLAGENFURT	St. Veiterstr. 47	9026	Klagenfurt	Abt.f. Plast. u. wiederherst. Chir.	2	
Landeskl.St.Pölten-Lilienfeld, Standort St.Pölten	Propst-Führer-Str. 4	3100	St. Pölten	Abt. f. Plastische Chirurgie	2	
KH d. Barmh.Schwestern BetriebsgesmbH.Linz	Seilerstätte 4	4020	Linz	Abt.f.plast. u.Wiederherstellu ngschir.	2	
Klinikum Kreuzschwestern Wels	Grieskirchnerstr. 42	4600	Wels	Chir. Abt.	1	
KH der Barmherzigen Brüder Salzburg	Kajetanerplatz 1	5020	Salzburg	Abt.f.Plast. u.Wiederherst. Chir.	2	
Univ. Klinik f. CHIRURGIE, Klin. Abt. f. Plast. Chirurgie	Auenbruggerplatz 15	8036	Graz			
Univ. Klinik f. PLAST. CHIRURGIE	Anichstr. 35	6020	Innsbruck			
LKH FELDKIRCH	Carinag. 47-49	6807	Feldkirch - Tisis	Abt.f.plast.,ästhet. u.rekonstr.Chir.	2	
KA Rudolfstiftung	Juchg. 25	1030	Wien	Abt.f.Plast.Chir. u.Wiederherstell. Chir.	3	
Univ. Klinik f. CHIRURGIE	Währinger Gürtel 18-20	1090	Wien	Klin.Abt.f.Plast. u.Rekon-struktionschir.		
Wilhelminenspital der Stadt Wien	Montleartstr. 37	1160	Wien	Abt.f.plast. u.Wiederherstellu ngschir.	3	

Quelle: Österreichische Ärztekammer Stand Juli/August 2007. (auszugsweise: Alle Ausbildungsstellen unter www.aerztekammer.at)

Kapitel 38

Psychiatrie

Ein hohes Maß an Common Sense

Mit der Psychiatriereform der 70er Jahre des 20. Jahrhunderts wurden die Weichen für eine moderne, PatientInnen-zentrierte und die Angehörigen miteinbeziehende Psychiatrie gestellt. Riesige, sogenannte „Irren"-Anstalten mit hunderten von Betten, in denen die PatientInnen oft jahrzehntelang „aufbewahrt" wurden, gehören in Österreich heute der Vergangenheit an. Neue Medikamente, anerkannte psychotherapeutische Verfahren und die gemeindenahe Psychiatrie haben das Bild des Fachgebiets vollkommen verändert.

Wer heute PsychiaterIn werden will, braucht ein hohes Maß an Common Sense und Sensibilität für die Alltagsprobleme der PatientInnen. In der Psychiatrie gehört die Auseinandersetzung mit vielen Wissenschaftsdisziplinen zu den großen Herausforderungen.

Auch die Umsetzung der Erkenntnisse aus diesen Disziplinen in die tägliche Praxis stellt eine Herauforderung dar. Freilich gibt es wohl nirgendwo in der Medizin auch so viele einander widersprechende Meinungen wie in der Psychiatrie. Das erschwert zwar die Außenwahrnehmung der Psychiatrie, fördert allerdings innerhalb des Faches interessante Diskussionen, getreu dem Motto „zwei Psychiater – drei Meinungen!"

In der Pharmakotherapie wurden – nach der Entdeckung der modernen Psychophar-maka in den 50er Jahren – zahlreiche nebenwirkungsärmere Substanzen entwickelt, durch welche die Einnahme und Compliance erleichtert werden. Mehrere Psychotherapiemethoden wurden in ihrer Wirksamkeit wissenschaftlich überprüft und bestätigt, freilich haben sich da Konkurrenzberufe zur Psychiatrie entwickelt. Und die Bedeutung der Familie und von adäquaten gemeindenahen Versorgungsstrukturen wurde in den vergangen zwei Jahrzehnten, nach erheblichen Widerständen, endlich in ihrer Wichtigkeit erkannt und akzeptiert. Das hat zu Psychiatrieplänen in allen Bundesländern geführt. Eine wichtige Entwicklung ist dabei die Errichtung von psychiatrischen Abteilungen an Allgemeinkrankenhäusern, was wesentlich zur Verringerung des Stigmas, das mit psychischen Erkrankungen einhergeht, beiträgt.

Und die Zukunft?

Von großer Wichtigkeit wird in Zukunft die Integration psychisch Kranker, besonders von solchen mit schwereren psychischen Erkrankungen, in die Gesellschaft sein. Die Anforderungen an die berufliche Leistungsfähigkeit steigen. Die Wiedererlangung der Arbeitsfähigkeit ist für psychisch kranke Menschen sicherlich nur mit Unterstützung eines dichten sozialen Netzes aus Angehörigen, medizinischer Betreuung und Selbsthilfegruppen zu erreichen. Eine große Herausforderung ist auch die praktische Zu-

sammenführung der verschiedenen therapeutischen Ansätze, der Pharmakotherapie,
der Psychotherapie und der Sozialpsychia-
trie, besonders unter berufspolitischen und
Finanzierungsaspekten. Da sind derzeit noch
viele Fragen und Konflikte ungeklärt, und
nicht selten werden diese auf dem Rücken
der PatientInnen ausgetragen.

Sensibel und vielseitig

Wer PsychiaterIn sein will braucht ein hohes Maß an Common Sense und Sensibilität
für die Alltagsprobleme seiner PatientInnen
und deren Familien. Ja, und er oder sie muss
die PatientInnen mögen. Das ist genauso wichtig, wie die Information über neue
wissenschaftliche Erkenntnisse. Vor allem
aber sollte ein guter Psychiater Einseitigkeit
vermeiden. Es kann nicht sinnvoll sein, sich
etwa nur den bildgebenden Verfahren oder
nur der Pharmakotherapie zu verschreiben
und die anderen Aspekte des Faches zu vernachlässigen. Der Psychiater ist der einzige,
der das bio-psycho-soziale Modell in die
Praxis umsetzen kann, er oder sie sollte alle
Aspekte beachten.

Stigmatisierte ÄrztInnen

Psychische Erkrankungen sind nach wie
vor mit einem Stigma behaftet, denken Sie
etwa an die Schizophrenie. Dieses Stigma
haftet aber nicht nur den PatientInnen an,
sondern auch den PsychiaterInnen. Diese leiden oft sehr darunter, dass die Öffentlichkeit,

aber auch KollegInnen aus anderen Fächern
oft recht schlichte, manchmal auch gänz-
lich falsche Vorstellungen von psychischen
Störungen und ihrer Behandelbarkeit haben.
Das könnte auch ein Grund dafür sein, aber
das ist natürlich nur eine Vermutung, warum
sich manche KollegInnen ganz der Pharmakotherapie verschreiben: Da glaubt man sich
näher an der richtigen Medizin und fühlt sich
vielleicht anerkannter. Ob dies ein optimaler
Zugang zu diesem Fach ist, sei dahingestellt.
Belastend sind aber natürlich auch Situationen, wo jemand, natürlich unter Beachtung
aller gesetzlichen Vorschriften, gegen seinen
Willen zur Behandlung stationär aufgenommen werden muss. Etwas Derartiges kennen
andere medizinische Disziplinen nicht.

Frustrationstoleranz gefragt

Erwartet wird der bereits erwähnte Common Sense und ein gutes psychologisches
Einfühlungsvermögen. Wegen der ebenfalls
bereits erwähnten Stigmaproblematik ist
zudem ein gewisses Maß an Frustrationstoleranz ratsam. Die Ausbildungsdauer beträgt sechs Jahre. Derzeit müssen fünf Jahre
Psychiatrie, sechs Monate Neurologie und
sechs Monate Innere Medizin absolviert
werden. Die Ausbildung findet vorwiegend
im stationären Bereich statt. Abgeschlossen
wird die Ausbildung – wie in allen anderen
Fachrichtungen auch – mit der Facharztprüfung. Verpflichtend ist weiters die Ausbildung in psychotherapeutischer Medizin/

DIE AUSBILDUNGSSTÄTTEN ZUM FACHARZT FÜR PSYCHIATRIE IN ÖSTERREICH

Dienstgeber	Straße	PLZ	Ort	Abteilung	Voll	Teil
Justizanstalt GÖLLERSDORF	Schlossg. 17	2013	Göll-ersdorf			3
Landesklinikum Weinviertel Hollabrunn	Robert Löffler Str. 20	2020	Hollab-runn	Psychiatr. Abt.	7	
Rehazentrum f.psychos. Ges.-Sonnenpark	Parkstr. 5	4540	Bad Hall	Abt. Psychiatrie		1
Wagner-Jauregg-KH Linz	Wagner-Jauregg-Weg 15	4020	Linz	Psychiatrische Abt.	24	
Christian-Doppler-Klinik-Landesnervenklinik Salzburg	Ign.-Harrer-Str. 79	5020	Salzburg	1. Psychiat. Abt.	9	
Univ. Klinik f. med. PSYCHOLOGIE u. PSYCHO-THERAPIE	Auenbruggerplatz 43	8036	Graz			
Univ. Klinik f. PSYCHI-ATRIE	Auenbruggerplatz 31	8036	Graz			
LNKL Sigmund Freud Graz	Wagner Jauregg Platz 1	8053	Graz		19	
Univ. Klinik f. med. PSYCHOLOGIE u. PSYCHO-THERAPIE	Sonnenburgstr. 16/3	6020	Innsbruck			
SKA f. Suchtkranke MARIA EBENE		6820	Frastanz			2
BM f. Justiz - Justizanstalt Josefstadt	Wickenburgg. 18-20	1080	Wien	Psychiatrische Abt.		2
Univ. Klinik f. PSYCHO-ANALYSE u. PSYCHO-THERAPIE	Währinger Gürtel 18-20	1090	Wien			

DIE AUSBILDUNGSSTÄTTEN ZUM FACHARZT FÜR PSYCHIATRIE IN ÖSTERREICH

Dienstgeber	Straße	PLZ	Ort	Abteilung	Voll	Teil
SMZ Baumgartner Höhe-OWS mit Pflegez.-Psych. Zentrum	Baumgartner Höhe 1	1140	Wien	1. Abteilung	5	
Sozialpsychiatrisches Ambulatorium Hernals	Hernalser Haupt- str. 17	1170	Wien			1
Anton PROKSCH- Institut	Mackg. 7-9	1237	Wien	Abt.1-männl. Alkoholabh. u.Medika-men- tenabh		2

Quelle: Österreichische Ärztekammer Stand Juni/Juli 2007. (auszugsweise: Alle Ausbildungsstellen unter www.aerztekammer.at)

Psychotherapie. Die Psy-Diplome der Ärzte-kammer bieten derzeit eine gute Ergänzung zur Facharztausbildung.

Warten, warten, warten ...

Derzeit gibt es überall Wartezeiten. Wer die Gegenfächer bereits absolviert oder den Tur-nus zum Arzt für Allgemeinmedizin bereits abgeschlossen hat, erhöht seine Chancen auf einen Ausbildungsplatz. Die Aussichten auf eine erfolgreiche berufliche Laufbahn sind nicht schlecht. PsychiaterInnen sind „Man-gelware", immer wieder können neu geschaf-fene psychiatrische Primariate an Allgemein-krankenhäusern, besonders auf dem Land, nicht besetzt werden. Außerdem werden die psychosozialen Dienste der Länder überall ausgebaut, was ebenfalls sehr gute Arbeits-möglichkeiten schafft. Dies ist besonders für jene interessant, die neben der Arbeit in einer Ordination noch eine Teilzeittätigkeit suchen.

Kapitel 39

Sozialmedizin

Von Adipositas bis Vogelgrippe ...

... reicht das Spektrum, das die Sozialmedizin abzudecken hat. Ob Herzinfarkt, Diabetes, Frauengesundheit, die richtige Ernährung oder die Rauchentwöhnung. Das Fach Sozialmedizin beschäftigt sich mit allen Aspekten der öffentlichen Gesundheit. Kontakt mit Menschen ist dabei wichtig – bei Laienveranstaltungen zur Prävention ebenso wie in der Beratung Übergewichtiger oder der Beantwortung von Fragen zu möglichen Epidemien.

Erst seit rund 13 Jahren können junge MedizinerInnen sich in Österreich zu FachärztInnen für Sozialmedizin ausbilden lassen. Trotzdem gibt es bereits jetzt Nachwuchsprobleme. Die Kapazitäten, um Ausbildungsplätze anzubieten, wären zwar theoretisch vorhanden. Allerdings werden keine Stellen bewilligt. Und die Finanzierung einer Ausbildungsstelle über Drittmittel ist fast unmöglich, denn wer finanziert schon eine sechsjährige Ausbildung, an deren Ende kein verwertbares Forschungsergebnis steht. Massive Nachwuchsprobleme sind so für das Fach Sozialmedizin vorprogrammiert.

Der Nachwuchs fehlt ...

Zwei Ausbildungsstellen sind am Wiener Institut für Sozialmedizin derzeit besetzt. Eine Kandidatin brachte die Finanzierung für ihre Stelle sogar selbst mit. Die Südtirolerin erhielt ein Stipendium für die sechsjährige Facharztausbildung. Ein seltener Glücksfall, zeigt dies doch auch auf, wie drängend die Probleme in der Sozialmedizin derzeit sind. Eine dritte Stelle wäre am Institut für Sozialmedizin der Medizinischen Universität Wien durchaus möglich – allein die Finanzierung dafür fehlt. Österreichweit sind derzeit laut Ärztekammer Österreich überhaupt keine Ausbildungsstellen frei.

... und die Anforderungen nehmen zu

Paradoxerweise nehmen gleichzeitig die Anforderungen an die Sozialmedizin stark zu: Die Involvierung in die Gestaltung des Gesundheitswesen der Zukunft ist ein wichtiger Aspekt für das Fach. Auch die demographische Entwicklung ist eine Herausforderung, die mit Hilfe der Sozialmedizin gemeistert werden soll. An Aufgabengebieten mangelt es also nicht, wohl aber an neuen SozialmedizinerInnen. Eine mögliche Lösung wären Stiftungsprofessuren und Stiftungsassistenzstellen, um neue Ausbildungsstellen zu schaffen. Derzeit ist allerdings in dieser Richtung noch nichts in die Wege geleitet, weder in Wien noch in den Instituten für Sozialmedizin in Graz und Innsbruck.

Prävention nicht Kuration

In der Sozialmedizin geht es, im Gegensatz etwa zu den klinischen Fächern in der Medizin, nicht darum, Krankheiten zu diagnostizieren, zu therapieren und wenn möglich zu heilen. Die Sozialmedizin umfasst, so die Beschreibung des Fachs in der Ausbildungsordnung, die Umsetzung von Erkenntnissen gesellschaftlicher Ursachen für die Entstehung von Krankheiten und Unfällen, die Herstellung von Beziehungen zwischen demographischen und sozialen Gegebenheiten und Gesundheit. Dies bedeutet die Erfassung epidemiologischer Daten ebenso wie die Beratung von Institutionen im Gesundheitssystem und Präventionsprogramme, die Krankheiten, die sehr häufig auftreten, zu vermindern oder ganz zu verhindern.

Ein wichtiges Thema zurzeit sind Konzepte zur integrierten Gesundheitsversorgung. Ein Beispiel dafür ist der Diabetesbericht, der 2004 erschienen ist und vom Institut für Sozialmedizin in Wien initiiert worden war. Der Bericht diente als Grundlage für den Diabetesplan der österreichischen Bundesregierung, für die das Thema Typ 2 Diabetes einen zentraler Punkt während der sechsmonatigen EU-Ratspräsidentschaft im ersten Halbjahr 2006 darstellte.

Ein weites Feld

Die Sozialmedizin, international als Public Health bezeichnet, deckt ein breites Spektrum an Arbeitsgebieten ab. Das reicht von Präventionsprogrammen rund um Herz-Kreislauf-Erkrankungen über Frauen- und Männergesundheit bis hin zu Informationen über Gewichtsreduktionen und Raucherentwöhnung. Klinische Kenntnisse sind dabei

durchaus erwünscht: Der Turnus muss zwar nicht absolviert werden, als Gegenfach ist allerdings ein halbes Jahr Innere Medizin vorgeschrieben. Weitere eineinhalb Jahre können sich der Kandidat oder die Kandidatin aussuchen, in welchem Fach er oder sie jeweils für rund drei Monate tätig ist.

Geduldig und flexibel

Abgesehen von Hartnäckigkeit, schon im Hinblick auf die Schwierigkeiten, eine Ausbildungsstelle zu erhalten, sind Flexibilität und Einsatzbereitschaft wichtige Eigenschaften angehender SozialmedizinerInnen: Es gibt zwar keine Nacht- und Wochenenddienste, an vielen Abenden sind SozialmedizinerInnen trotzdem eingesetzt. Vor allem dann, wenn es darum geht, in Publikumsveranstaltungen Beratungen durchzuführen und Präventionsprogramme vorzustellen. Auch Fachtagungen und Kongresse müssen häufig besucht werden, um wissenschaftliche Arbeiten zu präsentieren und neue Strategien für das öffentliche Gesundheitswesen zu erarbeiten.

Unterschiedliche Schwerpunkte

Drei Institute für Sozialmedizin sind an den medizinischen Universitäten in Österreich eingerichtet. Im Mittelpunkt der Aktivitäten des Wiener Institutes stehen Prävention und Gesundheitsförderung. Das Grazer Institut für Sozialmedizin ist ebenfalls intensiv im Bereich Gesundheitsförderung tätig. Auch die Medizinische Universität Innsbruck weist ein Institut für Sozialmedizin mit Schwerpunkt Umweltmedizin auf. (Theoretisch) ausgebildet wird allerdings nur in Wien und in Graz (laut Angaben der Ärztekammer Österreich).

Gute Chancen

Seit kurzem besteht für Interessierte zudem in Wien die Möglichkeit eine Ausbildung zum Master of Public Health zu absolvieren, der von FachärztInnen für Sozialmedizin abgehalten wird. Derzeit nehmen 25 Teilnehmerinnen und Teilnehmer an diesem Lehrgang teil. Der überwiegende Teil sind MedizinerInnen. Deren Motivation ist es, abseits der klinischen Tätigkeit, mehr über Prävention und Gesundheitsförderung herauszufinden. Es soll vermittelt werden, wie ÄrztInnen bereits im Vorfeld von Erkrankungen Hilfestellung leisten und nicht immer nur am Ende des Prozesses, wenn bereits eine Gesundheitsschädigung aufgetreten ist, eingreifen können. Trotz aller Probleme, die es im Bereich der Ausbildung zum Facharzt für Sozialmedizin vorhanden sind, können die Chancen fertig ausgebildeter SozialmedizinerInnen als sehr positiv beurteilt werden: Das öffentliche Gesundheitswesen braucht Sozialmediziner". Der Markt wird größer werden. Das Wachstumspotenzial ist vorhanden.

Ausbildung im Ausland

Eine Möglichkeit, das Potenzial zu nützen, das sich für fertig ausgebildete SozialmedizinerInnen eröffnet, ist, die Ausbildung im Ausland zu absolvieren. Dies ist in allen EU-Ländern, außer Belgien, Estland, Lettland, Litauen und Portugal möglich. Informationen dazu bietet die Österreichische Ärztekammer.

DIE AUSBILDUNGSSTÄTTEN ZUM FACHARZT FÜR SOZIALMEDIZIN IN ÖSTERREICH

Dienstgeber	Straße	PLZ	Ort	Abteilung	Voll	Teil
Institut f. SOZIALMEDIZIN	Universitätsstr. 6/1	8010	Graz			
Institut f. SOZIALMEDIZIN	Alserstr. 21	1090	Wien			

Quelle: Österreichische Ärztekammer Stand Juli/August 2007. (auszugsweise: Alle Ausbildungsstellen unter www.aerztekammer.at)

Kapitel 40

Spezifische Prophylaxe und Tropenmedizin

SpezialistInnen für gesundes Reisen

Neben der Diagnostik und Therapie tropischer Infektionskrankheiten arbeiten die Fachärztlnnen für Spezifische Prophylaxe und Tropenmedizin an der Entwicklung neuer Impfstoffe mit und erfassen impfpräventable Infektionskrankheiten, wie Rotaviren und Pertussis, in einem österreichweiten Register. Die zunehmende Mobilität der Menschen sorgt für eine Fülle neuer Aufgaben. Die Forschungsarbeit über Tropenkrankheiten kommt nicht nur Reisenden zugute, sondern auch der Bevölkerung in den betroffenen Ländern.

Tropenmedizin – das klingt nach fernen Ländern, vielen Reisen und exotischen Erkrankungen, nach Moskitonetz und Malaria-Prophylaxe und nach interessanten Forschungsmöglichkeiten. Es ist ein sehr umfassendes Fach.

Es werden exotische Infektionen, die ein Arzt, der in Österreich arbeitet, üblicherweise nicht sieht, diagnostiziert und behandelt. Und ein wichtiges Arbeitsgebiet ist natürlich auch die Prävention.

TropenmedizinerInnen verstehen sich als versierte Instanz für Infektionserkrankungen, die weltweit vorkommen. Dazu kommt, dass das Fach extrem forschungsintensiv ist. Wer Facharzt für Spezifische Prophylaxe und Tropenmedizin werden will, muss auch wissenschaftlich arbeiten wollen.

40 neue Erreger

Durch die immer stärkere Mobilität der Menschen in den vergangenen 20 Jahren wurden TropenmedizinerInnen zunehmend mit dem völlig neuen Bereich der „Reisemedizin" konfrontiert. Daraus hat sich eine Fülle von neuen Aufgaben ergeben. Speziell die spezifische Prophylaxe bei Fernreisen und die Diagnostik und die Therapie von reiseassoziierten Infektionskrankheiten bilden hier einen enorm wichtigen Aufgabenbereich. Immerhin fahren jährlich eine halbe Million ÖsterreicherInnen in Länder, in denen ganz andere infektionsepidemiologische Voraussetzungen herrschen als bei uns. Und die FachärztInnen für Spezifische Prophylaxe und Tropenhygiene wurden mit über 40 neuen Erregern von Infektionskrankheiten konfrontiert, darunter etwa HIV, die die Welt veränderten und ganz neue Herausforderungen boten. Ganz aktuelle Beispiele für die Arbeit als Facharzt für Spezifische Prophylaxe und Tropenmedizin sind natürlich SARS, die Vogelgrippe und die Möglichkeit einer Grippepandemie, die das Fachgebiet berühren, weil TropenmedizinerInnen sich auch als InfektionsmedizinerInnen und InfektionsepidemiologInnen verstehen.

Aber nicht nur neue Beschwerdebilder beschäftigten die TropenmedizinerInnen in den letzten zwei Jahrzehnten. Es wurde auch eine ganze Reihe von neuen Schutzimpfungen entwickelt: Zu den Meilensteinen gehören etwa die wirksamen Hepatitisvakzinen, die mittlerweile eine effektive Präventionsarbeit ermöglichen.

Sensibilität und Toleranz

TropenmedizinerInnen sind sehr häufig mit Menschen anderer Ethnien und Religionsbekenntnisse konfrontiert. Das erfordert ein hohes Ausmaß an Sensibilität und Toleranz. Auch eine gewisse Behutsamkeit ist von den ÄrztInnen gefordert, vor allem dann, wenn sie vor Ort in einem Drittweltland arbeiten. Es müssen die kulturellen Eigenheiten und Lebensumstände der Menschen in der Dritten Welt respektiert werden – mit der Dampfwalze „drüberfahren" geht gar nicht.

Medizinisch ist eine umfassende Ausbildung das Um und Auf. Dazu gehört auch das Wissen um internistische Erkrankungen, um Differenzialdiagnosen stellen zu können. Deshalb ist auch die Absolvierung des Turnus eine wichtige Voraussetzung für die Ausbildung zum Facharzt für Spezifische Prophylaxe und Tropenhygiene. Reisebereitschaft schadet ebenfalls nicht.

Nicht zuletzt ist die Freude am wissenschaftlichen Arbeiten eine Voraussetzung für die Tätigkeit in diesem Fach. Es wird intensiv auf der theoretischen Ebene gearbeitet. So ist etwa das Wiener Institut für Spezifische Prophylaxe und Tropenmedizin die einzige Institution in Österreich, die die

Zahlen bestimmter impfpräventabler Infektionserkrankungen, wie Infektionen durch Rotaviren oder Pertussis erfasst. Gearbeitet wird weiters intensiv an der Grundlagenforschung der Vakzinologie und molekularen Parasitologie.

Lehrpraxis möglich

Die Ausbildung ist in vier Jahre Hauptfach und zwei Jahre Gegenfächer unterteilt. Als Gegenfach muss ein Jahr Hygiene und ein Jahr innere Medizin absolviert werden. Als einziges österreichisches Institut bietet das Zentrum für Reisemedizin in Wien eine Lehrpraxis an, in der ein Jahr der Ausbildung durchlaufen werden kann.

Das Institut für Spezifische Prophylaxe und Tropenmedizin in Wien ist die einzige approbierte Ausbildungsstelle in Österreich.

Lebendiges Forschungsgebiet

Im universitären Bereich sind die beruflichen Chancen ausgezeichnet. Die Tropenmedizin ist ein lebendiges Forschungsgebiet und SpezialistInnen auf diesem Gebiet sind durchaus gesucht. Das Wiener Institut gehört zu den forschungsintensivsten innerhalb der Medizinischen Universität Wien. In der freien Praxis allerdings ist die Tropenmedizin eine eher „brotlose" Kunst, außer man spezialisiert sich auf Reisemedizin.

DIE AUSBILDUNGSSTÄTTEN ZUM FACHARZT FÜR SPEZIFISCHE PROPHYLAXE UND TROPENMEDIZIN IN ÖSTERREICH

Dienstgeber	Straße	PLZ	Ort	Abteilung	Voll	Teil
Zentr. f. Physiol. u.Pathophysiol.-Inst. F. spez. Prophylaxe & Tropenmedizin	Kinderspitalgasse 15	1090	Wien	Inst. f. Spez. Prophylaxe & Tropenmedizin		
GP- Kollaritsch/Wieder-mann/Jeschko/Wieder-mann-Schmidt	Zimmermanng. 1a	1095	Wien			

Quelle: Österreichische Ärztekammer Stand Juli/August 2007. (auszugsweise: Alle Ausbildungsstellen unter www.aerztekammer.at)

Kapitel 41
Strahlentherapie-Radioonkologie

Von der Zehe bis zur Haarspitze

... werden PatientInnen vom Strahlentherapeuten betreut. Ihre Ausbildung zum Facharzt für Strahlentherapie-Radioonkologie erhalten frischgebackene MedizinerInnen ausschließlich im Fach Onkologie. Das Fach stellt damit eine Besonderheit dar. Gegenfächer müssen nicht absolviert werden – auch das eine Besonderheit im Fächerkanon der Medizin.

Wer intensiven Patientenkontakt sucht und dem Umgang mit komplizierter Technik nicht scheut, ist in diesem Fachgebiet an der richtigen Adresse. Auch Interdisziplinarität ist gefragt, denn Krebserkrankungen werden heute nur mehr mit einem integrativen Ansatz behandelt und – immer öfter – auch geheilt.

Die Strahlentherapie-Radioonkologie ist ein integrierter Bestandteil der onkologischen Behandlung. Wurden vor 20 Jahren Tumoren meist ausschließlich chirurgisch therapiert, stellt die Versorgung onkologischer Patienten heute eine integrierte Behandlung dar, die Chirurgie, internistische Therapie und Strahlenbehandlung umfasst. Das bedeutet ein umfangreiches Wissen über die eingesetzten Medikamente, von der Chemo-, über die hormonelle bis hin zur Gentherapie. Dazu gehört ebenso, über die Arbeit der Chirurgen Bescheid zu wissen, um daraus ableiten zu können, wie Bestrahlungsfelder gesetzt werden müssen. Die bildgebenden Verfahren sind notwendig, um Diagnosen absichern und die Therapie planen zu können. Der Unterschied zur Radiologie liegt in der ausschließlichen Konzentration auf die Behandlung onkologischer Erkrankungen.

Vom Baby bis zum Greis

Die Tätigkeit als Facharzt für Strahlentherapie-Radioonkologie bietet intensiven Patientenkontakt sowie die Auseinandersetzung mit hochtechnisiertem Instrumentarium. Betreut werden alle – vom Baby bis zum Greis. Das Spektrum umfasst Technik, Therapie bis zur Psychoonkologie. Es gibt kaum ein anderes Fach, das in dieser Gesamtheit mit dem Menschen befasst ist, wie die Strahlentherapie-Radioonkologie.

Ungeheurer Fortschritt

In den vergangenen 20 Jahren hat sich zwar an der umfassenden Betreuung der PatientInnen nichts geändert, wohl aber im Bereich der technologischen Voraussetzungen für die Arbeit als Facharzt für Strahlentherapie-Radioonkologie. Vor zwanzig Jahren dauerte die Berechnung eines Bestrahlungsplans mit einem Computer, der zwei große Räume füllte, mindestens zwei Tage. Heute werden derartige Pläne in wenigen Minuten erstellt. Bildgebende Verfahren, wie Computertomographie, Magnetresonanztomographie und Positronen-Emissions-Tomographie, wurden perfektioniert. Das bietet inzwischen die Möglichkeit, Tumoren mit der optimalen Strahlendosis zu behandeln und dabei kritische Organe besser zu schützen. Dazu kommt die Interdisziplinarität: Fast alle systemischen Therapien haben einen Einfluss auf die Strahlentherapie. Eine optimale onkologische Behandlung ist heute nur mehr im interdisziplinären Team aus ChirurgInnen, InternistInnen und StrahlentherapeutInnen durchführbar.

In den kommenden Jahren wird die Kombinationstherapie weiter hinsichtlich Wirksamkeit und Nebenwirkungsarmut optimiert werden. Die Hochpräzisionstherapien werden ausgebaut werden müssen. Herausforderungen werden zudem Radiochirurgie, Stereotaxie und intensitätsmodulierte Radiotherapie bieten. Das Ziel ist, Tumoren mit immer höheren Dosen bestrahlen zu können, und das gesunde Gewebe dabei immer weniger belasten zu müssen.

Technik und Empathie

Das Fach Strahlentherapie-Radioonkologie fordert sowohl technisches Verständnis, als auch Empathie für die Patienten. Ein Facharzt für Strahlentherapie-Radioonkologie muss interdisziplinär denken und viel Wissen aus den anderen Bereichen der Onkologie aufweisen. Wichtig ist auch ein gutes dreidimensionales Vorstellungsvermögen: Ein Strahlentherapeut muss sich in den Körper „hineindenken", und sich die Wege des Strahls vorstellen können und wissen, wie bei einer Bestrahlung die verschiedenen Organe belastet werden.

Die Begleitung todkranker Tumorpatienten stellt sicherlich eine große Herausforderung dar. Ein Strahlentherapeut muss psychisch sehr stabil sein und sich mit Tod und Sterben auseinandergesetzt haben.

Extreme Konzentration

Sechs Jahre beträgt die Ausbildungsdauer zum Facharzt für Strahlentherapie-Radioonkologie. Diese werden ausschließlich auf einer onkologischen Station absolviert. Das stellt eine Besonderheit dar, denn diese Konzentration besteht in anderen Fächern nicht. Der internistische Onkologe absolviert nach der Facharztprüfung in Innerer Medizin eine zweijähriger Zusatzausbildung in Hämatologie und Internistischer Onkologie, viele andere Fächer haben noch keine besonders ausgewiesene onkologische Ausbildung. Nur die FachärztInnen für Strahlentherapie-Radioonkologie werden ausschließlich onkologisch ausgebildet. Der Turnus ist übrigens keine Voraussetzung für das Fach. Günstige Zusatzausbildungen für die Strahlentherapie-Radioonkologie sind Radiologische Diagnostik, Chirurgie und Innere Medizin.

Falscher Schlüssel

Die Ausbildungssituation ist schlecht, weil der Schlüssel, nachdem Ausbildungsplätze vergeben werden, nicht stimmt. Pro Facharzt in einer Abteilung darf nur ein Ausbildungsassistent angenommen werden. An den Universitätskliniken sind die meisten Ausbildungsstellen vorhanden. Es ist günstig, vor der Bewerbung ein Praktikum zu absolvieren, das ermöglicht den KandidatInnen, festzustellen, ob das Fach ihren Erwartungen entspricht. Es ermöglicht aber auch den AusbildnerInnen, sich ein Bild über den potenziellen Assistenten zu machen.

Exzellente Chancen

Wer sich durch die Ausbildung „gekämpft" hat, hat gute berufliche Chancen, vor allem wenn sie oder er europäisch denkt: FachärztInnen für Strahlentherapie-Radioonkologie werden europaweit gesucht. Wer bereit ist, über den österreichischen „Tellerrand" zu sehen, findet unter Garantie einen Job.

DIE AUSBILDUNGSSTÄTTEN ZUM FACHARZT FÜR STRAHLENTHERAPIE-RADIOONKOLOGIE IN ÖSTERREICH

Dienstgeber	Straße	PLZ	Ort	Abteilung	Voll	Teil
LKH KLAGENFURT	St. Veiterstr. 47	9026	Klagenfurt	Abt. f. Strahlentherapie-Radioonkologie	3	
KH WR. NEUSTADT	Corvinusring 3-5	2700	Wr. Neustadt	Abt. f. Strahlentherapie-Radioonkologie	4	
KH d. Barmh.Schwestern BetriebsgesmbH.Linz	Seilerstätte 4	4020	Linz	Radiotherapeutisches Inst.	3	
LKA SALZBURG - St.Johanns Spital	Müllner Hauptstr. 48	5020	Salzburg	Radiotheraphie u. Radio-Onkologie	2	
Univ. Klinik f. RADIOLOGIE	Auenbruggerplatz 9	8036	Graz	Abt. f. Strahlentherapie		
Univ.Klinik f. Strahlentherapie u. Radioonkologie	Augenbruggerplatz 32	8036	Graz			
Univ. Klinik f. STRAHLENTHERAPIE	Anichstr. 35	6020	Innsbruck			
Univ. Klinik f. STRAHLENTHERAPIE	Währinger Gürtel 18-20	1090	Wien			
SMZ-Süd-Kaiser Franz-Josef-Spital u.Geriatriezentr. Favoriten	Kundratstr. 3	1100	Wien	Inst. f. Radioonkologie	6	
KH Hietzing/Neurol. Zentr.Rosenh.-vorm. KH Lainz	Wolkersbergenstr. 1	1130	Wien	Sonderabt. f. Strahlentherapie	6	
Wilhelminenspital der Stadt Wien	Montleartstr. 37	1160	Wien	Institut f. Radioonkologie	5	
SMZ-Ost Donauspital	Langobardenstr. 122	1220	Wien	Inst. f.Radioonkologie	3	

Quelle: Österreichische Ärztekammer Stand Juli/August 2007. (auszugsweise: Alle Ausbildungsstellen unter www.aerztekammer.at)

Kapitel 42
Unfallchirurgie

Lang ist der Weg und steinig ...

... der zum Berufsziel UnfallchirurgIn führt. Handwerkliches Geschick, emotionale Stärke, Führungsqualität und Durchsetzungsvermögen sind von jenen gefordert, die das Fach Unfallchirurgie wählen. Wer Herausforderungen schätzt, den Umgang mit technischen Neuerungen nicht scheut und Akutsituationen, in denen schnelle Entscheidungen gefordert sind, liebt, bringt die richtigen Voraussetzungen mit. Frauen, die derzeit noch eher selten im Fach zu finden sind, seien noch zwei Eigenschaften besonders nahegelegt: Durchsetzungsvermögen und Beharrlichkeit.

Im Gegensatz zu vielen anderen medizinischen Sonderfächern beschäftigen sich UnfallchirurgInnen hauptsächlich mit jungen Menschen, mit Unfallopfern, die eher wenig Begleiterkrankungen haben und die mit einem oder mehreren operativen Eingriffen relativ rasch geheilt werden können. Das ist befriedigend. Dabei ist das Operieren gar nicht das Entscheidende, auch wenn junge FachärztInnen davon häufig am meisten fasziniert sind. Viel wichtiger ist die Planung: Bei einem Unfallopfer mit Polytrauma ist es von essenzieller Wichtigkeit, den Ablauf der operativen Eingriffe exakt zu planen und vorauszudenken, um das Optimale für die PatientInnen zu leisten. Das ist und bleibt faszinierend. Und eine Menge technischer Neuerungen haben dafür gesorgt, dass die körperlichen Anforderungen, die ein Unfallchirurg leisten muss, im Vergleich zu den vergangenen Jahrzehnten doch deutlich abgenommen haben.

Ersatzteillager aus Titan

Die größten Veränderungen fanden im Bereich der technischen Entwicklung statt. Digitales Röntgen, hochauflösender Ultraschall, Computertomographie und Magnetresonanz ermöglichen das rasche Screening von Unfallopfern. Aufgrund feinerer Instrumente und der Computertechnologie kann heute viel genauer gearbeitet werden. Implantate aus Titan haben eine längere Haltbarkeit und insgesamt ausgezeichnete Materialeigenschaften. Kanülierte Schrauben, die sich von selbst in den Knochen einfügen, haben die Stabilisierung von Frakturen erheblich erleichtert. Mit Maschinen kann der Markraum für Prothesen ausgefräst werden. Früher mussten UnfallchirurgInnen in diesem Bereich mit Hammer und Raspel arbeiten. Bänderplastiken können mittlerweile auf den Zehntelmillimeter genau erstellt und eingepasst werden.

Mehr Kooperation gefordert

Aber nicht nur die technischen Veränderungen stellen UnfallchirurgInnen vor ganz neue Herausforderung. Auch die Demographie spielt eine wesentliche Rolle: Die Lebenserwartung steigt. Ein Mensch mit 70 ist heute nicht alt, geht seinen Freizeitaktivitäten nach. Hier werden die Verletzungen sicher ansteigen. Das bedeutet, dass UnfallchirurgInnen enger mit MedizinerInnen anderer Fachrichtungen zusammenarbeiten werden müssen, um ältere Unfallopfer mit Begleiterkrankungen optimal versorgen zu können. Die technischen Voraussetzungen werden sich ebenso weiter verbessern wie die Genauigkeit, mit der gearbeitet werden kann.

Kauf Dir eine Bohrmaschine!

Der bekannte Unfallchirurg Prim. Prof. Dr. Harald Hertz empfiehlt jedem potenziellen Unfallchirurgen, sich erstmal eine Bohrmaschine zu kaufen und zu üben, wie ein Dübel in einer schwachen Wand platziert wird. Wer nicht weiß, wo bei einer Bohrmaschine vorne und hinten ist, dem fehlt das technische Verständnis. Der sollte sich doch eher für ein anderes Fach entscheiden. Besonders wichtig ist auch ein dreidimensionales Vorstellungsvermögen. Das kann nicht jeder. Ein Unfallchirurg muss dazu entscheidungskräftig sein. Langes hin- und hergrübeln in einer Situation, die rasche Entscheidungen erfordert, ist kontraproduktiv. Wer zu lange grübelt, hat am Ende möglicherweise ein tolles Operationsprogramm und – einen toten Patienten. Ein guter Unfallchirurg fasst seine Entschlüsse rasch, bildet sich seine Meinungen über den jeweiligen Patienten und setzt Handlungen. Es kann schon einmal sein, dass eine Handlung falsch ist,

aber besser eine falsche Handlung als gar keine. Der Unfallchirurg muss ein robuster Mensch sein. Teamfähigkeit kombiniert mit Führungsqualität ist eine weitere wichtige Eigenschaft. Der Unfallchirurg führt das Team und muss die Entscheidungen treffen.

Für Frauen frustrierend

Frauen müssen sich doppelt anstrengen, um als Unfallchirurgin zu reüssieren. Das Fach ist massiv männerdominiert. Bis dato ist kein einziges Primariat in Österreich mit einer Frau besetzt, von einer Professorenstelle nicht zu reden. Natürlich ist das Fach körperlich anstrengend, viele Hilfsmittel haben diese Anforderungen aber bereits entscheidend verringert. Wer sich nicht selbst an die vorderste Front stellen will, findet Nischen im Bereich Hand- oder plastische Chirurgie. Wer sich trotzdem auf Unfallchirurgie „stürzen" will, dem sei der angloamerikanische Raum als Vorbild ans Herz gelegt – dort ist es längst ganz normale, alltägliche Wirklichkeit, dass Frauen ebenso wie Männer UnfallchirurgInnen sind.

Bloß die Grundausbildung

Die Ausbildung dauert sechs Jahre. Drei Jahre Hauptfach Unfallchirurgie, eineinhalb Jahre Gegenfach Allgemeinchirurgie. Dann ein halbes Jahr Neurochirurgie, drei Monate Plastische Chirurgie, drei Monate Gefäßchirurgie, drei Monate Anästhesie und drei Monate Pathologie. Nach der sechsjährigen

Facharztausbildung ist allerdings niemand ein versierter Unfallchirurg: Erst die Routine und die Erfahrung macht aus diesem Menschen einen Unfallchirurgen. Bis man wirklich sagen kann: „Ich bin ein Unfallchirurg, der sich universell auskennt!", ziehen nach der Facharztausbildung mindestens nochmal sechs Jahre ins Land.

Famulatur, Turnus und Probezeit

Die Wartezeiten auf einen Ausbildungsplatz sind lang. Im Lorenz-Böhler-Krankenhaus in Wien sind acht Ausbildungsplätze eingerichtet. Die Warteliste umfasst derzeit rund 80 KandidatInnen. Gute Chancen habe jene, die auf der Wunschabteilung famulieren, ihren Turnus absolvieren und dann ein halbes Jahr zur Probezeit in die Facharztausbildung kommen. Wer die Ausbildung schafft, wird in der Regel eine Oberarztstelle anstreben und in dieser Funktion tätig sein. Viele Unfallchirurgen eröffnen zusätzlich zu ihrer Tätigkeit im Krankenhaus eine Privatpraxis. Einige wenige gehen in die Forschung und nur ein minimaler Prozentsatz kann von einer ausschließlichen Tätigkeit in der freien Praxis leben, weil es für UnfallchirurgInnen keine Kassenstellen gibt. Insgesamt sind die Chancen für gut ausgebildete UnfallchirurgInnen durchaus positiv.

DIE AUSBILDUNGSSTÄTTEN ZUM FACHARZT FÜR UNFALLCHIRURGIE IN ÖSTERREICH

Dienstgeber	Straße	PLZ	Ort	Abteilung	Voll	Teil
KH der Barmherzigen Brüder Eisenstadt	Esterhazystr. 26	7000	Eisenstadt	Unfallchir. Abt.	4	
Landeskl.St.Pölten-Lilienfeld, Standort St.Pölten	Propst-Führer-Str. 4	3100	St. Pölten	Unfallabteilung	6	
UKH LINZ	Blumauerplatz 1	4020	Linz		4	
LKA SALZBURG - St. Johanns Spital	Müllner Hauptstr. 48	5020	Salzburg	Abt. f. Unfallchir.	5	
UKH SALZBURG	Dr. Franz Rehrl Platz 5	5020	Salzburg		7	
UKH GRAZ	Göstinger Str. 24	8020	Graz		6	
Univ. Klinik f. UNFALLCHIRURGIE	Auenbruggerplatz 15	8036	Graz			
UKH KALWANG	Nr.1	8775	Kalwang		2	
Univ. Klinik f. UNFALLCHIRURGIE	Anichstr. 35	6020	Innsbruck			
LKH FELDKIRCH	Carinag. 47-49	6807	Feldkirch - Tisis	Abt. f. Unfallchir.	4	
Univ. Klinik f. UNFALLCHIRURGIE	Währinger Gürtel 18-20	1090	Wien			
UKH MEIDLING	Kundratstr. 37	1120	Wien		8	
UKH L. BÖHLER	Donaueschingenstr. 13	1200	Wien		8	

Quelle: Österreichische Ärztekammer Stand Juni/Juli 2007. (auszugsweise: Alle Ausbildungsstellen unter www.aerztekammer.at)

Konservativ und operativ

Erst nach dem 2. Weltkrieg hat sich das Fach Urologie aus der Chirurgie heraus entwickelt. Immer spezialisierter wurden Abklärung und Therapie der Erkrankungen des Urogenitaltrakts bei Männern und Frauen, ein chirurgisches Fach ist die Urologie trotzdem geblieben, wenn sich auch zunehmend konservative Methoden zur Behandlung urologischer Erkrankung etablieren. Übrigens legen UrologInnen schon heute eine EU-weit anerkannte Prüfung zum Facharzt ab – was in anderen Fächern noch nicht selbstverständlich ist.

Zu den größten Herausforderungen der Urologie gehört das Prostatakarzinom. In den USA wird mittlerweile bei jedem 6. Mann ein Prostatakrebs diagnostiziert, in Österreich bei jedem 10. bis 12. Mann. Jeder 30. Mann stirbt an dieser Erkrankung. Die zweite Herausforderung betrifft den großen Bereich der Urogerontologie. UrologInnen haben primär mit Erkrankungen bei älteren Menschen zu tun, wie etwa der benignen Prostatahyperplasie, den Harninkontinenzen und der alternden Blase. Eine weitere Herausforderung bilden die technischen Entwicklungen in der operativen Urologie: Die Operationen werden zunehmend minimalinvasiv vorgenommen, die Laparoskopie hat in den vergangenen Jahren einen gewaltigen Aufschwung genommen. Heute kann nahezu der gesamte Harntrakt endoskopisch untersucht werden.last but not least stellt die Entwicklung neuer Medikamente in der Behandlung maligner Tumoren, etwa des Nierenzellkarzinoms, eine gewaltige Herausforderung dar, nicht zuletzt auch aus ökonomischer Sicht: Die sogenannten Smart Drugs sind natürlich ein großer Fortschritt, kosten aber auch eine Menge Geld.

UrologInnen behandeln ein geschlossenes Organsystem, und können von der Diagnose bis zur Therapie mehr oder weniger alles selbst durchführen. Hinzu kommt die breite Ausrichtung des Fachs: Von konservativer bis zu operativer Behandlung wird alles abgedeckt. Technisch interessierte ÄrztInn finden hier ebenso ein Betätigungsfeld wie wissenschaftlich interessierte UrologInnen.

Der beste Tumormarker

Die Einführung des Prostataspezifischen Antigens (PSA) und der radikalen Prostataektomie vor rund 20 Jahren haben mit Sicherheit den größten Wandel in der Urologie herbeigeführt. Auch wenn der PSA ein umstrittener Marker ist, so ist er trotzdem einer der besten Tumormarker in der gesamten Medizin. Chirurgisch betrachtet stellt die feste Etablierung der Laparoskopie in den vergangenen zehn Jahren einen Meilenstein dar, gerade, was den Bereich Nieren- und Nebennierenchirurgie betrifft. Die dritte maßgebliche Veränderung war die Einführung der Stoßwellenlithotripsie, die die offene Steinchirurgie völlig ersetzt hat. Nicht zuletzt zählt die Entwicklung im medikamentösen Sektor zu den Meilensteinen im Fach. Zukünftig wird wohl der demographische Wandel mit der immer älter werdenden Bevölkerung sicherlich eine wesentliche Herausforderung darstellen. Der präventive Ansatz muss verstärkt werden. Auch über die Finanzierung der Behandlungen älterer Menschen muss nachgedacht werden. Ist alles finanzierbar, was machbar ist? Das sind Fragen, die in naher Zukunft zu klären sein werden.

Alte Menschen mögen

Der Hinweis auf die demographische Entwicklung hat es ja schon gezeigt: Die Urologie ist ein Fach, in dem vorwiegend ältere Menschen behandelt werden. Wer also allgemein-urologisch tätig sein will, sollte eine Liebe zu älteren Menschen haben: Das Durchschnittsalter der Patienten liegt jenseits der 70. Ein gewisses Maß an technischem Verständnis ist wichtig, weil UrologInnen sehr viel mit Endoskopen, Laparoskopen und Laser arbeiten. Flexibilität ist ebenfalls gefragt, weil das Fach sich laufend und schnell wandelt. Das bedeutet ein hohes Maß an Fortbildungsbereitschaft, um den PatientInnen immer den letzten Stand des medizinischen Wissens anbieten zu können.

Nur zehn Prozent Frauen

Acht bis zehn Prozent aller UrologInnen sind Frauen. Die meisten spezialisieren sich auf Kinderurologie und Urogynäkologie. Es ist durchaus nicht von der Hand zu weisen, dass Frauen beispielsweise lieber mit einer Frau über Inkontinenzprobleme reden. Männer gehen mit diesen Problemen wahrscheinlich lieber zu einem Mann.

Spezialisierungsmöglichkeiten sind in der Urologie übrigens reichlich vorhanden. Zu früh anfangen sollte man damit allerdings nicht. Vielmehr ist es sinnvoll, erst eine solide allgemein-urologische Ausbildung zu durchlaufen und erst nach der Facharztprüfung mit der Spezialisierung zu beginnen. Das Angebot ist mannigfaltig und reicht von der Andrologie und der Onkologie über Kinderurologie, die Steinbehandlung und die Inkontinenztherapie bis hin zur Neurourologie und zur Urogynäkologie.

Massenhaft PatientInnen

Einfach ist der Job des Urologen nicht: Niedergelassene UrologInnen sehen bis zu 100 PatientInnen am Tag. Der permanente Zeitdruck gepaart mit den zum Teil schwierigen Krankheitsbildern stellt zweifelsohne eine große Belastung dar. Im Krankenhaus sind die Nachtdienste eine Herausforderung. Belastend können auch die chirurgischen Großeingriffe sein, die viele Stunden dauern.

Stark nachgefragt

Die Urologie ist ein beliebtes Sonderfach: Es gibt zehnmal mehr BewerberInnen als

Ausbildungsstellen vorhanden sind. Derzeit stehen zwischen 60 und 65 UrologInnen in Österreich in Ausbildung. Die Ausbildung dauert sechs Jahre, vier Jahre werden die KandidatInnen in der Urologie ausgebildet, zwei Jahre Gegenfächer sind vorgeschrieben. 15 Monate müssen auf einer Chirurgie, drei Monate auf der Gynäkologie, sechs Monate auf einer Station für Innere Medizin verbracht werden. Drei Monate sind Wahlfächer zu absolvieren. Der Turnus ist nicht vorgeschrieben, es wird aber von vielen Abteilungsvorständen verlangt, die Gegenfächer vor der Ausbildung auf der urologischen Station zu absolvieren.

EU-weit gültiger Titel

Eine Spezialität des Faches ist die EU-weit gültige Facharztprüfung. Diese Facharztprüfung wird von der Europäischen Gesellschaft für Urologie organisiert. Das Facharztdiplom ist in der ganzen EU anerkannt.

Die beste Ausbildung erhält, wer auf einer Station arbeitet, die ein großes Aufkommen an PatientInnen und eine vernünftige Relation zwischen Auszubildenden und AusbildnerInnen aufweist. Auch der Geist, der in der Abteilung herrscht, spielt eine wichtige Rolle: Man muss gewillt sein, junge Leute auszubilden. Die Europäische Gesellschaft für Urologie bietet ein Zertifizierungsprogramm für die Ausbildung.

Keine Arbeitslosigkeit

Die Zukunftsaussichten für frischgebackene FachärztInnen für Urologie sind durchaus gut. Allerdings sind die Wartezeiten auf eine Kassenstelle, vor allem in den Ballungszentren, lang. Eine Möglichkeit, diese Wartezeiten zu umgehen, ist die Niederlassung als Wahlarzt/Wahlärztin. Zunehmend werden UrologInnen jetzt auch nach Deutschland oder in andere Länder abgeworben, weil vielfach Ärztemangel herrscht. Angst vor der Arbeitslosigkeit muss ein Urologe jedenfalls nicht haben.

DIE AUSBILDUNGSSTÄTTEN ZUM FACHARZT FÜR UROLOGIE IN ÖSTERREICH

Dienstgeber	Straße	PLZ	Ort	Abteilung	Voll	Teil
LKH KLAGENFURT	St. Veiterstr. 47	9026	Klagen-furt	Abt.f.Urologie	3	
Landeskl.St.Pölten-Lilienfeld, Standort St.Pölten	Propst-Führer-Str. 4	3100	St. Pölten	Urologische Abt.	3	
Allgem.KH d. Stadt Linz GmbH.	Krankenhausstr. 9	4020	Linz	Urolog. Abt.	2	
LKA SALZBURG - St. Johanns Spital	Müllner Hauptstr. 48	5020	Salzburg	Urolog.Abt.	2	
Univ. Klinik f. UROLOGIE	Auenbrugger-platz 1	8036	Graz			
Univ. Klinik f. UROLOGIE	Anichstr. 35	6020	Innsbruck			
LKH BREGENZ	Karl Pedenz-Str. 2	6900	Bregenz	Urolog. Abt.	2	
Univ. Klinik f. UROLOGIE	Währinger Gürtel 18-20	1090	Wien			
SMZ - Ost Donauspital	Langobardenstr. 122	1220	Wien	Urologische Abteilung	3	

Quelle: Österreichische Ärztekammer Stand Juni/Juli 2007. (auszugsweise: Alle Ausbildungsstellen unter www.aerztekammer.at)

Kapitel 44
Virologie

Virologie wird niemals unaktuell

Noch im 20. Jahrhundert verstarben mehr als 300 Millionen Menschen an den Pocken. Nach dem ersten Weltkrieg tötete die Spanische Grippe viele Millionen Menschen. Und heute? Heute müssen sich die FachärztInnen für Virologie neuen Herausforderungen stellen, wie etwa HIV, SARS oder der Vogelgrippe. Denn es treten immer neue Viren in Erscheinung – und deren Erforschung und Bekämpfung steht im Mittelpunkt der Arbeit der VirologInnen.

Bis in die 80er Jahre war es ruhiger geworden um die Virologie. Dann kam HIV – das Aids-Virus stellte die VirologInnen vor ganz neue Herausforderungen. Heute spannt sich der Bogen in der Virologie von der Grundlagenforschung über die Virusdiagnostik bis hin zur Entwicklung neuer Impfstoffe und antiviraler Medikamente. Das Wissensgebiet ist groß – und es bietet die Möglichkeit Grundlagenforschung ebenso wie angewandte Forschung zu betreiben.

Welche Herausforderungen bietet die Virologie?

Rendezvous mit einem Virus

In der Grundlagenforschung beschäftigen sich VirologInnen mit Themen wie Aufbau, Vermehrung und Veränderung von Viren sowie deren Wechselwirkung mit dem menschlichen oder tierischen Organismus.

Die medizinische angewandte Forschung reicht von der Virusdiagnostik über Impfstoffentwicklung bis hin zur Erforschung antiviraler Medikamente. Ein besonders wichtiger Bereich der angewandten Virologie ist die Virusdiagnostik. Damit können VirologInnen den behandelnden ÄrztInnen wichtige diagnostische Informationen liefern. Schließlich bilden neu auftauchende Viren, wie HIV, SARS oder auch die Vogelgrippe, immer neue Herausforderungen für das Fach.

Willkommene Herausforderung

VirologInnen sehen ihre Tätigkeit, das Beantworten bestimmter wissenschaftlicher Fragen oder die Lösung virologischer Probleme in der medizinischen Praxis, als willkommene Herausforderung. Virologie ist ein nichtklinisches Fach, wer an der Universität bleiben möchte, muss auch lehren wollen. Die Auseinandersetzung mit StudentInnen und jungen ForscherInnen belebt dabei durchaus die Arbeit des Virologen. Dazu kommt die permanente enge Vernetzung mit KollegInnen in aller Welt, etwa um die Verbreitung von Viren zu beobachten und zu dokumentieren und gemeinsam an der Entwicklung neuer Medikamenten zu forschen.

Schuss vor den Bug

Denn die Arbeit der VirologInnen ist noch lange nicht zu Ende, wie man heute weiß. Es gab eine Zeit, etwa in den 60er und 70er

Jahren, da glaubten viele, das Thema Infektionskrankheiten ist im Griff, die Zeit der Seuchen vorbei. Die ForscherInnen wurden eines besseren belehrt: Das Auftauchen des HI-Virus, Anfang der 80er Jahre des 20. Jahrhunderts, war ein wichtiger „Schuss vor den Bug", und es ist klar, dass immer wieder mit dem Auftauchen neuer Viren gerechnet werden muss, die aus dem tierischen Reservoir auf den Menschen überspringen können. Das war bei HIV so, das vom Affen auf den Menschen übergegangen ist, das war bei SARS so, und das ist auch bei der Influenza so. Die Gefahr einer Grippepandemie ist sicher real. Es weiß allerdings niemand, wann sie ausbrechen wird und ob es H5N1 sein wird, das sich so verändert, dass es von Mensch zu Mensch übertragen werden kann.

Potente Waffen

Die Entwicklung antiviraler Medikamente bildete einen Meilenstein in der Virologie. Das Paradebeispiel ist hier wieder HIV. Die antivirale Therapie, die AIDS von einer akuten, lebensbedrohenden Erkrankung zu einer über lange Zeit beherrschbaren chronischen Erkrankung werden ließ, hat gezeigt, dass dieses Konzept funktioniert. Einen Impfstoff gegen HIV dagegen gibt es noch immer nicht, obwohl etwa Robert Gallo, der gemeinsam mit dem französischen Forscher Luc Montagnier das AIDS-Virus identifizierte, 1983, als der Virus erstmals nachgewiesen wurde, behauptete, zwei Jahre später einen Impfstoff zu haben. Stattdessen traten die antiviralen Medikamente ihren Siegeszug an, und dieser Trend wird sich zweifellos auch in Zukunft fortsetzen.

Neu auftauchende Viren werden die VirologInnen der Zukunft zweifellos beschäftigen. Die Versuche der Entwicklung von Impfstoffen gegen HIV oder auch Hepatitis C werden sicher weiter intensiviert. Bei vielen Virusinfektionen gibt es nach wie vor keine Möglichkeit der spezifischen Behandlung, es bedarf großer Anstrengungen, um neue antivirale Medikamente zu entwickeln. Die Anwendung solcher Medikamente schafft aber auch wieder neue Probleme, weil es zu Resistenzentwicklungen kommt, die neue Entwicklungen im Medikamentensektor und in der Diagnostik notwendig machen. Die Diagnostik hat sich durch den Einsatz molekularbiologischer Methoden ungeheuer weiter entwickelt, sie ist schneller und spezifischer geworden. Dieser Trend wird weiter anhalten. Diese diagnostischen Methoden ermöglichen es dem Kliniker, immer rascher festzustellen, woran ein Patient leidet, was für die Behandlung und die Prognose natürlich von enormer Bedeutung ist.

Enge Zusammenarbeit

In der täglichen Arbeit lehrt und forscht ein Virologe an einem Universitätsinstitut. Die Forschungstätigkeiten reichen dabei von der reinen Grundlagenforschung bis zu anwendungsorientierten Bereichen wie Virus-epidemiologie, Impfwesen und vor allem Virusdiagnostik. In den beiden letzten Bereichen besteht eine enge Zusammenarbeit und Kommunikation mit den behandelnden ÄrztInnen im Krankenhaus und im niedergelassenen Bereich.

Scheu vor der interdisziplinären Zusammenarbeit sollte ein Virologe daher nicht mitbringen. Vielmehr ist Offenheit und Kommunikationsfähigkeit gefragt. Außerdem ist eine Neigung zur experimentellen Arbeit wichtig. FachärztInnen für Virologie arbeiten viel im Labor, wo sie neue Tests entwickeln und deren Anwendbarkeit prüfen. Dazu ist noch Genauigkeit wichtig und eine hohe Frustrationstoleranz, wie in allen forschungsintensiven Fächern – es gibt eben oft Rückschläge zu verkraften.

Kein Turnus

Vier Jahre wird im Fach Virologie ausgebildet, ein Jahr ist auf einer Abteilung für Hygiene und Mikrobiologie und ein Jahr auf einer Station für Innere Medizin zu absolvieren. Ein Turnus muss nicht absolviert werden. Die Ausbildung in den Gegenfächern reicht völlig aus. Grundsätzlich sollte ein ausgebildeter Virologe jedoch in der Lage sein, das gesamte Fachgebiet abzudecken. Wer die Ausbildung durchlaufen hat, kann sich auf Virusdiagnostik, Epidemiologie, Virusimmunologie, Vakzinologie oder antivirale Therapie spezialisieren.

Genügend Ausbildungsplätze gibt es nicht, die Nachfrage übersteigt das Angebot. Wer schon vor der Ausbildung in einem Institut für Virologie mitarbeitet, sich an wissenschaftlichen Arbeiten beteiligt und ins Team einbringt, erhöht seine Chancen. Beruflich stehen die Chancen nicht schlecht, Arbeitsbereiche gibt es genug: In der WHO arbeiten ebenso Virologen wie in den nationalen Gesundheitseinrichtungen. Auch in Infektionsabteilungen sind Fachärzte für Virologie tätig.

DIE AUSBILDUNGSSTÄTTEN ZUM FACHARZT FÜR VIROLOGIE IN ÖSTERREICH

Dienstgeber	Straße	PLZ	Ort	Abteilung	Voll	Teil
Klin. Institut f. VIROLOGIE	Kinderspitalg. 15	1095	Wien	Klin.Abt.f.Klin. Virologie		

Quelle: Österreichische Ärztekammer, Stand Juli/August 2007

Kapitel 45

Additivfächer

Additivfächer und Definition der Aufgabengebiete

Spezialisierungen sind in jedem Sonderfach der Medizin möglich, vielfach auch notwendig. Nachstehend finden Sie alle Additivfächer, die derzeit möglich sind sowie die Sonderfächer, innerhalb derer Sie sich spezialisieren können (Daten von www.aerztekammer.at):

1. Angiologie im Rahmen der Sonderfächer Haut- und Geschlechtskrankheiten sowie Innere Medizin,
2. Endokrinologie und Stoffwechselerkrankungen im Rahmen des Sonderfaches Innere Medizin,
3. Gastroenterologie und Hepatologie im Rahmen des Sonderfaches Innere Medizin,
4. Gefäßchirurgie im Rahmen der Sonderfächer Chirurgie, Herzchirurgie sowie Thoraxchirurgie,
5. Hämatologie und Internistische Onkologie im Rahmen des Sonderfaches Innere Medizin,
6. Infektiologie im Rahmen des Sonderfaches Spezifische Prophylaxe und Tropenmedizin,
7. Infektiologie und Tropenmedizin im Rahmen der Sonderfächer Hygiene und Mikrobiologie sowie Innere Medizin,
8. Intensivmedizin im Rahmen der Sonderfächer Chirurgie, Herzchirurgie, Innere Medizin, Lungenkrankheiten,

Neurochirurgie, Neurologie, Plastische, Ästhetische und Rekonstruktive Chirurgie, Thoraxchirurgie sowie Unfallchirurgie,

9. Internistische Sportheilkunde im Rahmen des Sonderfaches Innere Medizin,
10. Kardiologie im Rahmen des Sonderfaches Innere Medizin,
11. Klinische Pharmakologie im Rahmen des Sonderfaches Innere Medizin,
12. Neonatologie und Pädiatrische Intensivmedizin im Rahmen des Sonderfaches Kinder- und Jugendheilkunde,
13. Nephrologie im Rahmen des Sonderfaches Innere Medizin,
14. Neuropädiatrie im Rahmen der Sonderfächer Kinder- und Jugendheilkunde, Kinder- und Jugendpsychiatrie sowie Neurologie,
15. Pädiatrische Endokrinologie und Diabetologie im Rahmen des Sonderfaches Kinder- und Jugendheilkunde,
16. Pädiatrische Hämatologie und Onkologie im Rahmen des Sonderfaches Kinder- und Jugendheilkunde,
17. Pädiatrische Intensivmedizin im Rahmen des Sonderfaches Kinder- und Jugendchirurgie,
18. Pädiatrische Kardiologie im Rahmen des Sonderfaches Kinder- und Jugendheilkunde,
19. Pädiatrische Pulmonologie im Rahmen des Sonderfaches Kinder- und Jugendheilkunde,

20. Phoniatrie im Rahmen des Sonderfaches Hals-, Nasen- und Ohrenkrankheiten,

21. Physikalische Sportheilkunde im Rahmen des Sonderfaches Physikalische Medizin und Allgemeine Rehabilitation,

22. Rheumatologie im Rahmen der Sonderfächer Innere Medizin, Orthopädie und Orthopädische Chirurgie sowie Physikalische Medizin und Allgemeine Rehabilitation,

23. Sportorthopädie im Rahmen des Sonderfaches Orthopädie und Orthopädische Chirurgie,

24. Sporttraumatologie im Rahmen der Sonderfächer Chirurgie sowie Unfallchirurgie,

25. Viszeralchirurgie im Rahmen des Sonderfaches Chirurgie,

26. Zytodiagnostik im Rahmen der Sonderfächer Frauenheilkunde und Geburtshilfe, Lungenkrankheiten, Medizinische und Chemische Labordiagnostik sowie Pathologie.

Kapitel 46

Zahlen, Daten, Fakten rund um Studium und Facharztausbildung in Österreich

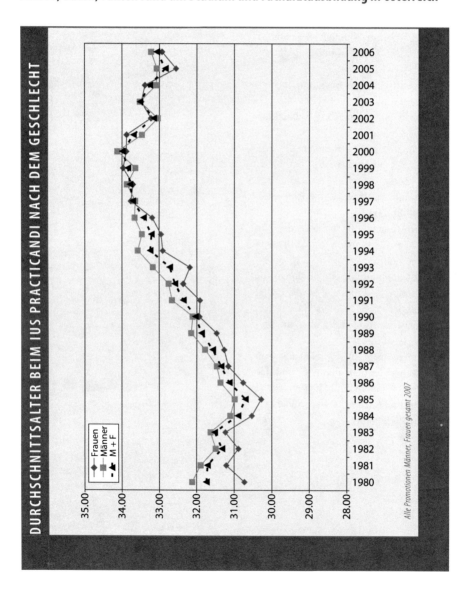

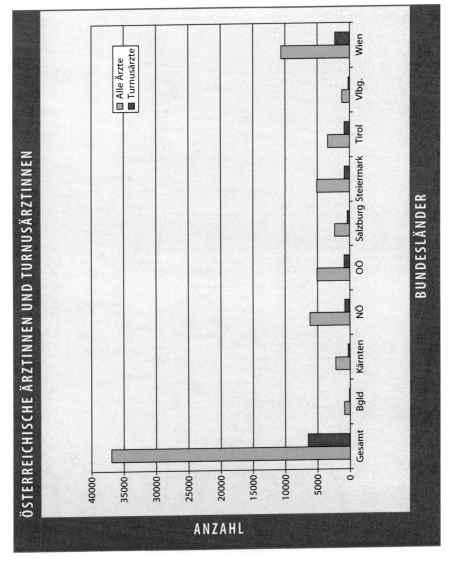

ÖSTERREICHISCHE ÄRZTINNEN UND TURNUSÄRZTINNEN

Alle Ärzte
Turnusärzte

ANZAHL

BUNDESLÄNDER

Gesamt Bgld Kärnten NÖ OÖ Salzburg Steiermark Tirol Vlbg. Wien

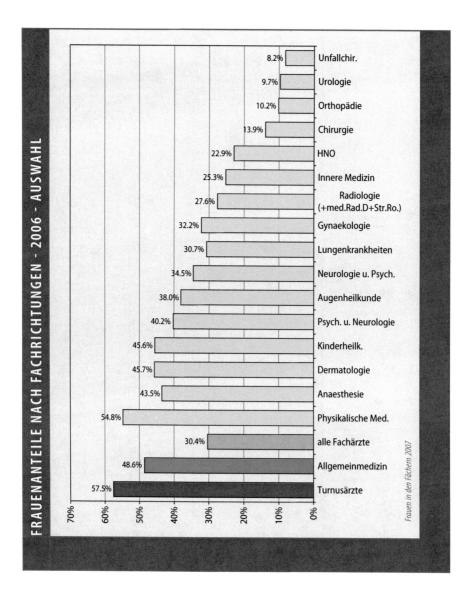

FRAUENANTEILE NACH FACHRICHTUNGEN - 2006 - AUSWAHL

8.2%	Unfallchir.
9.7%	Urologie
10.2%	Orthopädie
13.9%	Chirurgie
22.9%	HNO
25.3%	Innere Medizin
27.6%	Radiologie (+med.Rad.D+Str.Ro.)
32.2%	Gynaekologie
30.7%	Lungenkrankheiten
34.5%	Neurologie u. Psych.
38.0%	Augenheilkunde
40.2%	Psych. u. Neurologie
45.6%	Kinderheilk.
45.7%	Dermatologie
43.5%	Anaesthesie
54.8%	Physikalische Med.
30.4%	alle Fachärzte
48.6%	Allgemeinmedizin
57.5%	Turnusärzte

Frauen in den Fächern 2007

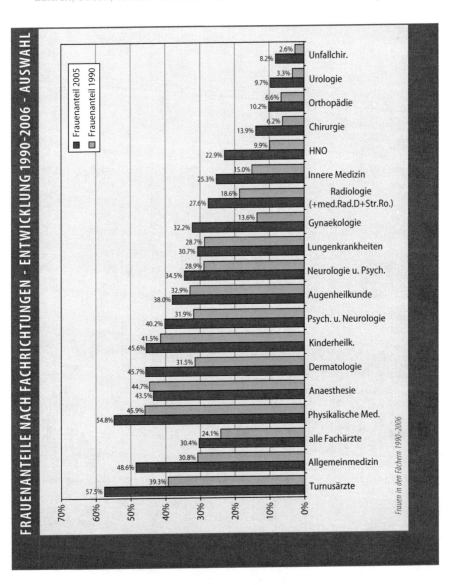

FRAUENANTEILE NACH FACHRICHTUNGEN - ENTWICKLUNG 1990-2006 - AUSWAHL

	Frauenanteil 2005	Frauenanteil 1990
	2.6% / 8.2%	Unfallchir.
	3.3% / 9.7%	Urologie
	6.6% / 10.2%	Orthopädie
	6.2% / 13.9%	Chirurgie
	9.9% / 22.9%	HNO
	15.0% / 25.3%	Innere Medizin
	18.6% / 27.6%	Radiologie (+med.Rad.D+Str.Ro.)
	13.6% / 32.2%	Gynaekologie
	28.7% / 30.7%	Lungenkrankheiten
	28.9% / 34.5%	Neurologie u. Psych.
	32.9% / 38.0%	Augenheilkunde
	31.9% / 40.2%	Psych. u. Neurologie
	41.5% / 45.6%	Kinderheilk.
	31.5% / 45.7%	Dermatologie
	44.7% / 43.5%	Anaesthesie
	45.9% / 54.8%	Physikalische Med.
	24.1% / 30.4%	alle Fachärzte
	30.8% / 48.6%	Allgemeinmedizin
	39.3% / 57.5%	Turnusärzte

Frauen in den Fächern 1990-2006

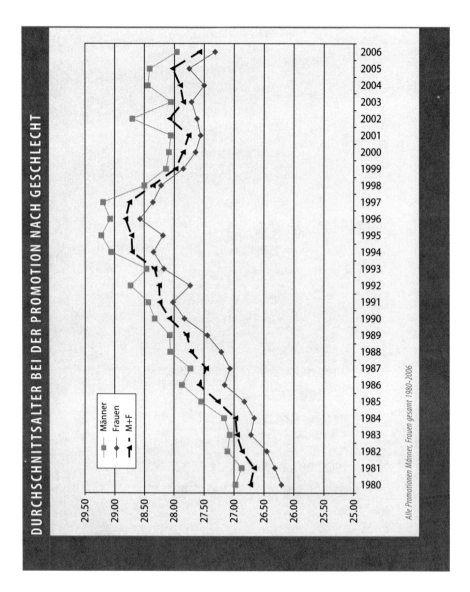

DURCHSCHNITTSALTER BEI DER PROMOTION NACH GESCHLECHT

Alle Promotionen Männer, Frauen gesamt 1980–2006

Legend:
Männer
Frauen
M+F

Y-axis: 29.50, 29.00, 28.50, 28.00, 27.50, 27.00, 26.50, 26.00, 25.50, 25.00

X-axis (years): 2006, 2005, 2004, 2003, 2002, 2001, 2000, 1999, 1998, 1997, 1996, 1995, 1994, 1993, 1992, 1991, 1990, 1989, 1988, 1987, 1986, 1985, 1984, 1983, 1982, 1981, 1980

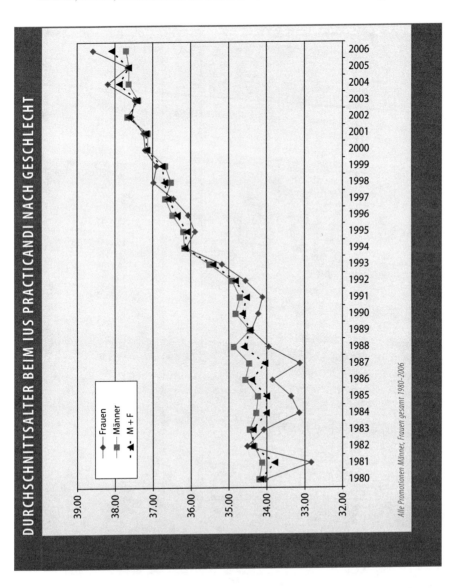

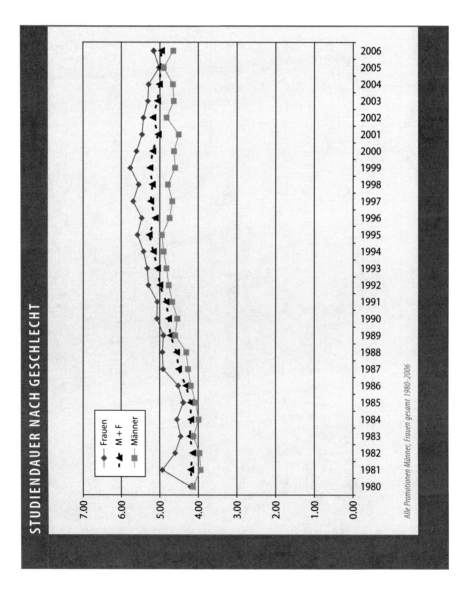

STUDIENDAUER NACH GESCHLECHT

Frauen
M + F
Männer

Alle Promotionen Männer, Frauen gesamt 1980-2006

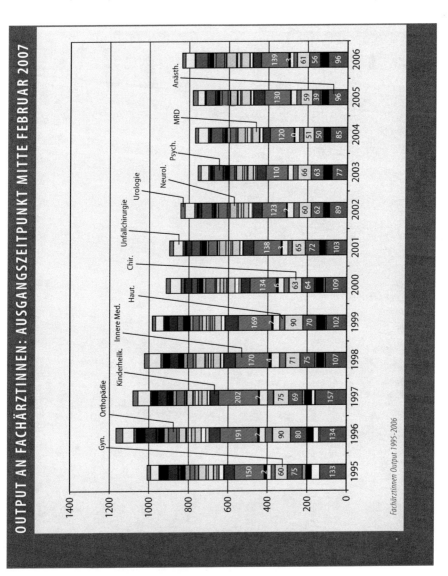

OUTPUT AN FACHÄRZTINNEN: AUSGANGSZEITPUNKT MITTE FEBRUAR 2007

Fachärztinnen Output 1995-2006

FACHÄRZTINNEN MIT EIGENER ORDINATION NACH BUNDES-LÄNDERN UND FACH (INKL. ÄRZTINNEN FÜR ALLGEMEINMEDIZIN)

Fach	Ge-samt	Bgld	Ktn	NÖ	OÖ	Sbg	Stmk	Tirol	Vbg	Wien
Anästhesiologie und Intensivmedizin	278	8	20	30	73	29	33	6	7	72
Anatomie	0	0	0	0	0	0	0	0	0	0
Arbeitsmedizin	9	0	0	0	4	0	2	2	1	0
Augenheilkunde und Optometrie	102	0	10	17	20	14	5	2	4	30
Blutgruppenserologie und Transfusionsmedizin	11	0	2	1	3	2	0	0	1	2
Chirurgie	251	11	18	52	42	16	42	21	11	38
Frauenheilkunde und Geburtshilfe	207	10	17	40	48	14	19	13	11	35
Gerichtsmedizin	0	0	0	0	0	0	0	0	0	0
Hals-, Nasen- und Ohrenheilkunde	75	3	4	13	17	8	7	1	3	19
Haut- und Geschlechtskrankheiten	53	0	5	6	10	6	0	0	2	24

FACHÄRZTINNEN MIT EIGENER ORDINATION NACH BUNDES-LÄNDERN UND FACH (INKL. ÄRZTINNEN FÜR ALLGEMEINMEDIZIN)

Fach	Ge-samt	Bgld	Ktn	NÖ	OÖ	Sbg	Stmk	Tirol	Vbg	Wien
Histologie und Embryologie	0	0	0	0	0	0	0	0	0	0
Hygiene und Mikrobiologie	4	0	0	0	3	0	1	0	0	0
Immunologie	0	0	0	0	0	0	0	0	0	0
Innere Medizin	571	18	46	84	87	44	88	31	21	152
Kinder- und Jugendchir-urgie	7	0	1	0	1	2	0	0	0	3
Kinder- und Jugendheil-kunde	146	5	11	25	31	13	4	2	8	47
Lungenkrank-heiten	80	0	4	4	12	4	19	5	2	30
Medizinische Biologie	3	0	0	0	0	0	0	3	0	0
Medizinische Leistungsphy-siologie	0	0	0	0	0	0	0	0	0	0
Medizi-nische und Chemische Labordia-gnostik	50	0	3	4	11	2	2	0	1	27
Mund-, Kiefer- und Gesichts-chirurgie	17	0	3	3	6	4	0	0	1	0

FACHÄRZTINNEN MIT EIGENER ORDINATION NACH BUNDES-LÄNDERN UND FACH (INKL. ÄRZTINNEN FÜR ALLGEMEINMEDIZIN)

Fach	Ge-samt	Bgld	Ktn	NÖ	OÖ	Sbg	Stmk	Tirol	Vbg	Wien
Neurobiologie	0	0	0	0	0	0	0	0	0	0
Neurochirurgie	25	0	4	0	5	5	0	0	1	10
Neurologie	81	0	2	22	16	10	18	2	4	7
Neuropathologie	1	0	0	0	0	1	0	0	0	0
Nuklearmedizin	42	0	3	4	8	4	3	1	1	18
Orthopädie und Orthopädische Chirurgie	112	3	6	21	19	5	8	3	6	41
Pathologie	67	1	5	15	14	5	0	0	3	24
Pathophysiologie	0	0	0	0	0	0	0	0	0	0
Pharmakologie und Toxikologie	0	0	0	0	0	0	0	0	0	0
Physikalische Medizin und Allgemeine Rehabilitation	60	0	3	14	10	10	3	0	1	28
Physiologie	0	0	0	0	0	0	0	0	0	0
Plastische, Ästhetische und Rekonstruktive Chirurgie	30	0	2	2	3	3	2	0	12	9

FACHÄRZTINNEN MIT EIGENER ORDINATION NACH BUNDES-LÄNDERN UND FACH (INKL. ÄRZTINNEN FÜR ALLGEMEINMEDIZIN)

Fach	Ge-samt	Bgld	Ktn	NÖ	OÖ	Sbg	Stmk	Tirol	Vbg	Wien
Psychiatrie	171	0	0	46	38	38	14	18	0	36
Radiologie	105	6	18	26	28	28	11	5	0	8
Sozialmedizin	0	0	0	0	0	0	0	0	0	0
Spezifische Prophylaxe und Tropen-medizin	0	0	0	0	0	0	0	0	0	0
Strahlen-therapie-Ra-dioonkologie	32	0	3	4	3	2	2	0	0	20
Unfallchiru-rgie	190	7	15	30	41	20	20	15	8	37
Urologie	66	2	3	13	14	3	3	5	5	19
Virologie	0	0	0	0	0	0	0	0	0	0

Die Daten aus Kapitel 46 wurden von der österreichischen Ärztekammer zur Verfügung gestellt.

Anhang 1

Die GesprächspartnerInnen für dieses Buch

Anästhesie und Intensivmedizin

Prof. Dr. Peter Germann ist Facharzt für Anästhesiologie und Intensivmedizin. Er ist bereichsleitender Oberarzt an der Universitätsklinik für Anästhesiologie und Intensivmedizin am Wiener Allgemeinen Krankenhaus.

@: peter.germann@meduniwien.ac.at

Anatomie

Prof. Dr. Wilhelm Firbas, Leiter des Instituts Anatomie I am Zentrum für Anatomie und Zellbiologie der medizinischen Universität Wien ist seit 1964 in seinem Fach tätig. Er gilt als profunder Kenner seiner Materie und als ausgezeichneter Vortragender. Zwischen 1983 und 2003 stand er dem Wiener Institut für Anatomie vor. Seit der Neugründung der Medizinischen Universität Wien ist Firbas Leiter der Abteilung für systematische Anatomie im Zentrum für Anatomie und Zellbiologie.

@: wilhelm.firbas@meduniwien.ac.at

Arbeits- und Betriebsmedizin

Dr. Erich Pospischil ist Facharzt für Arbeits- und Betriebsmedizin. Er ist ärztlicher Leiter des Arbeits- und Sozialmedizinischen Zentrums Mödling GmbH.

@: pospischil@amz.at

Augenheilkunde und Optometrie

Dr. Roderich Fellner ist – eigenen Aussagen zufolge – Augenarzt mit Leib und Seele. Fellner arbeitet als niedergelassener Facharzt für Augenheilkunde in Graz und ist Past President der Österreichischen Ophtalmologischen Gesellschaft.

Blutgruppenserologie und Transfusionsmedizin

Prim. Prof. Dr. Diether Schönitzer leitete bis Jahresende 2005 das Zentralinstitut für Bluttransfusionen an der medizinischen Universität Innsbruck. Nach seiner Emeritierung ist der Facharzt für Blutgruppenserologie und Transfusionsmedizin Diplomfortbildungsbeauftragter der Österreichischen Ärztekammer. 2006 erhielt Schönitzer das große goldene Verdienstkreuz des Österreichischen Roten Kreuzes.

Chirurgie

Prof. Dr. Michael Starlinger ist Vorstand der Abteilung für Allgemeinchirurgie am Klagenfurter Krankenhaus. Er absolvierte seine Ausbildung an der und hat sich auf Viszeralchirurgie spezialisiert.

@: michael.starlinger@lkh-klu.at

Frauenheilkunde und Geburtshilfe

Prof. Dr. Sepp Leodolter ist Facharzt für Gynäkologie und Geburtshilfe. Er leitet die klinische Abteilung für Allgemeine Gynäkologie und gynäkologische Onkologie am Allgemeinen Krankenhaus der Stadt Wien.
@: sepp.leodolter@meduniwien.ac.at

Dr. Silvia Artner ist Fachärztin für Frauenheilkunde und Geburtshilfe. Sie führt eine Wahlarztpraxis in Wien und ist Oberärztin am Wiener Hanuschkrankenhaus.
@: s.artner@tz8.at

Gerichtsmedizin

Prof. Dr. Andrea Berzlanovich ist Fachärztin für gerichtliche Medizin. Sie ist die erste Professorin für Gerichtsmedizin in Österreich Seit ihrer Promotion ist sie am gerichtsmedizinischen Institut tätig. Bekannt wurde Andrea Berzlanovich mit ihren Publikationen über den plötzlichen natürlichen Tod im Alter, die Todesfälle im Rahmen von mechanischen Fixierungen und den verantwortungsvollen Umgang mit freiheitsentziehenden Maßnahmen in der Pflege.
@: andrea.berzlanovich@meduniwien.ac.at

Hals-, Nasen- und Ohrenheilkunde

Prim. Dr. Josef Meindl ist Facharzt für Hals-, Nasen-, Ohrenheilkunde und Vorstand der Abteilung für Hals-, Nasen-, Ohrenheilkunde am Krankenhaus der Barmherzigen Schwestern in Linz. Seine Freizeit opfert Meindl für Reisen in Gebiete mit schlechter medizinischer Versorgung und operiert Kinder, die sonst kaum eine Chance auf eine gute Behandlung gehabt hätten.
@: josef.meindl@bhs.at

Haut- und Geschlechtskrankheiten

Prof. Dr. Elisabeth Aberer ist Fachärztin für Haut- und Geschlechtskrankheiten. Ihr Spezialgebiet ist die Erforschung der Borreliose. Aberer arbeitet an der Universitätsklinik für Haut- und Geschlechtskrankheiten der Medizinischen Universität Graz.
@: elisabeth.aberer@meduni-graz.at

Histologie und Embryologie

Prof. Dr. Wilhelm Mosgöller ist Facharzt für Histologie und Embryologie. Mosgöller forscht und lehrt als außerordentlicher Professor am Wiener Institut für Krebsforschung.
@: wilhelm.mosgoeller@meduniwien.ac.at

Hygiene und Mikrobiologie

Prof. Dr. Manfred P. Dierich ist Direktor des Departments für Hygiene, Mikrobiologie und Sozialmedizin der medizinischen Universität Innsbruck, Sektion für Hygiene, Mikrobiologie und Sozialmedizin. Seit Oktober

2005 ist Dierich zudem Vizerektor für Lehre und Studienangelegenheiten der Medizinischen Universität Innsbruck

@: Manfred.Dierich@i-med.ac.at

Immunologie

Doz. Dr. Hermann Wolf ist Arzt für Allgemeinmedizin und Facharzt für Immunologie. Er ist an der Immunologischen Tagesklinik in Wien tätig. Seine Spezialgebiete sind Immundefizienz und Immuntherapie.

@: hermann.wolf@meduniwien.ac.at

Innere Medizin

Prof. Dr. Hermann Toplak ist Facharzt für Innere Medizin und an der Universitätsklinik für Innere Medizin der medizinischen Universität Graz tätig. Toplak ist „Regionaler Vizepräsident für Mitteleuropa" der Europäischen Adipositasgesellschaft (EASO) und Vorstandsmitglied der Österreichischen Diabetesgesellschaft und der Österreichischen Adipositasgesellschaft.

@: hermann.toplak@meduni-graz.at

Kinder- und Jugendchirurgie

Prof. Dr. Ernst Horcher ist Facharzt für Kinderchirurgie. Er leitet die Abteilung für Kinderchirurgie an der Universitätsklinik für Chirurgie am Wiener Allgemeinen Krankenhaus. In Österreich wurde Horcher einem breiteren Publikum als Operateur der an einem Wilms-Tumor leidenden Olivia Pilhar bekannt. 2003 trennte der Kinderchirurg im Wiener AKH zudem erfolgreich die siamesischen Zwillinge Melanie und Michaela.

@: ernst.horcher@meduniwien.ac.at

Kinder- und Jugendheilkunde

Prim. Prof. Dr. Karl Zwiauer ist Facharzt für Kinderheilkunde und Leiter der Abteilung für Kinder- und Jugendheilkunde am Krankenhaus St. Pölten.

@: Karl.Zwiauer@stpoelten.lknoe.at

Kinder- und Jugendneuropsychiatrie

Prim. Prof. Dr. Max Friedrich ist Facharzt für Kinderpsychiatrie und Vorstand der Universitätsklinik für Kinder- und Jugendpsychatrie am AKH Wien. Er ist Autor zahlreicher Bücher, unter anderem „Tatort Kinderseele", Sexueller Missbrauch und die Folgen. Gemeinsam mit Giora Seeliger gründete Friedrich 1994 die „Rote Nasen Clowndoctors".

@: max.friedrich@meduniwien.ac.at

Lungenkrankheiten

Prim. Dr. Norbert Vetter ist Facharzt für Lungenerkrankungen und Innere Medizin sowie Facharzt für Arbeits- und Betriebs-

medizin. Er leitet die zweite interne Lungen-abteilung des Pulmologischen Zentrums der Stadt Wien, Otto Wagner Spital
@: norbert.vetter@wienkav.at

Medizinische Genetik

Ass.-Prof. Dr. med Hannelore Zierler ist Fachärztin für medizinische Biologie und Humangenetik und leitet das Institut für Medizinische Biologie und Humangenetik an der Medizinuniversität Graz.
@: hannelore.zierler@meduni-graz.at

Medizinische Biophysik

Prof. Dr. Helmut Tritthart ist Facharzt für Physiologie und war von 1973 bis 2004 Vorstand des Instituts für medizinische Bio-physik an der Universität Graz. Er kam über die Pharmakologie und die Elektrophysiolo-gie zur medizinischen Biophysik. Seit 1991 ist Tritthart Mitglied der Arbeitsgruppe Krebsforschung der Europäischen Union.
@: helmut.tritthart@meduni-graz.at

Medizinische und chemische Labordiagnostik

Prof. Dr. Ilse Schwarzinger ist Fachärztin für medizinische und chemische Labordiagnos-tik. Sie ist Präsidentin der Österreichischen Gesellschaft für Laboratoriumsmedizin und klinische Chemie und Oberärztin am Institut für medizinische und chemische Labordia-gnostik am AKH Wien.
@: ilse.schwarzinger@meduniwien.ac.at

Medizinische Leistungsphysiologie

Dr. Valentin Leibetseder ist Facharzt für Medizinische Leistungsphysiologie und Dozent am Zentrum für Physiologie und Pathophysiologie der Medizin Universität Wien. Zusätzlich ist er an der Privatklinik Döbling in Wien tätig.
@: Valentin@Leibetseder.org

Radiologie

Prof. Dr. Herwig Imhof ist Facharzt für Radiologie. Er ist Vorstand der Universi-tätsklinik für Radiologie am Allgemeinen Krankenhaus der Stadt Wien und gilt inter-national als einer der führenden Experten seines Faches.
@: herwig.imhof@meduniwien.ac.at

Mund-, Kiefer- und Gesichtschirurgie

Prof. DDr. Rolf Evers ist Facharzt für Mund-, Kiefer- und Gesichtschirurgie und Vorstand der Universitätsklinik für Mund-, Kiefer-und Gesichtschirurgie am Allgemeinen Krankenhaus der Stadt Wien. Er ist Träger zahlreicher internationaler und nationaler Auszeichnungen. Zuletzt (2005) erhielt

Ewers den Research Recognition Award der Oral and Mxillofacial Surgery Foundation.
@: rolf.ewers@meduniwien.ac.at

Neurobiologie

Prof. Dr. Hans Bernheimer gilt als Doyen der österreichischen Neurobiologie. Am Neurologischen Institut der Universität Wien widmete sich Prof. Bernheimer bis zu seiner Emeritierung vor allem dem Aufbau des Arbeitsbereiches für Neurochemie und etablierte in Österreich bisher nicht existente labordiagnostische Schwerpunkte. Bedeutung erlangte Prof. Bernheimer auch durch die Erforschung der Liquordiagnostik von Prionenerkrankungen. 2004 erhielt Bernheimer das Österreichische Ehrenkreuz für Wissenschaft und Kunst I. Klasse

Prof. Dr. Johann Hainfellner ist Facharzt für Neuropathologie und Facharzt für Neurobiologie. Er ist stellvertretender Vorstand des Klinischen Institutes für Neurologie.
@: johann.hainfellner@meduniwien.ac.at

Neurochirurgie

Prof. Dr. Alfred Witzmann ist Facharzt für Neurochirurgie und am Wirbelsäulenzentrum am Rosenberg in St. Gallen und der Hirslandenklinik am Rosenberg in Heiden in der Schweiz tätig. Viele Jahre lang leitete Witzmann die Abteilung für Neurologie am

Krankenhaus Feldkirch.
@: info-wsz@orh.ch

Neurologie

Prof. Dr. Franz Aichner ist Facharzt für Neurologie und Psychiatrie. Er ist Vorstand der neurologischen Abteilung am Linzer Wagner Jauregg-Krankenhaus und Past President der Österreichischen Gesellschaft für Neurologie.
@: franz.aichner@gespag.at

Neuropathologie

Prof. Dr. Reinhold Kleinert ist Facharzt für Neuropathologie an derMedizinischen Universität Graz. Er leitet die dortige Arbeitsgruppe Neuropathologie.
@: reinhold.kleinert@meduni-graz.at

Nuklearmedizin

Prof. Dr. Helmut Sinzinger ist Facharzt für Nuklearmedizin und stv. Vorstand der Universitätsklinik für Nuklearmedizin am Wiener Allgemeinen Krankenhaus, sowie Gastprofessor für Nuklearmedizin in Barcelona und Perugia. Er gründete und leitet auch die Atherosklerosfrüherkennungsambulanz an der Univ. Klinik für Nuklearmedizin. Sinzinger ist Autor zahlreicher wissenschaftlicher Publikationen und mehrerer Bücher, unter anderem auch des Kochbuchs „Fett weg, Bauch weg" und rezent einer Fortbildungs-

CD „Die Schilddrüse in der Praxis" mit interaktivem Trainingskurs.
@: helmut.sinzinger@meduniwien.ac.at

Orthopädie und orthopädische Chirurgie

Dr. Richard Lemerhofer ist Facharzt für Orthopädie und orthopädische Chirurgie. Er ist Präsident des Berufsverbandes der Orthopäden und arbeitet als niedergelassener Orthopäde in Baden bei Wien.
@: kontakt@bvdo.at

Pathologie

Prof. Dr. Angelika Reiner-Concin ist Fachärztin für Pathologie und Vorstand des Pathologisch-Bakteriologischen Instituts am Wiener Donauspital. Sie ist Präsidentin der Österreichischen Gesellschaft für Pathologie.
@: angelika.reiner@wienkav.at

Pharmakologie und Toxikologie

Prof. Dr. Ernst Singer ist Facharzt für Pharmakologie und Toxikologie und derzeit Vorsitzender der Ethikkommission der medizinischen Universität Wien.
@: ernst.singer@meduniwien.ac.at

Physikalische Medizin und allgemeine Rehabilitation

Prof. Dr. Veronika Fialka-Moser ist Fachärztin für physikalische Medizin und allgemeine Rehabilitation. Sie ist Vorstand der Universitätsklinik für Physikalische Medizin und allgemeine Rehabilitation am Allgemeinen Krankenhaus der Stadt Wien.
@: veronika.fialka-moser@meduniwien.ac.at

Physiologie

em. Prof. Dr. Astrid Kafka-Lützow ist Fachärztin für Physiologie und ist seit 2005 ist Kafka-Lützow Ehrensenatorin der Medizinischen Universität Wien.
@: astrid.kafka@meduniwien.ac.at

Plastische, Ästhetische und Rekonstruktive Chirurgie

Prof. Dr. Hildegunde Piza ist Fachärztin für Plastische und Wiederherstellungschirurgie und für Allgemeinchirurgie und wurde nach Stationen in Graz, Salzburg und Wien 1999 als erste Ordinaria im Fach Plastische und Wiederherstellungschirurgie an die Universität Innsbruck berufen. Im Jahr 2000 traten Piza und ihr Team mit der Transplantation der Unterarme und Hände des Bombenopfers Theo Kelz ins Licht der Öffentlichkeit.
@: Hildegunde.Piza@i-med.ac.at

Psychiatrie

Prof. Dr. Heinz Katschnig ist Facharzt für Psychiatrie und Neurologie. Er ist Vorstand der Universitätsklinik für Psychiatrie am AKH Wien. Katschnig ist Autor zahlreicher Bücher, wie „Sturzfliegen. Diagnose: manisch-depressiv. Leben in Depressionen und Manien", gemeinsam mit Gabriele Vasak und „Sozialer Stress und psychische Erkrankung. Lebensverändernde Ereignisse als Ursache seelischer Störungen?"
@: heinz.katschnig@meduniwien.ac.at

Sozialmedizin

Prof. Dr. Anita Rieder ist die erste österreichische Professorin für Sozialmedizin. Sie ist am Institut für Sozialmedizin der Medizinischen Universität Wien tätig und hat bisher 19 Bücher veröffentlicht, von Frauengesundheit bis zum Ernährungsverhalten von Männern.
@: anita.rieder@meduniwien.ac.at

Spezifische Prophylaxe und Tropenhygiene

Prof. Dr. Herwig Kollaritsch ist Facharzt für spezifische Prophylaxe und Tropenhygiene. Er leitet das Zentrum für Reisemedizin in Wien.
@: herwig.kollaritsch@meduniwien.ac.at

Strahlentherapie – Radioonkologie

Prof. Dr. Peter Lukas ist diplomierter Physiker und Facharzt für Strahlentherapie-Radioonkologie. Er ist Vorstand der Universitätsklinik für Strahlentherapie der medizinischen Universität Innsbruck.
@: Peter.Lukas@i-med.ac.at

Unfallchirurgie

Prim. Prof. Dr. Harald Hertz ist Facharzt für Unfallchirurgie. Er ist ärztlicher Direktor des Lorenz-Böhler Krankenhauses in Wien.
@: harald.hertz@auva.at

Urologie

Univ.-Doz. Dr. Stephan Madersbacher ist Facharzt für Urologie. Er ist stellvertretender Vorstand der Abteilung für Urologie und Andrologie am Sozialmedizinischen Zentrum Ost/Donauspital.
@: stephan.madersbacher@wienkav.at

Virologie

Prof. Dr. Franz X. Heinz ist Facharzt für Virologie und Vorstand des Klinischen Instituts für Virologie an der medizinischen Universität Wien.
@: franz.x.heinz@meduniwien.ac.at

Anhang 2
Websites

Fachgesellschaften, Informationsplattformen und Infos zur Ausbildung im Ausland

Das World Wide Web bietet eine Fülle von Websites zum Thema Facharztausbildung im In- und Ausland, zu den einzelnen Fachgesellschaften und zu interessanten Infos zu den einzelnen Sonderfächern. Eine Auswahl der interessantesten Sites finden Sie hier:

Wollen Sie sich im Ausland ausbilden lassen? Informationen finden Sie hier:

http://www.bundesaerztekammer.de/page.asp?his=1.109
www.emsa-europe.org

1. Anästhesie und Intensivmedizin:
www.oegari.at
Österreichische Gesellschaft für Anästhesiologie und Intensivmedizin
www.intensivmedizin.at
Österreichische Gesellschaft für internistische und allgemeine Intensivmedizin
http://www.dgai.de/
Deutsche Gesellschaft für Anästhesiologie und Intensivmedizin
http://www.ics.ac.uk/
Englische Gesellschaft für Anästhesiologie und Intensivmedizin
http://www.esicm.org/
European Society of Intensive Care Medicine

2. Anatomie:
http://www.univie.ac.at/anatomie/
Institut für Anatomie Universität Wien
http://meduni02.edis.at/index.html
Institut für Anatomie Meduni Graz

http://www2.uibk.ac.at/ahe/
Institut für Anatomie Meduni Innsbruck
http://www.uni-luebeck.de/nc/anatges/
Deutsche Anatomisch Gesellschaft
http://www.unifr.ch/sgahe/welcome.html
Schweizer Anatomische Gesellschaft
http://www.anatomie.net/
Infos und Links zu Themen der Anatomie

3. Arbeits- und Betriebsmedizin:

www.aam.at
Akademie für Arbeitsmedizin Klosterneuburg
www.asz.at
Arbeitsmedizinisches Zentrum Linz
www.univie.ac.at/Innere-Med-4/Arbeitsmedizin/START_gr.htm
Klinische Abteilung für Arbeitsmedizin an der Meduni Wien
www.gamed.at
Österreichische Gesellschaft für Arbeitsmedizin

4. Augenheilkunde und Optimetrie:

www.augen.at
Österreichische Opthalmologische Gesellschaft
www.augeninfo.de/index.php
Berufsverband der AugenärztInnen Deutschlands
www.dog.org
Deutsche Opthalmologische Gesellschaft
www.ever.be/news.php
European Association of Vision and Eye Research
www.isrs.org
International Association of Vision and Eye Research
http://www.thieme.de/viamedici/fach/augenheilkunde/orgeurope.html
Alle Europäischen opthalmologischen Gesellschaften auf einen Blick

5. Blutgruppenserologie und Transfusionsmedizin:

http://tfm.meduniwien.ac.at/
Universitätsklinik für Blutgruppenserologie und Transfusionsmedizin AKH Wien
http://www.meduni-graz.at/UBT/faq.htm
Universitätsklinik für Blutgruppenserologie und Transfusionsmedizin Graz
http://www.tilak.at/krankenhaus/innsbruck/inst_3.cfm
Zentralinstitut für Blutgruppenserologie und Transfusionsmedizin Innsbruck
www.blut.at
Blutspendeinfo des Österreichischen Roten Kreuzes
http://www.transfusionsmedizin-online.de/
Bietet Infos über deutsche und internationale Fachgesellschaften und Berufsverbände
http://www.dgti.de/verein.html
Deutsche Gesellschaft für Transfusionsmedizin
http://drk.de/blutspendedienst/index.html
Blutspendeinfo des Deutschen Roten Kreuzes

6. Chirurgie:

www.chirurgie-ges.at
Österreichische Gesellschaft für Chirurgie
www.aco-asso.at
Österreichische Gesellschaft für chirurgische Onkologie
www.dgch.de
Deutsche Gesellschaft für Chirurgie
www.sgc-ssc.ch
Schweizerische Gesellschaft für Chirurgie

7. Frauenheilkunde und Geburtshilfe:

http://www.oeggg.at/
Österreichische Gesellschaft für Gynäkologie und Geburtshilfe
www.dggg.de
Deutsche Gesellschaft für Gynäkologie und Geburtshilfe

www.sggg.ch
Schweizerische Gesellschaft für Gynäkologie und Geburtshilfe
www.bvf.de
Berufsverband der deutschen Frauenärzte
http://www.seg-web.org/
Europäische Gesellschaft für Gynäkologie
www.senologie.at
Österreichische senologische Gesellschaft
www.fertility.org.uk
Britische Fertilitätsgesellschaft
www.rcog.org.uk
Royal College of Obstetricians and Gynecologists
www.abog.org
American Board of Obstetrics and Gynecology
www.nhlbi.nih.gov/whi/index.html
Women's Health Initiative
www.figo.org
International Federation of Gynecology and Obstetrics

8. Gerichtsmedizin:

www.meduniwien.ac.at/gerichtsmedizin
Department für Gerichtsmedizin Wien
http://www.meduni-graz.at/gerichtsmedizin/
Institut für gerichtliche Medizin Graz
http://info.uibk.ac.at/c/c5/c512
Institut für gerichtliche Medizin Innsbruck
www.sbg.ac.at/gem/home.htm
Institut für Gerichtsmedizin Salzburg und Linz
Institut für Gerichtsmedizin Salzburg (keine eigene Website)

9. Hals-, Nasen- und Ohrenheilkunde:

www.hno.at
Österreichische Gesellschaft für Hals-, Nasen- und Ohrenheilkunde
www.hno.org
Deutsche Gesellschaft für Hals-, Nasen- und Ohrenheilkunde
www.orl-hno.ch
Schweizerische Gesellschaft für Hals-, Nasen- und Ohrenheilkunde
www.shaorl-sdghno.org
Spanisch-deutsche Gesellschaft für Hals-, Nasen- und Ohrenheilkunde

10. Haut- und Geschlechtskrankheiten:

www.oegdv.at/10_ges/10d_03.htm
Österreichische Gesellschaft für Dermatologie und Venerologie
www.derma.de
Deutsche dermatologische Gesellschaft
www.derma.ch
Schweizerische Gesellschaft für Dermatologie und Venerologie
www.aad.org
American Academy of Dermatology
http://www.thieme.de/viamedici/fach/dermatologie/links.html
Dermatologischer Online-Atlas

11. Histologie und Embryologie:

www.univie.ac.at/Histologie/
Institut für Histologie und Embryologie Wien
www2.uibk.ac.at/ahe/histologie-embryologie
Institut für Histologie und Embryologie Innsbruck
www.meduni-graz.at/zellbiologie-histologie-embryologie
Institut für Histologie und Embryologie Graz
www.univie.ac.at/asem
Österreichische Gesellschaft für Elektronenmikroskpie

www.unifr.ch/sgahe
Schweizer Gesellschaft für Anatomie, Histologie und Embryologie
www.uni-mainz.de/FB/Medizin/Anatomie/workshop/EM/EMAlles.html
Elektronenmikroskopischer Atlas im Internet

12. Hygiene und Mikrobiologie:

www.oeghmp.at
Österreichische Gesellschaft für Hygiene und Mikrobiologie
www.dghm.org
Deutsche Gesellschaft für Hygiene und Mikrobiologie e.V.
www.meduniwien.ac.at/hygiene
Institut für Hygiene und Mikrobiologie, Meduni Wien
http://www2.i-med.ac.at/hygiene/
Institut für Hygiene, Mikrobiologie und Sozialmedizin Innsbruck

13. Immunologie:

http://www.oeglmkc.at/
Österreichische Gesellschaft für Laboratoriumsmedizin
http://www.clinchem.med.uni-goettingen.de/
Deutsche Gesellschaft für Laboratoriumsmedizin
http://www.dgkl.de/
Deutsche Gesellschaft für Klinische Chemie und Laboratoriumsmedizin
http://www.ec-4.org/
Alle Europäischen Gesellschaften für medizinische und chemische Labordiagnostik

14. Innere Medizin:

www.oegim.at
Österreichische Gesellschaft für Innere Medizin
www.dgim.de
Deutsche Gesellschaft für Innere Medizin

www.boei.or.at
Berufsverband österreichischer InternistInnen
www.bdi.de/bdi
Berufsverband deutscher InternistInnen
www.sgim.ch
Schweizerische Gesellschaft für Innere Medizin
www.acponline.org/isim
International Society of Internal Medicine

15. Kinder- und Jugendchirurgie:

http://www.kinderchirurgie-wien.at/content/site/home/index.html
Univ.-Klinik f. Kinderchirurgie AKH Wien
www.pediatric-surgery.at
Univ.-Klinik f. Kinderchirurgie Meduni Graz
www.kinderchirurg.at
Kinderklinik am SMZ Ost
www.eupsa.org
European Pediatric Surgeons Association
Österreichische Gesellschaft für Kinderchirurgie Tel: 0732/6923-2110
Fax: 0732/6923-1109 (keine eigene Website)
www.dgkic.de
Deutsche Gesellschaft für Kinderchirurgie
www.kinderchirurgie.ch
Schweizer Gesellschaft für Kinderchirurgie

16. Kinder- und Jugendheilkunde:

http://www.docs4you.at/
Österreichische Gesellschaft für Kinder- und Jugendheilkunde
www.dgkj.de
Deutsche Gesellschaft für Kinderheilkunde und Jugendmedizin
http://www.swiss-paediatrics.org/
Schweizerische Gesellschaft für Kinder- und Jugendheilkunde

http://www.kinderklinik.meduniwien.ac.at/
Universitätsklinik für Kinder- und Jugendheilkunde Wien
www.kages.at/cms/beitrag/10021656/1419813
Grazer Universitätsklinik für Kinder- und Jugendheilkunde
www2.uibk.ac.at/kinderklinik
Univ.-Klinik f. Kinder- und Jugendheilk. Innsbruck
www.salk.at/757.html
Univ.-Klinik für Kinder- und Jugendheilkunde Salzburg

17. Kinder- und Jugendpsychiatrie:

www.psyweb.at/kjnp
Österreichische Gesellschaft für Kinder- und Jugendpsychiatrie
www.univie.ac.at/neuropsychiatrie
Univ.-Klinik für Neuropsychiatrie des Kindes- und Jugendalters
www2.uibk.ac.at/kinderklinik/klinische_abteilungen/neuropsychiatrie/neuropsychiatrie.html
www.escap-net.org
Europäische Gesellschaft für Kinder- und Jugendpsychiatrie

18. Lungenkrankheiten:

www.oeglut.at
Österreichische Gesellschaft für Lungenheilkunde
www.pneumologie.de
Deutsche Gesellschaft für Lungenheilkunde
www.ersnet.org/ers/default.aspx
Europäische Gesellschaft für Lungenheilkunde
www.thoracic.org
Amerikanische für Lungenheilkunde
www.lungenstiftung.de
Deutsche Lungenstiftung
www.pneumologenverband.de
Deutscher Bundesverband der Pneumologen

19. Medizinische Genetik:

www.oegh.at/home.html
Österreichische Gesellschaft für Humangenetik
http://info.uibk.ac.at/c/c5/c503/humgenges/ie.html
Österreichische humangenetische Gesellschaft
www.gfhev.de
Deutsche Gesellschaft für Humangenetik
http://www.ssgm.ch
Schweizerische Gesellschaft für medizinische Genetik
www.bvdh.de
Deutscher Berufsverband der Humangenetiker
www.eshg.org
European Society of Human Genetics

20. Medizinische Biophysik:

www.meduni-graz.at/medphysik-biophysik
Institut für medizinische Biophysik an der medizinischen Uni Graz
www.oegmp.at
Österreichische Gesellschaft für medizinische Physik
www.dgmp.de
Deutsche Gesellschaft für medizinische Physik
www.efomp.org
European Federation of Organisations for Medical Physics
www.iomp.org
International Organisation for Medical Physics
www.sgsmp.ch
Schweizerische Gesellschaft für Strahlenbiologie und medizinische Physik

21. Medizinische und chemische Labordiagnostik:

http://www.oeglmkc.at/
Österreichische Gesellschaft für Laboratoriumsmedizin

http://www.clinchem.med.uni-goettingen.de/
Deutsche Gesellschaft für Laboratoriumsmedizin
http://www.dgkl.de/
Deutsche Gesellschaft für Klinische Chemie und Laboratoriumsmedizin
http://www.ec-4.org/
Alle Europäischen Gesellschaften für medizinische und chemische Labordiagnostik

22. Medizinische Leistungsphysiologie:

www.cancer.org/docroot/PED/content/PED_6_1X_Be_Physically_Active_Achieve_and_Maintain_a_Healthy_Weight.asp
Eine Untergruppe der amerikanischen Krebsgesellschaft, die sich mit der Trainingstherapie für Krebskranke befasst
www.sportmedizingesellschaft.at
Österreichische Gesellschaft für Sportmedizin

23. Radiologie:

www.oerg.at/
Österreichische Röntgengesellschaft
www.vbdo.at
Verband für bildgebende Diagnostik Österreichs
http://www.meduni-graz.at/radiologie/
Univ.-Klinik für Radiodiagnostik, Graz
radiologie.uibk.ac.at
Universitätsklinik für Radiodiagnostik, Innsbruck
www.meduniwien.ac.at/mms/radio
Univ.-Klinik, für Radiodiagnostik, Wien
www.ati.ac.at
Atominstitut der österreichischen Universitäten
www.drg.de
Deutsche Röntgengesellschaft
www.radiologenverband.de
Berufsverband der deutschen RadiologInnen

www.acr.org
American College of Radiology
www.irismedical.nl
IRIS medical employment für Stellen in der Schweiz, Norwegen und den Niederlanden

24. Mund-, Kiefer- und Gesichtschirurgie:
http://www.meduniwien.ac.at/maxillo-facial/
Univ.-Klinik für Mund-, Kiefer- und Gesichtschirurgie Wien
http://www2.uibk.ac.at/zahnklinik/
Univ.-Klinik für Mund-, Kiefer- und Gesichtschirurgie Innsbruck
www.salk.at//515_520.html
Univ.-Klinik für Mund-, Kiefer- und Gesichtschirurgie Salzburg
http://www.klinikum-graz.at/cms/beitrag/10021450/2304824/
Klinische Abteilung für Mund-, Kiefer- und Gesichtschirurgie
Universitätsklinik für Mund-, Kiefer- und Gesichtschirurgie
Anichstraße 35
6020 Innsbruck
0512/504 23473
www.mkg-chirurgie.de/dgmkg.nsf/pages/index.html
Deutsche Gesellschaft für Mund-, Kiefer- und Gesichtschirurgie

25. Neurobiologie:
http://www.nc.univie.ac.at/index.php?id=8784
Department für Neurobiologie und Verhaltenswissenschaften an der Uni Wien
www.neuro.mpg.de/index2.html
Max-Planck-Institut für Neurobiologie
www.ifn-magdeburg.de/index.jsp
Leibniz-Institut für Neurobiologie
http://home.arcor.de/oliver.vonbohlen/home.htm
Wissenswertes rund um die Neurobiologie
http://www.blackwellpublishing.com/matthews/
Buchvorstellung und Informationen rund um die Neurobiologie:

26. Neurochirurgie:

www.neurochirurgie.ac.at
Österreichische Gesellschaft für Neurochirurgie
www.swissneurosurgery.ch
Schweizerische Gesellschaft für Neurochirurgie
www.philsparrow.co.uk/eans/index.shtml
European Association of Neurosurgical Societies
www.wfns.org
World Federation of Neurosurgical Surgeons
www.aans.org
American Association of Neurological Surgeons

27. Neurologie:

www.oegn.at/cms/index.php
Österreichische Gesellschaft für Neurologie
www.dgn.org
Deutsche Gesellschaft für Neurologie
www.alzheimer-gesellschaft.at
Österreichische Alzheimer-Gesellschaft
www.neuroreha.at
Österreichische Gesellschaft für Neurorehabilitation
www.msgoe.at
Dachverband der Österreichischen Multiplen Sklerose Gesellschaften
www.neuroscout.de
Berufsverband deutscher NeurologInnen
www.efns.org
Europäische Föderation neurologischer Gesellschaften

28. Neuropathologie:

http://pathologie.meduni-graz.at/Pathologie/ag_neuropathologie.htm
Arbeitsgemeinschaft für Neuropathologie an der medizinischen Universität Graz

http://de.wikipedia.org/wiki/Neuropathologie
Allgemeines zur Information über die Neuropathologie
www.dgnn.de/flash_index.html
Deutsche Gesellschaft für Neuropathologie und Neuroanatomie
www.ssn.unizh.ch
Schweizerische Gesellschaft für Neuropathologie
www.neuropathology.it
Italienische Gesellschaft für Neuropathologie
www.bns.org.uk
Britische Gesellschaft für Neuropathologie
www.sf-neuro.org
Französische Gesellschaft für Neuropathologie
Österreichische Gesellschaft für Neuropathologie
Ao. Univ. Prof. Dr. Johannes HAINFELLNER
Klin. Institut für Neurologie
1090 Wien, Währinger Gürtel 18-20
Tel: 01/40400-5507 Fax: 01/40400-5511
johannes.hainfellner@meduniwien.ac.at

29. Nuklearmedizin:
www.ogn.at
Österreichische Gesellschaft für Nuklearmedizin
www.nuklearmedizin.de
Deutsche Gesellschaft für Nuklearmedizin
www.nuklearmedizin.ch
Schweizerische Gesellschaft für Nuklearmedizin
Europäische Gesellschaft für Nuklearmedizin
www.eanm.org
World Federation of Nuclear Medicine and Biology
www.meduniwien.ac.at/nuklear
Univ.-Klinik für Nuklearmedizin Wien
http://www2.uibk.ac.at/nuklearmedizin
Univ.-Klinik für Nuklearmedizin Innsbruck

30. Orthopädie und orthopädische Chirurgie:

http://www.orthopaedics.or.at/
Österreichische Gesellschaft für Orthopädie und orthopädische Chirurgie
http://www.bvdo.at/
Berufsverband österreichischer FachärztInnen für Orthopädie und orthopädische Chirurgie
http://www.dgooc.de/
Deutsche Gesellschaft für Orthopädie und orthopädische Chirurgie
http://www.efort.org/
European Federation of National Associations of Orthopaedics and Traumatology
http://www.orthopaedics.or.at/links/orthopaeden.htm
Österreichische Orthopäden im Internet

31. Pathologie:

http://www.pathology.at/
Österreichische Gesellschaft für Pathologie
http://www99.mh-hannover.de/institute/pathologie/
Deutsche Gesellschaft für Pathologie
http://www.sgpath.ch/
Schweizer Gesellschaft für Pathologie
http://www.meduniwien.ac.at/klinpath/
Klinisches Institut für Pathologie Wien
http://pathologie.meduni-graz.at/Pathologie/pathologie.htm
Klinisches Institut für Pathologie Graz

32. Pharmakologie und Toxikologie:

http://www.aphar.at/
Österreichische Pharmakologische Gesellschaft
http://www.klinischepharmakologie.at/
Österreichische Arbeitsgemeinschaft für klinische Pharmakologie
http://www.astox.at/
Österreichische Gesellschaft für Toxikologie

http://www.koki.hu/mft/
Ungarische Gesellschaft für klinische und experimentelle Pharmakologie
http://www.ephar.org/index_fr.htm
Federation of European Pharmacological Societies

33. Physikalische Medizin und allgemeine Rehabilitation:
http://www.oegpmr.at/
Österreichische Gesellschaft für physikalische Medizin und Rehabilitation
http://www.boepmr.at/
Berufsverband der österreichischen FachärztInnen für physikalische Medizin und Rehabilitation
http://www.meduniwien.ac.at/akh/phys.med.rehab/
Universitätsklinik für physikalische Medizin und Rehabilitation Wien
http://www.dgpmr.de/
Deutsche Gesellschaft für physikalische Medizin und Rehabilitation
http://www.medlink.at/physikalmed.html
Online-Lehrbuch zu physikalischer Medizin und Rehabilitation

34. Physiologie:
http://www.meduni-graz.at/physiology/OePG_deut.htm
Österreichische Physiologische Gesellschaft
http://fyzisrvr.lf1.cuni.cz/CFS/index-e.htm
Tschechische Physiologische Gesellschaft
http://www.physiologische-gesellschaft.de/
Deutsche Physiologische Gesellschaft
http://www.swissphysio.org/
Schweizerische Physiologische Gesellschaft
http://www.feps.org/
Federation of European Physiological Societes

35. Plastische, ästhetische und rekonstruktive Chirurgie:

www.plastischechirurgie.org/
Österreichische Gesellschaft für plastische Chirurgie
www.dgaepc.de/
Deutsche Gesellschaft für ästhetisch-plastische Chirurgie
www.plastic-surgery.ch/
Schweizerische Gesellschaft für plastische, rekonstruktive und ästhetische Chirurgie

36. Psychiatrie und psychotherapeutische Medizin:

www.oegpp.at/html/willk.htm
Österreichische Gesellschaft für Psychiatrie
www.psychiatrie.ch/
Schweizerische Gesellschaft für Psychiatrie
www.wpanet.org/
World Psychiatric Association
http://www.meduniwien.ac.at/psychiatrie/
Univ.-Klinik für Psychiatrie Wien
http://www.meduni-graz.at/psychiatrie/
Univ.-Klinik für Psychiatrie Graz
www2.uibk.ac.at/psychiatrie/
Univ.-Klinik für Psychiatrie Innsbruck

37. Sozialmedizin:

http://www.bmgf.gv.at/cms/site/attachments/8/6/6/CH0083/CMS1051011595227/gesund-heitswesen_in_oesterreich_2005_internet.pdf
Bericht des Bundesministeriums für Gesundheit und Frauen zum öffentlichen Gesund-heitswesen in Österreich
http://public-health.meduni-graz.at/
Public Health Lehrgang des Instituts für Sozialmedizin der Medizinischen Universität Graz
http://www.univie.ac.at/public-health/php/
Informationen zum Public Health Lehrgang der medizinischen Universität Wien

http://www.meduniwien.ac.at/ZPH/index.html
Zentrum für Public Health der Medizinischen Universität Wien
http://www2.uibk.ac.at/hyg_sm/sozialmedizin/
Institut für Sozialmedizin an der medizinischen Universität Innsbruck
http://www.univie.ac.at/sozmed/
Institut für Sozialmedizin Wien
http://www.meduni-graz.at/sozialmedizin/
Institut für Sozialmedizin Graz
http://www.dgsmp.de/
Deutsche Gesellschaft für Sozialmedizin und Prävention

38. Spezifische Prophylaxe und Tropenmedizin:
http://www.vu-wien.ac.at/i116/OeGTPverst.htm#1
Österreichische Gesellschaft für Tropenmedizin und Parasitologie
http://www.dtg.org/
Deutsche Gesellschaft für Tropenmedizin
http://www.medicusmundi.ch/mms/network/members/organisation0502075121
Schweizerische Gesellschaft für Tropenmedizin und Parasitologie
http://www.reisemed.at/
Zentrum für Reisemedizin
http://www.travelmed.at/dhtml/tmc.php?id=3-17
Praxisgemeinschaft für Reisemedizin und Tropenkrankheiten
http://www.meduni-graz.at/international_office/dokumente/berichte/ASEA_Thailand_
Bangkok_Ramathibodi_Tropenmedizin_2004a.doc
Der Erfahrungsbericht einer Studentin, die in Thailand famuliert hat

39. Strahlentherapie-Radioonkologie:
http://info.uibk.ac.at/c/c5/c538/
Universitätsklinik für Strahlentherapie/Radioonkologie Innsbruck
http://www.meduni-graz.at/strahlentherapie/
Universitätsklinik für Strahlentherapie/Radioonkologie Graz

http://www.univie.ac.at/strahlentherapie/index1.html
Universitätsklinik für Strahlentherapie Wien
Österreichische Gesellschaft für Strahlentherapie:
Präsident: Univ.-Prof. Dr. H. D. Kogelnik, Radiotherapeutisches Institut, LKA Salzburg,
Müllner Hauptstraße 48, A-5020 Salzburg
http://www.degro.org/
Deutsche Gesellschaft für Radioonkologie
http://www.estro.be/
European Society for Therapeutic Radiation and Oncology

40. Unfallchirurgie:

www.unfallchirurgen.at
Österreichische Gesellschaft für Unfallchirurgie
www.dgu-online.de/de/index.jsp
Deutsche Gesellschaft für Unfallchirurgie
http://www.meduniwien.ac.at/trauma/
Universitätsklinik für Unfallchirurgie Wien
www.meduni-graz.at/unfallchirurgie
Universitätsklinik für Unfallchirurgie Graz
www.unfallchirurgie-innsbruck.at
Universitätsklinik für Unfallchirurgie Innsbruck
www.eurotrauma.org
European Trauma Society

41. Urologie:

http://www.uro.at/
Österreichische Gesellschaft für Urologie und Andrologie
http://www.urologisch.at/index.php?mID=21
Berufsverband Österreichischer UrologInnen
http://www.urologenportal.de/
Berufsverband Deutscher UrologInnen

http://idw-online.de/pages/de/institution795
Deutsche Gesellschaft für Urologie
http://www.uroweb.org/
European Association of Urology
http://www.ebu.com/
European Board of Urology
http://www.urologielehrbuch.de/
Urologielehrbuch Online

42. Virologie:

http://www.virologie.meduniwien.ac.at/home/
Institut für Virologie der medizinischen Universität Wien
http://www.g-f-v.org/
Gesellschaft für Virologie e. V.
http://www.dvv-ev.de/
Deutsche Gesellschaft zur Bekämpfung von Viruserkrankungen
http://www.escv.org/
European Society for Clinical Virology
http://www.cdc.gov/
Centers for Disease Control and Prevention/USA

SpringerMedizin

Gerhard Flenreiss, Martin Rümmele

Medizin vom Fließband

Die Industrialisierung der Gesundheitsversorgung und ihre Folgen

2008. Etwa 200 Seiten. 10 Abbildungen.
Gebunden ca. **EUR 29,95**, sFr 49,–
ISBN 978-3-211-74144-3
Edition Ärztewoche

Medizinischer Fortschritt, Überalterung und leeren Kassen der Krankenversicherungen stellen unser Gesundheitswesen vor enorme Herausforderungen. Die Diagnose: Zu teuer, wenig effektiv und ohne massive Reformen nicht in den Griff zu bekommen. Im Gesundheitswesen beginnt eine Industrialisierung, die das gesamte System in den kommenden Jahren von Grunde auf verändern wird. Erste Symptome sind Diskussionen über Arbeitszeiten für Ärzte und Pflegepersonal und zunehmender Personalabbau. Privatisierung, Ausgliederung und modernes Management nehmen zu. Stehen wir vor einer Amerikanisierung des Gesundheitswesens? Ist die Industrialisierung der einzige Weg die kranken Systeme vor dem Kollaps zu retten? Die Autoren zeigen aktuelle und künftige Entwicklungen auf und dokumentieren welche Auswirkungen die revolutionären Veränderungen Beschäftigte und Patienten haben. Namhafte Gastautoren aus Politik, Medizin, Pflege und Patientenvertreter tragen ergänzend zur Reformdebatte bei. Mehr Infos: **www.medizinvomfliessband.at**

Springer Wien New York

P.O. Box 89, Sachsenplatz 4–6, 1201 Wien, Österreich, Fax +43.1.330 24 26, books@springer.at, **springer.at**
Haberstraße 7, 69126 Heidelberg, Deutschland, Fax +49.6221.345-4229, SDC-bookorder@springer.com, springer.com
P.O. Box 2485, Secaucus, NJ 07096-2485, USA, Fax +1.201.348 4505, service@springer-ny.com, springer.com
Preisänderungen und Irrtümer vorbehalten.

SpringerMedizin

Michael Dihlmann, Christoph Reisner

Moderne Praxisführung

Gründung, Management, Nachfolge und Niederlegung

2008. Etwa 200 Seiten. 20 Abbildungen.
Broschiert ca. EUR 29,95, sFr 49,–
ISBN 978-3-211-74146-7
Edition Ärztewoche

Dieses Fachbuch wendet sich an niedergelassene Ärzte und solche, die es werden wollen. Zahlreiche wirtschaftlich und rechtlich relevante Themen wurden aufgearbeitet, die für Ärzte aller Fachrichtungen, in alltäglichen Situationen von Nutzen sind. Hierbei wurde darauf Wert gelegt, dass „die Sprache der Ärzte" gesprochen wird. Teile des Buches befassen sich mit den Themen „Praxisgründung" und „Praxisniederlegung", wobei sich der Großteil der Kapitel mit Fragestellungen befasst, die für alle Niedergelassenen immer wichtiger werden. Zudem werden ärztliche Kooperationsformen genannt, die im Alltag von Kassenärzten eine große Rolle spielen. Das Buch enthält des weiteren zahlreiche Hinweise für Gesundheits- und Standespolitiker.

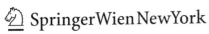

SpringerWien NewYork

P.O. Box 89, Sachsenplatz 4 - 6, 1201 Wien, Österreich, Fax +43.1.330 24 26, books@springer.at, **springer.at**
Haberstraße 7, 69126 Heidelberg, Deutschland, Fax +49.6221.345-4229, SDC-bookorder@springer.com, springer.com
P.O. Box 2485, Secaucus, NJ 07096-2485, USA, Fax +1.201.348-4505, service@springer-ny.com, springer.com
Preisänderungen und Irrtümer vorbehalten.

Printed in the United States
By Bookmasters